三十五年中医实践录

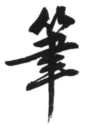

临证笔谭

谭永东 ◎ 著

复旦大学出版社

本书系上海市嘉定区卫生健康委员会嘉定区中医工作室建设项目

项目编号：ZYGZS-05

序

  "读书不若读案",说明中医医案对临床工作有着很大的指导意义。一部好的医案类著作可以反映出作者丰富的理论知识和临床经验,以及较强的文字驾驭能力,如此才能使文案引人入胜,百看不厌。谭永东主任医师这部医案集中有许多地方是可圈可点的:如脾胃系章节"口腔溃疡赵某案",几经周折治疗无效,后通过仔细辨析,从看似无关的"夜尿多"入手,以"肾阳不足"论治而愈,正所谓"独处藏奸";又如急症章节"肾囊肿微创术后急性肠梗阻伍某案",辨证为湿浊中阻,腑气不通,以不落俗套之大小承气法治之而愈。在当今医患关系较为紧张的环境下,像这种术后引发的肠梗阻本需再次手术的危重病例,谭医生敢于大胆使用中医方法治疗是需要一点勇气和临证水平的。

  谭永东主任医师于1978年考入江西中医学院,1983年毕业后一直从事中医临床工作近四十载,其笃志中医,心无旁骛。大学期间课堂上问道于我(当时我教授《金匮要略》这门课);工作后信函问道于我(我的回信函他至今保存着);2017—2018年近一年的时间内,他坚持每周一次,自费从上海专程到南昌随我门诊抄方,临床问道于我。因此,我对谭医生的中医理论水平和临床诊疗技能有充分的了解,并与之结下了深厚的师生情谊。我相信,他这本医案集的出版将能为中医临床工作者提供有益的参考,故乐而为之序。

庚子年末　书于江西洪都

自　序

　　我外祖父家族世代行医,按家谱记载目前已历 13 代了。外祖父是江西省铅山县永平镇一带公认的名医,在当地被尊称为"先先"(即先生的意思)。20 世纪70 年代前后,每次放寒暑假,我就喜欢去他家里度假,目睹为他人诊治的场景:患者熙熙攘攘,而他忙得连饭都顾不上吃。这样的情形一直持续到他老人家 93岁时。

　　我自小体弱多病,经常发热持续五六天不退,当地医院以青霉素混悬液肌内注射处理为主,直到两侧臀部打到出现硬结、难以行走后,发热还是未能明显消退。父母为此只能带着我赶到 40 里地外的外祖父家,请他亲自诊疗。结果我服用了他处方的汤药后 2～3 天完全退热。每次感冒发热生病的治疗过程都是如此,以至于一生病我就闹着要去外祖父家,宁愿服苦涩的中药而不愿打那令人恐惧的屁股针……由此萌发了成为中医医生的理想,希望自己能像外祖父那样用神奇的医术给自己看病,给他人看病。

　　中学毕业后,我如愿考上江西中医学院,终于有机会成为中医世家的传承人,为此从大学 2 年级放暑假开始,随外祖父抄方学习。有次,一位慢性乙型肝炎患者肝脏转氨酶指标持续升高已 2 个月了,西医治疗效果不显著,遂慕名请我外祖父诊治。我见外祖父在仔细"望、闻、问、切"后,并未使用常规的清热平肝方药,而是以平胃散合藿香正气散加减化裁予患者内服。结果 2 周后,患者肝功能指标全部恢复正常。于是我求教也是中医医生的舅舅和表哥,为何外祖父健脾化湿功效的处方能获如此奇效,但他们的答案无法令我满意,这促使我产生了学好中医的强烈愿望。

　　我在江西中医学院完成了 5 年学业,于 1983 年被分配在规模位列当地第二的综合性医院中医科。在多年的临床工作中与西医同事有了广泛的接触,曾多次参与西医科室的住院患者会诊。由此激发了我的使命感,那就是突出重围,扬我所长,用中医药治疗单纯使用西药不能解决的问题。我坚定了学好、学透祖国医学的决心,故而虽被某些人视为"不使用西药"的纯中医也绝不放弃,并愿意执着一生去完成。

我除了认真学习传统中医理论外,还细致总结家传的治疗经验。为进一步提升诊疗水平,20 世纪 90 年代初,我有幸赴北京中国中医研究院研究生部跟随时振声、方药中两位知名中医前辈学习一年。另外,2017 年我又去南昌跟随我大学时的老师、国医大师伍炳彩先生学习。在这一年中,目睹了吾师娴熟地应用中医理论得心应手地诊疗疑难杂症,处理重症时似闲庭信步的镇定和力挽狂澜的神力。真心佩服吾师的高超医术和高尚医德。

时光如白驹过隙,一转眼,我在综合性医院已从事中医临床工作近 40 年,我所接触的病种几乎囊括了各科,只要有中医治疗需求,我不管这些患者病情是危重还是状况复杂,总是尽力诊治。为提高疗效,我通过:①求教于书本和中外专业杂志;②向患者学习,主要询问他们服药后的感受;③向西医和本中医专业同行学习来求取扎实的临床经验。为此,我将学习和临床诊治所得以病案的形式记录下来,并以按语形式,总结了自己多年的医疗经验。

我有意将我的经验与同道分享,所以,整理和编写了《临证笔谈》。本书按中医病名分门别类排列,方便读者查阅和临床参考。附录是对近年一些临床问题的观点和思考。

在本书的编写过程中,得到了上海市嘉定区卫生健康委员会中医发展办公室、嘉定区南翔医院各位领导的支持和关怀。苏红梅、姜入铭、厉海洋等参与了本书部分编写工作。成书之际,我的老师,国医大师伍炳彩先生亲自为本书作序,上海市书法家协会副主席张伟生先生题写书名,周嘉平院长作跋,复旦大学出版社编辑贺琦为本书的出版提供了极大的帮助。在此一并致以真挚的谢意!

限于本人的专业水平,书中谬误之处,请读者予以批评和指正!

谭永东

2021 年 10 月于嘤城

目　录

第一章　脾胃系疾病临证

第一节　口舌病案

1. 口腔溃疡

赵某,女,62岁。初诊:2014年5月12日。

患者自述口腔溃疡反复发作20余年,此起彼伏,几乎没有停歇,非常苦恼,偶有1周不发作,但10日内又会发作或舌体溃疡,严重时整个口腔溃疡五六处,疼痛难忍,曾频繁就诊于沪上各大医院,行中西医治疗均无起色,已心灰意冷。后因听说我解决了其外甥女多年不孕的问题,遂抱着试一试的心情前来就诊。初诊见患者体形较为消瘦,自述平素饮食较清淡,不食辛辣食品,如有溃疡则饭量略减少,常吃绿豆、白木耳之类偏凉性的食物以降火。无口干、口苦,大便正常,每日1次,成形,小便正常,睡眠欠佳。无心烦急躁,但溃疡经常发作。患者脉沉细和缓略弦,舌红、苔薄白,拟诊为心脾两虚。

分析 ▶ 心开窍于舌,舌为心苗,虚火上炎,故致舌、口腔溃疡;心主藏神,睡眠不佳,阳不内守,则上浮于外,又可加重舌、口腔溃疡,导致溃疡长期不愈,惧怕"火热"则长期清淡饮食,加之进食性质偏凉的食物,使脾气受损,不能养心而病缠绵不去。考虑患者久病伤肾及虚火的因素,治拟健脾养心扶肾、引火归元。

处方 ▶ 黄芪10g,党参10g,茯苓10g,淮山药10g,夜交藤30g,合欢皮20g,生薏苡仁15g,杜仲10g,续断10g,络石藤10g,川牛膝5g,郁金5g,陈皮5g,淡竹叶5g,淮小麦20g,甘草3g。以此方为基础方服药一个半月,期间加用知母、黄柏、忍冬藤、生地、柴胡、白芍等清热泻火、滋阴疏肝等药物均无效。反思治疗无效的原因：患者病程长，口不干不苦，大便不干结，平素不喜辛辣食物，加之因怕上火经常吃些偏凉性的食物，属虚火无疑。患者虽无急躁、易怒、心烦等，根据舌红、脉略弦，加了疏肝、柔肝、清肝之品。患者按照医嘱停服偏凉性的食物。既属虚火，用了少量肉桂、淫羊藿、川牛膝等引火归元，为何无效？遂仔细望闻问切一番。脉诊、舌诊无异常，述夏季不敢吃西瓜，服之则溃疡加重，问及小便时述正常，再问及夜尿次数，回答夜尿 3～5 次。只此一句，猛然点醒，夜尿多达 3～5 次，属肾阳不足。由此，改治法以温补肾阳为主，辅以健脾安神。调整处方：党参 10 g，茯苓 10 g，淮山药 10 g，熟地 15 g，淫羊藿 10 g，菟丝子 5 g，骨碎补 10 g，杜仲 10 g，川牛膝 5 g，夜交藤 30 g，合欢皮 20 g，淮小麦 20 g，炒白芍 5 g，甘草 3 g，金樱子 10 g。7 剂，煎服。

复诊 ▶ 口腔溃疡未再发作，守方半个月后，反复口腔溃疡这一顽疾痊愈。半年后患者陪其爱人到我处就诊，言其口腔溃疡未再发作。

按语 口腔溃疡、舌溃疡为常见病及多发病，大多责之于胃、心、肝、肾等脏腑，有虚火、实火之分。实火之胃火旺予清胃散，肝火旺予逍遥散，虚火予玉女煎、知柏地黄丸等，这些都是常规治疗方法，只要辨证准确，区分实火、虚火，大多能见效。上班族因为工作节奏快、压力大、熬夜加班及失眠等出现的口舌溃疡，也可归属于虚火，常规治疗也有效果。若病程长，反复发作，则需仔细辨证，才能解决。本案总结如下：①该患者病程长达 20 余年，在沪上各大医院中西医治疗均无效，提示需要另辟蹊径，不能再走老路。②无口干、口苦，大便无干结，无心烦、急躁易怒，平时怕上火而经常吃些偏凉性的食物，提示无实火（如肝火、胃火等），说明长期服用凉性食物，脾肾阳气受遏。③长期失眠、舌红、脉略弦，说明心阴不足、心火上炎。基于上述理由采用健脾养心、扶肾引火归元的治疗方法，但是服药一个半月病情毫无起色，由此重新诊查。通过详细问诊，肾阳不足（夜尿 3～5 次）方露出水面，此即"独处藏奸也"！因患者无腰膝酸软、腰凉、肢冷畏寒、便溏等典型肾阳不足的症状，舌、脉象也未见肾阳虚之征象，极易让医者遗漏对肾阳不足的判断机会，加之舌、口腔溃疡往往只考虑与心、脾、肝的关联，导致治法偏颇，这就是 20 余年病情一直没有痊愈的原因。而改换补肾温阳的治法，才真正符合辨证施治原则，使顽症告愈。

2. 口舌不适

张某,女,61 岁。初诊:2017 年 5 月 2 日。

患者自述无明显诱因出现口舌不适(口干、舌根麻)10 余年,伴盗汗,经多方中西医治疗无效,不能吃辛辣食物,食则口舌不适,口干加重;平素心悸,乏力,易怒,易鼻衄;饮食正常,大便溏,每日 3 次;脉沉细缓弦,舌嫩红、苔薄白且少苔。既往有高血压病、腔隙性脑梗、甲状腺结节病、子宫手术切除史。

分析 ▶ 此乃多重疾病病久之后,致脾肾俱虚、卫气不固;中焦亏虚则无力承载津液上行,水谷精微不能输布,故口干、舌根麻;内则不能润养五脏六腑,故乏力心悸,外则卫表失养不固,出现盗汗。总的病机是脾肾俱虚、阴津不足。治拟益气扶肾、固表益阴。

处方 ▶ 生黄芪 30 g,党参 15 g,生米仁 30 g,淮山药 15 g,芦根 10 g,炒白术 10 g,浮小麦 30 g,煅牡蛎 15 g(先煎),陈皮 10 g,狗脊 10 g,桑寄生 10 g,川牛膝 10 g,防风 10 g,茯苓 20 g,续断 10 g,银柴胡 10 g,炙甘草 3 g,合欢皮 10 g,炒谷芽 20 g。7 剂,煎服。

二诊 ▶ (5 月 9 日):服药后,盗汗得到改善。守方去银柴胡、防风,加五味子 10 g。7 剂,煎服。

三诊 ▶ (5 月 16 日):除盗汗继续减轻,口舌不适相应减轻,大便成形。守方加熟地黄 15 g,北沙参 10 g,淡竹叶 5 g,炒白芍 5 g。7 剂,煎服。

四诊 ▶ (5 月 23 日):诸症继续得到改善,基本无口舌不适,稍能吃些微辣食物,舌苔也长出少许。上方去淡竹叶,加麦冬 10 g。7 剂,煎服。

五诊 ▶ (6 月 2 日):上述诸症均消,基本告愈。原方加石斛 10 g。7 剂,煎服。

> **按语** 本案患者病程长达 10 余年,加之多种疾病缠身,又有苔少、部分无苔,盗汗等而辨证属阴虚,医者治法过于简单,直接施用沙参、麦冬、石斛等寒凉育阴之品,因忽视健脾胃之法,使养阴目的无法达成,故 10 余年治疗无效。因此,辨病机为气阴不足、脾肾亏虚,采用对应的益气健脾兼补肾滋阴之法而最终获效。

3. 舌痛

鲁某,女,42岁。初诊:2017年4月18日。

患者自述无明显诱因下而于近1个月出现舌体疼痛,以致影响进食,但无舌体溃疡、红肿、热感,大便正常,睡眠欠佳,乏力易怒,舌体正常,无溃疡红肿,舌质红、苔薄白、脉沉细缓。患者已绝经,既往无高血压、糖尿病等慢性疾病史,此属心脾两虚,龙雷之火上浮,脾虚则乏力;心开窍于舌,心火不下降,肾水不上济,龙雷之火上浮则舌痛失眠,因是虚火而不是实火,故舌虽然痛,但无红肿溃疡。治拟健脾养心、引火归元。

处方 ▶ 生黄芪30g,党参15g,炒白术10g,续断10g,杜仲10g,生米仁30g,生山药20g,炒白扁豆10g,六曲炭10g,夜交藤30g,合欢皮20g,远志10g,淮小麦30g,川牛膝5g,肉桂1g(后下),淡竹叶3g,生甘草6g,陈皮5g,茯苓20g。7剂,煎服。

二诊 ▶ (4月26日):睡眠改善,舌痛减轻,效不更方,仍守方7剂。

三诊 ▶ (5月4日):舌痛痊愈,但睡眠仍欠佳,上方加酸枣仁10g善后。

> **按语** 本案关键是舌痛但不红不肿,没有溃疡,虽有易怒之证,但无口苦、口干等肝胃之火上炎之症,因此可以确定是虚火而非实火;从舌、脉象上也得到了证实。故不宜用清心降火、清胃降火、疏肝解郁等治疗方法,而应采用健脾养心、引火归元的治法。方中川牛膝少量用之,有引火下行之意。肉桂在此只用1g,有引火归元、画龙点睛之意,此为关键。有些老中医认为目前药品质量较差,肉桂没有上等之品而改用淫羊藿,效果也不错。笔者通过临床实践认为肉桂的效果比淫羊藿好,淫羊藿代替不了肉桂的作用。虽然目前肉桂品质欠佳,但仍然有效,只是用量不宜太大,以免出现口干舌燥之象。一旦显效,则肉桂减量或停用即可。

4. 口淡无味

林某,男,50岁。初诊:2017年3月7日。

患者自述近2个月来口淡无味,饮食正常,但食之无味如同嚼蜡,伴有腹胀,大便溏薄,每日1次,平素性情略为急躁易怒,睡眠正常但多梦。舌质淡红、苔薄白、脉沉细缓略弦。查^{14}C-尿素呼气试验结果为阴性,既往有高血压史10年。

证属脾虚肝郁,兼夹湿邪内停。治拟健脾化湿,佐以疏肝解郁。

处方 ▶ 党参 15 g,炒白术 10 g,茯苓 20 g,炒薏苡仁 15 g,炒山药 10 g,藿香 10 g,佩兰 10 g,紫苏梗 10 g,石菖蒲 10 g,木香 10 g,制香附 10 g,砂仁 3 g(后下),姜半夏 5 g,防风 5 g,白芷 5 g,炒谷芽 10 g,炙甘草 3 g。7 剂,煎服。

二诊 ▶ 腹胀略减轻,余无改善。守上方去紫苏梗,加杜仲 10 g、乌药 10 g。7 剂,煎服。

三诊 ▶ 大便略成形,口味稍有恢复,舌、脉象同前。守前方加炒柴胡 5 g。7 剂,煎服。

四诊 ▶ 上方续用 7 剂,离首诊 1 个月后,患者口淡无味症消,大便正常,腹胀愈。

按语 此案患者就诊时只陈述一个症状,口淡无味,吃任何东西都辨别不出味道,食味如同嚼蜡,而其他症状均是问诊得出,据症状、舌象、脉象,从脾虚入手是一般医者都能想到的,但从疏肝化湿的角度来考虑,尤其是二诊治疗后病情起色不大该如何治疗?是改方易辙还是守方?这需要我们慎重考虑,据该患者症状、舌象、脉象综合分析来看,辨证用药方向正确;二诊起效不明显,此时加入杜仲、乌药,依据脾为后天之本,肾为先天之本,脾土需肾火温煦而定;遵循"辨证正确、用药无误,则守方为要旨"的原则,守方治疗 1 个月后就收到了很好的效果,由此可得出结论:只要辨证用药方向正确,守方续用后必会取得成功。

5. 舌辣热

姜某,女,75 岁。初诊:2007 年 2 月 24 日。

患者自述无明显诱因出现舌辣热感 2 个月。进凉性食物尤甚,曾自服凉茶及清热解毒中成药后无效,饮食正常,大便溏、不成形,每日 1~3 次,便后腹部有空感,睡眠欠佳,心烦易汗,舌体无红肿、破溃之象。舌质淡红、苔薄白,脉沉弦缓。已绝经。既往有甲状腺结节、胃大部切除术、尿路感染病史。

分析 ▶ 因心开窍于舌,舌为心之苗。心有病变,可以从舌反映出来。心主火,而舌痛辣热感、心烦易汗出、睡眠欠佳等,均与心火有关。据其进凉性食物则舌辣热感甚,大便溏、不成形,每日 1~3 次,便后腹部有空感、舌象、脉象等和胃大部切除史,考虑病机为脾气亏虚,不能濡养心经,而致虚火上攻,出现舌辣热痛等热象。因此治疗上以益气健脾为主,辅补肾降心火。

处方 ▶ 补中益气汤加减。党参15g,黄芪30g,炒白术10g,茯苓10g,升麻5g,炒米仁20g,炒山药15g,续断10g,陈皮5g,狗脊10g,泽泻10g,杜仲10g,桑寄生10g,防风5g,覆盆子10g,怀牛膝10g,五味子5g,首乌藤30g,生甘草3g。7剂,煎服。

复诊 ▶（3月6日）:患者无舌辣热感,余症改善,但有尿频等不适,在原方基础上加芦根10g善后。

> **按语** 本案患者除了大便溏,每日1～3次,便后腹部有空感以外,似乎没有属虚而用补中益气汤的临床证据,相反却给人以心火上亢、心火上浮的实热印象,如心烦、失眠、易汗出、舌辣热感等,但通过仔细辨证,还是能找出蛛丝马迹的亏虚症状,如患者进凉性食物则症状加重,自服凉茶及清热解毒中成药无效;患者已是70余岁的老人,本身残阳不足、阴阳俱虚;加之舌无红肿溃疡、舌质淡红、苔薄白、脉沉弦缓等脾肾亏虚的表现,据此予补中益气汤加补肾之品而取效。

6. 舌苔黑

朱某,女,57岁。初诊:2007年5月10日。

患者自述无明显诱因发现舌苔黑2个月,经他医治疗无效。目前咽喉不适,舌体无不适感,饮食欠佳,大便正常,每日1～2次,睡眠欠佳,夜晚口干,舌质淡红,苔中间黑、干,边缘白,脉沉细缓。有乙肝"小三阳"、腔隙性脑梗死史。

分析 ▶ 据舌象、脉象、症状辨证属心脾两虚、湿邪内郁。治拟健脾养心、化湿。

处方 ▶ 藿香10g,佩兰10g,薏苡仁15g,石菖蒲5g,杏仁10g,乌药10g,炒山药15g,党参15g,炒白术10g,茯苓20g,泽泻10g,芦根10g,白芷5g,炒白扁豆10g,远志5g,制半夏5g,陈皮5g,炒谷芽10g。7剂,煎服。

复诊 ▶ 服上方第3剂后黑苔即已褪去,目前仅睡眠欠佳、口干,余症均消失。舌质淡红、苔薄白、脉沉细缓。守上方加五味子5g、石斛10g。5剂,煎服。

> **按语** 舌苔黑一症,有多种原因,分为热、寒等。如能根据温病的辨证理论,结合近代名医何廉臣舌苔治疗经验及曹炳章所著《辨舌指南》内容,则能自如应对临床。本病仅有舌苔黑且干的症状,并无舌苔黄、干燥或湿润等

临床症状；有饮食欠佳，睡眠不好，咽不适感，夜间口干等症。舌质淡红而不是鲜红或深红或暗红，说明体内无大热，而脉象沉细缓，也可予以佐证；结合前面陈述的症状，心脾两虚的病机成立。但为何有湿？为何用芳香化湿法治疗？主要是因为南方当地的地理环境多雨、多湿及就诊时正好处于春雨季，加之舌苔边缘为薄白苔等，而加用藿香、佩兰、石菖蒲、芦根、泽泻等祛湿排湿之品。诸法合用，患者仅服药3天后，舌苔就出现了明显改变。说明在辨证的原则下，因时、因地、因人合理处方，可使中医药临床疗效得到充分体现。

7. 口咸

例1：沈某，女，61岁。初诊：2009年4月28日。

患者自述无明显诱因于半年前出现口中咸味感，并伴有痰涎鲜味感，如同服了味精，经他医治疗半年无效，经人介绍来我处就诊。目前除上述症状外，还有胃脘嘈杂、腰酸乏力、大便量略少；但胃纳正常，述去年整个冬季天天服用石斛。舌质淡红、苔薄白，脉沉细缓。已绝经，既往无任何重大疾病史。

分析▶根据上述病史资料，辨证为寒凉犯胃、脾肾受损，治拟化湿健脾、和胃补肾。

处方▶藿香10g，佩兰10g，石菖蒲5g，党参10g，炒白术10g，茯苓20g，薏苡仁15g，制半夏5g，炒山药15g，防风5g，杜仲10g，续断10g，狗脊10g，陈皮5g，六神曲10g，乌药10g，炒谷芽20g，佛手5g。7剂，煎服。

复诊▶（5月5日）：述口咸味感明显好转，舌、脉象同前。守原方去六神曲、乌药、佛手，加白芷10g、牛膝10g、王不留行10g、延胡索10g。7剂，煎服。

6月28日带其亲戚来我处就诊时告知，服药后上述诸症消失，病情告愈。

按语　《素问·金匮真言论》云："北方黑色，入通于肾……其味咸，其类水"。《灵枢·五味》云："谷味咸，先走肾"。因此治疗口咸一病，多从肾入手，或补或泻等一般都有效果。但本案为何在他医处治疗半年多无效？估计前医也用了治肾的方法（具体用药不详），可见不是简单地从肾而治就会有效。

一者患者胃嘈杂、乏力、腰酸，表明病在脾胃、在肾，而不单纯在肾；二者患者去年整个冬季都在服用石斛，石斛性凉，当时外界气候寒冷，再内服寒凉之品，则损脾胃之阳，必形成病症，该患者脾胃之阳受损的表现，不是腹胀、纳差、便溏等症，而是口咸、胃嘈不适。准确把握病机，以健脾之法是该疾病得到治愈的关键所在,这就应合了近代杭城"四大名医"之一史沛棠名言:"病不辨无以治,治不辨无以愈"的临证主张。

例2:李某,男,45岁。初诊:2007年12月5日。

自述近2个月来无明显诱因出现口中咸味感,无论吃何物均有咸味感,饮食正常,口不干、不苦,大便正常,睡眠正常。舌质淡红、苔薄白,脉沉细缓。曾在某三级医院做各项检查,均正常。

分析 ▶ 患者虽只有口咸一症,别无它症,但其舌、脉象提示虚损之证,故当从益气扶肾论治。

处方 ▶ 生黄芪30g,党参15g,杜仲10g,菟丝子10g,枸杞子10g,覆盆子10g,五味子5g,炒白术10g,茯苓10g,续断10g,陈皮5g,牛膝10g,熟地黄15g,炙甘草3g,升麻5g,沙苑子10g。7剂,煎服。

复诊 ▶ 此方服用半个月后患者述口咸已减轻许多,再守原方巩固治疗。

按语 《素问·阴阳应象大论》云:"在味为咸……咸生肾",口咸一症大多数可从肾入手治疗,或补阴或补阳,或阴阳双补,或泻阴火或引火归元,总以辨证为准。本案患者虽无腰膝酸软、无畏寒或怕热等阴或阳不足之症,仅有口咸一症,但结合其舌、脉象,仍可找出虚证的蛛丝马迹,即肾气不足。予补中益气汤加补肾气之药平补,先天后天双补,而其中杜仲、菟丝子、熟地、续断、牛膝、沙苑子等均是温和的补肾药,对肾之补益较平和,不至于伤及肾阴或肾阳,故服后肾气充则口咸症消。

8. 口干、咽干

王某,男,55岁。初诊:2017年11月20日。

患者自述无明显诱因于5年前出现口干、咽干,且呈季节性,即秋冬季为甚,春夏季可自行缓解,经多处检查无异常,中西医治疗无效,后经他人介绍来我处就医。目前尚有腹胀、易怒,饮食以稀饭为主,进食干饭则胃胀,睡眠正常,大便正常。舌质淡红、苔薄白腻,脉沉细数。有高血压病史,否认有内分泌代谢性等疾病。

分析 ▶ 根据患者病情,考虑病机为脾虚不运化,湿邪内停致津液不能上承的口干、咽干,治拟健脾化湿、佐以利咽。

处方 ▶ 藿香10g,佩兰10g,杏仁10g,薏苡仁30g,白豆蔻3g(后下),桑叶

10g，芦根 20g，石斛 10g，天花粉 10g，党参 15g，炒白术 10g，茯苓 10g，生山药 20g，射干 10g，艾叶 10g，炒扁豆 10g，桔梗 3g，佛手 5g。7 剂，煎服。

二诊 ▶ （11 月 27 日）：口干、咽干明显好转，舌、脉象无变化，守原方加泽泻 10g、乌药 10g、白芷 5g、炒鸡内金 10g。7 剂，煎服。

三诊 ▶ 患者服药 2 周后，口干、咽干明显改善，几乎没有口干、咽干，腹胀也明显改善，白腻苔已退，改用香砂六君子汤善后。

按语　口干、咽干长达 5 年，累经中西医治疗无效，实属难治之症；前医的中药处方未曾见到，估计已经尝试了清热泻火或养阴生津之法。在治法上应另辟蹊径。

分析如下：①病程长。病史已 5 年，脉沉细数，故虚证可以明确。②患者明显突出的症状不多，仅有口干、咽干，腹胀。舌质淡，苔薄白腻。病在脾土，脾主运化，主生津、疏布水液，脾虚则不能上承津液故口干、咽干，脾之气机不运则腹胀，水湿不排则湿邪内停。由此以健脾为主治本，化湿利咽从之。以往医生因于患者长期饮食稀饭而不吃干饭，服之则腹胀的病情，误判为阴虚有热，使用养阴生津或清热生津法而不能取得效果。该病例给笔者的启示是：临床资料必须综合分析，才能得出正确的结论，从而制订合适的治法，收到满意的疗效。

9. 舌热

董某，女，65 岁。初诊：2007 年 4 月 20 日。

患者自述无明显诱因近 3 个月出现舌体热烫不适，伴胃胀，口干苦，饮食欠佳，大便溏，每日 1～3 次，右小腹不适，乏力、肢冷，夜尿 1 次，易发脾气，曾在他处服中药汤剂舌热症状未好转，大便泄泻加重，每日 3～5 次，胃胀更甚而自行停药。经他人介绍来我处就诊。舌质淡红、苔薄白，脉沉细缓。

分析 ▶ 辨证属于脾肾不足，虚火上扰。

处方 ▶ 生黄芪 30g，党参 15g，升麻 5g，炒薏苡仁 15g，生山药 10g，当归 10g，炒白术 10g，杜仲 10g，川牛膝 5g，覆盆子 10g，金樱子 10g，芡实 10g，陈皮 5g，炒柴胡 5g，淡竹叶 3g，茯苓 20g，乌药 10g，六神曲 10g，菟丝子 10g。7 剂，煎服。

复诊 ▶ （4 月 27 日）：述舌热已痊愈，仅有腹胀，乏力，肢冷。舌、脉象同前。原方加砂仁 3g、木香 5g、淫羊藿 10g，去淡竹叶。7 剂善后。

按语 本案就舌热烫、口干苦之症状,似热证、实证,推测患者可能服用清降实火的汤药后,出现胃胀甚,大便溏泻、次数增多。笔者从全部症状分析:患者有肢冷,便溏,脉沉细,舌质淡红、苔薄白的虚寒一面,其舌热烫、口干苦是脾肾不足、虚火上浮所致,此乃真实病机之所在,故在治疗时拟订健脾扶肾的法则而迅速取效。

〜 10. 口唇干裂、脱屑 〜

李某,女,58岁。初诊:2015年10月22日。

患者自述无明显诱因近2个月出现口唇干裂、脱屑、痒,并伴右唇角红肿溃疡。曾在他处治疗无效而来我处就诊。目前仍有口唇干裂、脱屑、痒,右唇角溃疡、红肿、疼痛。每于劳累后上述症状加重,纳食正常,睡眠佳,大便略干,每日1次。平素易怒,查风湿免疫检验项目均正常。舌质淡红、苔薄白略腻,脉滑缓。据舌、脉之症,辨证为肝郁脾虚。

处方 ▶ 炒柴胡5g,炒白芍10g,当归10g,茯苓10g,炒白术10g,薄荷5g(后下),生甘草6g,郁金5g,桑叶10g,生薏苡仁15g,淮山药10g,川牛膝5g,党参10g,淮小麦20g,炒谷芽20g。7剂,煎服。

二诊 ▶ 患者唇肿痛好转但仍痒,舌苔仍有白腻未退,守方加藿香10g、佩兰10g、防风5g、狗脊10g。7剂,煎服。

三诊 ▶ 患者口唇痒减轻,苔腻改善,守上方去佩兰,加生黄芪20g、陈皮5g、沙苑子10g。7剂,煎服。

四诊 ▶ 患者述治疗后口唇脱屑基本消失,右上唇溃疡已完全愈合,红肿消退,病基本告愈,守原方加制乌梅5g。7剂善后。

按语 患者以前的治疗是从健脾益气角度入手的,按理治法不能说不对,因为劳累后症状加重,口唇干裂、脱屑,舌质淡红等都支持脾气亏虚的认识。《素问·五脏生成篇》云:"脾之合肉也,其荣唇也"。《素问·灵兰秘典论》云:"脾胃者,仓廪之官"。而"脾开窍于口"出自《素问·金匮真言论》。然健脾益气为何无效?这是因为治法只考虑了健脾,而患者症状中还有口唇角红肿痛,大便干,平素易怒等,这些是肝郁化火的表现,况且口唇除了足阳明胃经环绕之外,足厥阴肝经也环绕。故以疏肝解郁、健脾益气之法,收到治疗效果。同时也说明在辨病机时除了常规的脏腑辨证外，也应重视病变部位与经络的关联，帮助临床作出正确的治疗方案。

附记：本案患者在病愈后第 2 年因带养孙儿劳累过度，又反复出现口唇干裂、脱屑，经上述方法治疗再次痊愈。

第二节　胃脘疾病案

1. 误治后胃痛、口腔溃疡、呕吐

刘某，女，56 岁。初诊：2017 年 10 月 12 日。

患者自述肺癌手术半年后出现乏力、口黏腻、腹胀、矢气多而服用某中医的汤剂出现胃痛、嗳气、恶心、呕吐，因信赖该医生的医术，坚持服药 5 天后又出现口腔多处溃疡，遂停服。经人介绍来我处就诊。刻下患者腹胀，胃痛，恶心，嗳气频频，胃部用厚毛巾捂住则感舒适，饮食则恶心呕吐，口黏腻，乏力，头项不适，肢冷，因胃痛胀而难以入睡，精神委靡，情绪欠佳，大便正常。舌质淡红、苔薄白根腻甚，脉沉细缓。查看前方：北沙参 30 g，丹参 20 g，白花蛇舌草 30 g，石见穿 10 g，半枝莲 10 g，蜈蚣 1 条，忍冬藤 20 g，木蝴蝶 5 g，玄参 10 g，牛蒡子 10 g，莪术 10 g，杜仲 10 g，桑寄生 10 g，辛夷 10 g，甘草 3 g，怀牛膝 10 g，桔梗 5 g，生白术 10 g，茯苓 10 g，黄芪 30 g，生米仁 15 g，炒枳壳 10 g。笔者认为患者目前的不适与此方有关。遂拟立法：健脾温中，化湿和胃。

处方　藿香 10 g，紫苏叶 10 g，党参 15 g，炒白术 10 g，茯苓 10 g，法半夏 10 g，砂仁 3 g（后下），生黄芪 30 g，杜仲 10 g，续断 10 g，防风 5 g，苦杏仁 10 g，炒米仁 15 g，白芷 10 g，灵芝 10 g，陈皮 5 g，炒谷芽 20 g，淡竹叶 3 g。7 剂，煎服。

二诊　述服药后精神爽，情绪佳，胃部已觉舒适，疼痛大为减轻，嗳气减轻，无恶心、呕吐，腹胀减轻，睡眠也随之改善，未出现新的口腔溃疡。目前仍有头项不适、肢冷。舌质淡红、苔薄白，舌根微腻略白，脉沉细缓。守原方去竹叶，加川芎 5 g。7 剂，煎服。

三诊　患者满面笑容，情绪极佳，述胃腹部已无不适，仅需小毛巾捂住腹部即可，头项不适已消，仍有肢冷感。舌质淡红、苔薄白，舌根腻苔已退，脉沉细缓。守原方去苦杏仁、紫苏叶，法半夏改用 5 g，加巴戟天 10 g。14 剂善后，煎服。

对于肿瘤手术治疗后的患者,无论肿瘤原发病灶是否切除干净,中医药治疗仍必须严格按中医理论辨证施治,辨病施用具有抗肿瘤药理作用的药物应该符合患者的证型,否则会出现因用药错误带来的不良反应。本案中的那位医者不重视患者疾病的证型,过分强调和拘泥于使用有抗肿瘤药理作用的药物。患者肿瘤已被切除,并无必要用大剂量的清热解毒之品去抑制肿瘤,结果原有病症未消又出现新的不适。笔者严格依据辨证用药,使患者诸症消失。患者睡眠不安,病因正合《黄帝内经》"胃不和则卧不安"条文,所以未用直接改善睡眠的药味,而以和胃之法使患者得到正常睡眠。

2. 胃痛

赵某,女,42 岁。2007 年 12 月 5 日初诊。

患者自述胃脘疼痛 3 个多月,无任何诱因下胃部疼痛绵绵不休,在西医消化科治疗 1 个月无效,后在某二级中医院请某名中医中药治疗 2 个月仍然无效。患者就诊时体重有所下降,心情恐慌,胃脘疼痛不适但可忍受,偶有嗳气,不反酸,饮食量不多,喜热食,胃部喜按,口不干苦,大便正常、成形,每日 1 次,睡眠可。舌质淡红、舌体边缘略有齿痕,苔薄白,脉沉细缓尺弱。胃镜检查提示:慢性浅表性胃炎,幽门螺杆菌感染。

分析 此为中焦虚寒无疑,小建中汤最为妥帖对症。查看前医中药处方,其先为柴芍香砂六君子汤,后为小建中汤加蒲公英。辨证无错,主方无误,为何无效?笔者认为乃受西医诊断影响画蛇添足,误添蒲公英之故。

处方 取小建中汤原方,去掉蒲公英,再加骨碎补、菟丝子 2 味药。予炒白芍 10 g,桂枝 5 g,炙甘草 5 g,骨碎补 10 g,菟丝子 10 g,大枣 5 枚(自备),生姜 2 片(自备),饴糖 20 g(自备)。5 剂,煎服。

二诊 患者述胃痛大减,但略有不适,舌、脉象同前。守原方,加生黄芪 15 g、陈皮 5 g。5 剂,煎服,每日 2 次。

三诊 患者兴高采烈来我处就诊,述胃痛已愈,要求再续方巩固,乃处方参苓白术散,加骨碎补、菟丝子善后。

 本案从中医角度来看,据舌象、脉象、临床症状来分析,其实不难,很单纯。也就是一种中焦脾胃阳虚之病,为何经服 2 个月中药无效?前医辨证用方也无误。但细思则心中自然明了,此蒲公英一味属败笔也！患者无热症,无口苦,无大便干结,无黄苔等,为何用之？推测其可能认为该药有抗幽门螺杆菌的作用而添加。这样,不问寒热虚实使用,不符合中医的辨证理论和临证思维逻辑,无疑是画蛇添足矣,导致治疗失败是必然的。笔者认为现代的药理也好,诊断也好,若要为中医服务,拿来用之,必须按中医的理论选择运用。正如中医泰斗蒲辅周对其子蒲志孝医师所云:"要以证为准,有些处方不依法度,用药庞杂,大队齐出,有许多药是根据现代药理研究及试验能扩张血管云云……不知要多大一张处方才能容纳得下。"我等中医者应当重视之。

3. 胃胀

蔡某,女,32 岁。初诊:2009 年 5 月 8 日。

患者自述胃脘胀痛约一年,经多次中西医治疗效果不佳,仍有胃脘胀痛,嗳气,时有饱胀感,无反酸,纳食尚可,大便溏薄,每日 1～2 次,睡眠欠佳。舌质淡红、光剥无苔,脉沉细缓。查看前医诸治疗处方有健脾行气的,健脾和胃的,疏肝理气和胃的,消食和胃行气的,等等,均围绕行气和胃健脾等思路用方,期间还服用奥美拉唑等质子泵抑制剂(PPI)类药物,为何无效？细究之方知该患者自去年夏季开始因天气炎热吃冷饮(冰棍、冰激凌等),整个夏季几乎每天不断,且每次饭后吃一水果,特别是香蕉,有则必吃;另外上、下午还各吃一水果。由此得出,此乃中焦寒邪阻遏致中阳受损,失于运化所致。治拟理中和胃。再另用炒薏苡仁、炒山药、炒小米少许每日煮粥饮用,很快病情稳定,睡眠正常。

处方 ▶ 党参 15 g,炒白术 10 g,茯苓 15 g,干姜 5 g,砂仁 5 g(后下),白芷 10 g,炙甘草 5 g,杜仲 10 g,紫苏梗 10 g,木香 5 g。7 剂,煎服。

复诊 ▶ 药后胃胀改善明显,仍有胀痛不适,守原方加乌药 10 g、淫羊藿 10 g。7 剂而告愈。

按语 此病案较为单纯,但为何长时期中西医治疗未见效果？以往医者过于重视某一症状或舌诊的结果,认为是脾胃阴虚,或是脾胃气虚、失于运化,便以健脾和胃、疏肝理气和胃、消食和胃等方法治疗,结果均无效。究其原因是忽视病因导致辨证不准确。《素问·至真要大论》说："必伏其所主,而先其所因",指的就是找出病因所在,明代著名医家张景岳称之为"求病之由也"。病因找准了,治疗的效果就有了保证。本案患者能治愈关键是通过详细的问诊得出真正的病因:患者恣意寒凉饮食致脾胃运化失常,遏阻气机则胃胀,寒邪客于胃络不通则痛。辨证为寒邪阻遏脾胃,故取温中散寒和胃之法,使问题迎刃而解。

⌇ 4. 慢性胃炎误治 ⌇

刘某,女,38岁。初诊:2017年10月15日。

患者自述胃脘胀痛1个多月,伴乏力、恶心,纳食尚可,大便溏,每日1次,睡眠正常。末次月经2017年9月23日。有慢性胃炎史。胃镜检查(9月16日)提示:慢性浅表性胃炎。在他医处服用中药加奥美拉唑1个月,未见任何效果,故来我处就诊。目前患者仍有胃脘胀痛不休,偶有灼热感,乏力,大便溏,每日1次。舌质淡红、苔薄白而腻,脉沉细缓弦。前医处方为四逆散加北沙参、石斛、虎杖、炒蒺藜、延胡索、木香、厚朴等20余味中药,总体看属疏肝理气止痛、养阴清热治法。笔者自拟健脾温中化湿、佐以疏肝的方法治疗。

处方 ▶ 党参10g,炒白术10g,桂枝3g,干姜3g,姜半夏5g,乌药10g,木香5g,紫苏梗10g,炒柴胡5g,炒枳壳10g,炒白芍5g,莱菔子10g,延胡索10g,炙甘草3g,炒谷芽10g,陈皮10g。7剂,煎服。

复诊 ▶ 述药后胃脘胀痛明显减轻,已无恶心,大便也已成形。舌苔薄白,腻苔已退,脉象同前。守原方7剂而告愈。

> **按语** 本病除了胃脘痛、恶心外,其乏力,大便溏,舌苔薄白腻,脉沉细缓,提示有虚和湿的征象,虽然没有胃中凉寒感、喜热食、喜温、喜按等明显中阳不足的表现,但也没有明显胃灼热感,大便臭及口干、口苦的热象,用北沙参、石斛、虎杖等多味寒凉药物显得荒唐。另外,该医生根本没有考虑病的虚实,反映其辨证过于粗陋,用方杂乱无章,随意联合奥美拉唑显得很不严谨。罗天益"医之病,病在不思"的名言,就是警示每位医生临证辨治须胆大心细。

5. 胃久痛不愈

赵某,男,45岁。初诊:1998年5月25日。

患者自述胃痛1年余,曾中西医治疗近1年未见明显改观,仍然胃部隐隐作痛,缠绵不休,饮食尚可,略喜热食,但过热、过凉食物均会疼痛,时嗳气,略有反酸,口不干苦,胃部不闷不胀,不喜按,大便正常,每日1次。近期胃镜检查提示:慢性浅表性胃炎,伴少许糜烂。舌质略红、苔薄白,脉弦略缓。细问之,患者平素性格急躁易怒常为一些琐碎杂事而生气动怒,且每于生气后胃痛不适,需2~3天才缓解。此即为肝气横逆犯胃、气滞不通而致。治拟疏肝解郁、行气和胃。

处方▶ 炒柴胡5g,生炒白芍(各)5g,炒枳实10g,淮小麦30g,薄荷3g(后下),玫瑰花5g,木香10g,合欢皮10g,党参15g,炒白术10g,茯苓15g,炙甘草6g,大枣6枚(自备),旋覆花10g(包煎)。7剂,煎服。

药后自觉舒坦,续服原方1个月后来我处告知胃痛已愈。

> **按语** 此案患者胃痛久治不愈,乃是肝气横逆犯胃所致,为何他医治疗无效? 估计没有考虑肝胃同治,问诊不详细,辨证施治有误。从其症状分析,除了胃痛,仅略喜热食,过热、过凉食物均出现胃痛,就没有其他明显的胃部病症了,是寒是热? 属实属虚证? 较难分辨,给医者带来了困惑。但只要细心查找还是有蛛丝马迹可寻的。本案即是通过详细的问诊发现患者疾病发作与情志的紧密有关,由此判断病机为肝气横逆犯胃,从而随证用药获得效果。方中生炒白芍同用,既有疏肝柔肝之意,也有泻肝的作用。

6. 胃不适伴足底热

张某,女,51岁。初诊:2007年6月6日。

患者自述胃胀3个月伴堵塞感,饮食不慎则出现呕吐现象,因此饮食只敢处于半饱状态,但仍有胃不适伴堵塞感,打饱嗝,反酸,口不干、不苦,无嗳气,进食冷热影响不大,大便难解且略干,伴足底热,乏力。曾服他医中药2个月无效果,故来我处治疗。患者舌质淡暗、苔薄白干,脉沉细缓弦。既往有糖尿病史。辨证属肝郁脾虚、升降失常,治拟疏肝解郁、健脾和胃、益阴生津。

处方▶ 生黄芪30g,党参10g,炒白术10g,茯苓20g,陈皮10g,炒米仁15g,炒山药15g,炒枳壳10g,郁金5g,合欢皮10g,玫瑰花5g,佛手10g,炒香橼

10 g,桑枝 10 g,姜半夏 5 g,制乌梅 5 g,炒麦芽 20 g,银柴胡 5 g,火麻仁 10 g。7 剂,煎服。

二诊 ▶ 述诸症有所改善,守原方 7 剂。

三诊 ▶ 述胃不适、足底热均明显改善,唯睡眠略欠佳,在原方的基础上加龙骨 15 g、柏子仁 5 g。7 剂,煎服。

此后患者因其他疾病就诊时告知上述疾病均已痊愈。

> **按语** 胃胀有堵塞感,其病机大多是脾胃升降失常。导致脾胃升降失常的原因很多,包括饮食方面、情绪方面、外界的气候影响,等等。此患者为何服其他医生处方的中药 2 个月无效?因没有看到前医所开的处方,不能妄加评论,估计治法中疏肝健脾的药力不足,或受到足底心热、大便干难解等影响后,错用泄下清热的药物,使虚证更虚。本案患者脾虚明显,故黄芪用量至 30 g,但疏肝的药物较多,几乎可与健脾药物对等;再者本方中一味半夏与方中其他药物配伍,又有二陈汤方剂的寓意在里面,此是学习民国时期著名中医张简斋先生治病常用的二陈汤,取其通和胃气之意且又符合本病的病机。

7. 胃胀灼热

蒋某,女,45 岁。初诊:2018 年 3 月 11 日。

胃脘部灼热感半月余,遇寒则痛,服前诊医生中药胃灼热感及胀痛加重,故来我处就诊。目前患者仍胃脘胀痛,灼热感明显,略嗳气,无反酸,纳欠佳,大便溏,每日 1 次,服用其他医生处方的中药后小便时有大便同时溢出现象,睡眠欠佳,腰腿酸软,白带多色黄并有异味。已绝经。舌质淡红、苔薄白干,脉沉细缓弦。查看那位医生处方,多为清热养阴之药,据上述症状及服中药出现的反应,辨证为脾胃气虚、下焦湿注。

处方 ▶ 党参 15 g,制半夏 5 g,白术 10 g,茯苓 20 g,砂仁 3 g(后下),炒米仁 15 g,炒山药 15 g,木香 10 g,香附 10 g,郁金 5 g,合欢皮 10 g,玫瑰花 5 g,黄柏 5 g,车前草 10 g,杜仲 10 g,炙甘草 3 g,陈皮 5 g。7 剂,煎服。

二诊 ▶ (3 月 26 日):服药后胃仍灼热,且伴寒凉感,白带量多已有改善。舌、脉象变化不大,考虑不仅有脾胃之虚,还有阳气不足一面。原方黄柏减至 3 g,去郁金、合欢皮、玫瑰花,加强温补脾肾之力。上方加白芷 5 g、干姜 3 g、骨碎补 10 g、藿香 10 g、厚朴 5 g。7 剂,煎服。

三诊▶（4月1日）：服上方后胃灼热、遇凉寒则痛明显改善，睡眠改善，偶嗳气，小便时大便同时溢出现象消失。舌质淡红、苔薄白且已不干，脉象同前。上方白芷加至10g，加旋覆花10g，去藿香。14剂，煎服。

患者在我处就诊其他疾病时告知，已无胃胀灼热感，睡眠及大便溏均已痊愈，甚为欣慰，随访1年未复发。

> **按语**　本案之所以其他医生治疗后症状反而加重，是因为被胃"灼热感"，白带多、色黄且有异味，舌苔干少薄之"热""阴不足"假象所惑，应用清热养阴之药所致。其实稍加分析应当知道，其遇寒则痛，大便溏，小便时大便同时溢出，腰腿酸软，脉沉细缓，舌质淡等脾胃虚寒、肾气不足之象明显存在。其本质是虚寒，表象却是有"热"，因此改用补益脾胃，佐清下焦湿热，而初步取得效果。二诊后，恐苦寒药伤脾胃再犯他医之错，而减少黄柏用量，加强温补脾肾之力，加用干姜、白芷、骨碎补等。三诊时诸症明显好转，未用安神助眠的药味而睡眠自行改善，再次证实了"胃和则卧安"的正确性。

8. 食药呕吐

刘某，女，52岁。初诊：2016年10月15日。

患者自述乏力、胸闷不适、少气懒言2年多，在多处检查均无明显异常后服用中药治疗，不多时即出现恶心呕吐、咽喉不适，因此恐惧服中药。经人介绍来我处就诊。查看以前中药处方，均为大量补益类（或补气、补阳）中药，有的多达20～30味。刻下患者精神委靡、乏力、恶心、嗳气、纳食量少，大便软、成形，面色无华、言语低微、精神略显疲惫状。舌质淡红、苔薄白，脉沉细缓弱。治拟健脾和胃、佐以疏肝养心。

处方▶党参10g，炒白术10g，茯苓10g，炒米仁15g，淮山药15g，炒白扁豆10g，炒柴胡5g，当归5g，炒白芍5g，淮小麦30g，炙甘草5g，大枣5枚，玫瑰花5g。7剂，煎服。嘱咐其服药时少量、多次服用，如同饮酒样。

二诊▶患者面露喜色，主诉药后无恶心呕吐、咽喉不适，且乏力、精神欠佳有所改善，要求继续服用中药。患者舌、脉象同前。因其长期食素，劝其进食少量动物性蛋白以加强营养，原方加生黄芪15g。7剂，煎服。

三诊▶精神面貌大为改观，无恶心呕吐及咽喉不适，乏力胸闷改善。舌、脉象同前。守原方服半个月以善后，并嘱多食富含蛋白质的食物。

本案患者服中药即出现咽喉不适、恶心呕吐。一者因为前几位医生补益药用量过大，不适合身体衰弱，长期素食的本案患者。二者患者身体虚弱，脾胃功能差，不能耐受过于厚味的补益汤药。三者患者因服中药出现恶心呕吐、咽喉不适后，即产生了心理障碍，惧怕服药。所以，笔者处方时调整补益药味的剂量，另加些疏肝解郁理气之品，并通过语言开导，让患者心情放松状态下接受治疗，这样患者在坚持服药1个月后，取得了治疗效果。

第三节 腹痛病案

1. 腹 痛

例1：诸某，男，68岁。初诊：2007年9月22日。

患者自述无明显诱因于近1个月出现腹痛伴肠鸣，小腹胀，以晚饭后腹痛甚，平卧后可缓解；纳食正常，大便正常，睡眠正常。已在某三甲医院消化科、外科等就诊1个月，未发现任何阳性体征及阳性检查指标，全身CT、磁共振等各项检查均正常，经他医治疗无效；既往肝癌术后9年，有慢性乙肝、脾切除、胆囊切除史。经详细问诊，患者无腹部冷、热症，无嗳气，腹部按之柔软不胀，对冷热无异常感觉。舌质暗红、苔薄白腻，脉沉细弦缓。按肝郁气滞、中焦寒凝、阴阳失调辨治。

处方 ► 炒柴胡5g，炒枳壳10g，炒白芍5g，藿香10g，紫苏叶10g，木香10g，制香附10g，延胡索10g，厚朴5g，乌药10g，白芷10g，姜半夏10g，黄芩5g，黄连3g，干姜3g，炙甘草3g，党参15g，炒谷芽20g。7剂，煎服。

二诊 ► 述药后腹痛已缓解。舌、脉象同前。加佩兰10g、石菖蒲5g。7剂，煎服。

三诊 ► 经治疗腹痛基本消失，无腹胀肠鸣。为巩固疗效，守上方去石菖蒲，加炒白术10g，茯苓20g。7剂善后。

按语 患者腹痛以晚饭后为甚，说明其阳气不足、阴邪内停，导致脏腑气机紊乱，出现肠鸣、腹胀等，符合《伤寒论》之泻心汤类证治，"腹中雷鸣""心下痞硬"等寒热错杂之症，再结合患者性格易怒，腹痛、脉弦、舌暗等，可以判断患者还有肝气郁结的病机存在，故再与四逆散合方，最后才完成整个疾病的辨证立法处方过程,收到明显的疗效,即以寒热错杂之方治疗寒热错杂之难治疾病。另患者为年近古稀老人,罹患肝癌并经3次手术,必有体虚,因此症情稳定后加重益气补虚是必然的后续治疗措施。

例2:毛某,女,68岁。初诊:2016年6月7日。

患者自述无明显诱因于1年前出现小腹疼痛,以上午饭后腹痛甚多,易腹泻,大便溏,每日2~3次,便后痛减,纳食正常,睡眠正常,无里急后重、脓血便等。曾在外院做肠镜检查无异常。既往无特殊病史,曾经中西医治疗近一年无明显效果,经他人介绍来我处就诊,除上述症状外患者没有明显的不适。舌质淡红、苔薄白,脉沉细弦缓。

处方 ▶ 生黄芪20g,党参10g,炒白术10g,乌药10g,香附10g,小茴香5g,紫苏梗10g,藿香10g,防风5g,白芷10g,郁金5g,陈皮5g,六神曲10g,合欢皮10g,茯苓10g,炒谷芽10g。7剂,煎服。

二诊 ▶ 服药后大便改善并成形,仍每日2~3次,腹痛减,但出现睡眠欠佳。舌、脉象同前。守方去茴香、六神曲,加厚朴5g、夜交藤15g、莱菔子10g。7剂,煎服。

三诊 ▶ 除大便偶有解不尽感外,小腹疼痛已明显减轻。舌、脉象同前。上方去郁金,加木香10g、骨碎补10g。7剂,煎服。

四诊 ▶ 药后腹痛基本消失,尤其是上午饭后腹痛已缓解,大便成形,每日1~2次。舌、脉象同前变化不大。守原方加补骨脂5g善后。

2个月后在就诊其他疾病时随访已无任何不适。

按语　本案患者腹痛便溏,辨证脾虚并无困难,但是"热"是"寒",很让医者犹豫。由于腹痛以上午饭后为甚,加之大便溏,每日2~3次,虽然没有明显的畏寒、肢冷等,结合舌、脉象可判断腹痛属脾虚中阳不足所致。因为上午属阳气升发之时,此时腹痛、大便溏,实乃是阳气不足,不足以温煦中下焦所致。故施益气健脾温煦之法,使患者病愈。由此病案得到启示:准确地了解时间方向、位置信息与阴阳、五行的对应关系,对准确完成辨证施治的过程十分重要。

例3:庄某,女,60岁。初诊:2007年7月10日。

患者自述于1年前行结肠癌手术,2个月后出现平卧后腹痛现象,需要半卧位或侧卧位才能入睡,晨起乏力,面部有肿胀感,咽喉不爽,纳食正常,大便正常,每日1次。曾在本市某三甲医院做各项检查均正常,中西医治疗无效,经人介绍来我处就诊。患者刻下腹部无不适,站立及坐位腹部无不适,但一躺平则出现腹痛,腹痛时不喜温喜按,疼痛呈绵绵不休状但可忍受,按其腹部柔软无硬块及胀感,无恶心呕吐、口苦嗳气、泛酸等症状。舌质淡红、苔薄白腻,脉沉细缓。证属气虚湿阻、中阳不足,肿瘤手术治疗后气血大亏,中焦气虚无力化湿,则湿阻脏腑经络,不通则痛;疼痛绵绵不休,无口苦、反酸等提示无热邪内停。治拟健脾化湿、通络止痛。

处方 ▶ 生黄芪30 g,党参15 g,炒白术10 g,茯苓20 g,炒山药15 g,炒米仁15 g,续断10 g,乌药10 g,升麻5 g,当归10 g,合欢皮20 g,络石藤10 g,海风藤10 g,石见穿10 g,炒柴胡5 g,陈皮10 g,木香10 g。7剂,煎服。

二诊 ▶ 患者述疼痛缓解,睡眠略安稳,但仍有疼痛,面部有肿胀感,咽喉不适减轻。守原方加白芷5 g、香附10 g,去络石藤、海风藤。7剂,煎服。

三诊 ▶ 主诉腹痛基本消失,平卧无不适,无面部肿胀感及咽喉不适。守原方加杜仲10 g,服半个月善后。

随访半年无任何不适。

按语 患者腹痛异常,绵绵不休以致影响睡眠及情绪;曾经中西医治疗,但效果不佳。西医各项检查均正常,不能给予明确的诊断,可见所患疾病复杂性及难治性。笔者认为:患者久病体虚,经结肠肿瘤手术后,元气已大伤,金刃之器伤及脏腑,使原本脏腑器官之平衡失常,气机紊乱;二者虚证和气机不畅明确,舌苔薄白腻,说明体内有湿邪困扰,阻碍气机流畅,故出现气滞而痛。因此治疗从补益中气、健运脾胃、化湿通络角度出发,其中海风藤、络石藤具有通络作用,前者微寒,后者微温。二味药均有治跌打损伤作用,在此处治金刃所伤而止痛。二诊疼痛减轻时去掉此二味药,是考虑此通络止痛的药物使用时间过长难免会伤及正气,再伤脾胃之阳气也。患者正气复原、气机通畅则痛自止矣。

例4:沈某,女,71岁。初诊:2007年10月16日。

患者自述左小腹疼痛约半年,已在他医处治疗半年无效。目前仍有左小腹疼痛,喜按小腹,饮食正常,喜热食,嗳气。大便成形,每日2次,便后腹痛减轻,肠鸣、矢气多。平素身体畏寒,夏季不喜电风扇,易怒。舌质淡红、苔薄白干,脉沉细数弦。2007年初查胃镜,提示反流性食管炎。肠镜检查无异常。既往有胆囊炎、慢性胃炎、血吸虫病史。已绝经。证属寒湿内停、脾失健运、中阳不足,治拟化湿散寒、温中健脾。

处方 ▶ 藿香10g,佩兰10g,杏仁10g,白豆蔻3g(后下),生薏苡仁15g,厚朴5g,芦根10g,党参10g,炒白术10g,茯苓10g,姜半夏5g,郁金5g,乌药10g,黄芩3g,黄连3g,干姜3克g,炒谷芽20g,炙甘草3g。7剂,煎服。

二诊 ▶ 病痛大为改善,腹痛明显减轻。舌、脉象同前。守原方去郁金,加骨碎补5g。7剂,煎服。

三诊 ▶ 病已告愈,予六君子汤善后。

按语 本案患者病情并不复杂,为何前医治疗约半年无效。分析其处方基本由4类药味组合而成。①理气行气止痛药:枳壳、青陈皮、厚朴、佛手、制大黄、香橼、木香;②降逆制酸药:煅瓦楞子、代赭石、旋覆花;③清热解毒药:蒲公英、预知子;④消食健脾养阴药:山药、谷芽、鸡内金、大腹皮、生白芍、北沙参。洋洋洒洒20余味,看似面面俱到,非常符合现代医学理论对反流性胃炎的治则,实则违反了辨证论治根本原则,虚实不分、寒热不辨,导致寒病用凉药,虚证乱用理气药,自然不会取效,教训实在深刻。

2. 腹痛、腹胀

王某,女,76岁。初诊:2007年7月23日。

患者原有慢性血吸虫性肝硬化,近半年腹痛,剑突下疼痛不适,口苦干,胃胀痞满,食多则胀甚,纳谷不香,大便先干后溏,每日1～2次,难解,睡眠欠佳,终日呻吟,精神委靡,家人为之担忧,曾接受中医治疗1月余,症状加重,便溏甚,每日3～4次,胃胀、腹痛难忍,恶心,嗳气,不思饮食,进食极少,经他人介绍来我处就诊。刻下患者消瘦,呻吟不止,甚是痛苦,胃胀痛难忍,嗳气频频,腹痛,口干苦不欲饮水,余症同上述。舌质淡红、苔薄白腻,脉沉细弦缓。腹部CT检查提示:肝钙化灶,脾不肿大,胆囊缺如,胰腺正常。既往有胆囊切除、血吸虫性肝硬化、腔隙性脑梗、心脏病史。前医处方为四逆散、一贯煎加石斛、虎杖等寒凉药。余认为该病之病机实则为脾土亏虚,运化失职,胃失和降,下元虚损。脾土亏虚则气机失运,出现胃胀、便溏,寒凉滋阴药损伤脾阳后则腹痛及便溏加重,次数增多;

胃失和降则嗳气频频,多食胀甚;下元虚损,不能温煦脾土则便溏、大便难解、胃胀,脏腑气机已紊乱,因此诸症峰起,如纳食、大便、睡眠均出现异常,故从健脾和胃扶肾角度治疗,以冀有效。

处方 ▶ 党参20g,炒白术10g,茯苓20g,炒山药15g,炒薏苡仁15g,砂仁6g(后下),生黄芪20g,藿香10g,制半夏10g,制香附10g,杜仲10g,紫苏叶10g,木香10g,生山楂10g,炒谷芽20g,陈皮10g,炒香橼10g,合欢皮20g。7剂,煎服。

二诊 ▶ 患者述服药后胃部舒适,诸症减轻,守原方加桑寄生10g,去香橼。7剂,煎服。

三诊 ▶ 述胃部舒适,腹痛、胃痛(剑突下)消失,再续前方1月余而愈。

按语 本案患者病情略为复杂,既有胃腹疼痛的实证,又有胃胀恶心、嗳气、便溏、消瘦等虚证,以及口干苦的兼证。热乎?寒乎?实乎?虚乎?给人无所适从难以下手的感觉。因此难免出现前医腹痛、胃痛用四逆散,肝硬化用一贯煎的俗手,没有疗效也是情理之中。笔者判断病机为脾气亏虚、胃失和降、肾元亏损。理由如下:①患者年事已高。②有血吸虫性肝硬化、心脏病、腔隙性脑梗等多种疾病,且有胆囊切除史,身体已亏损至极。③胃胀满且痛,腹痛,嗳气,饮食欠佳,大便先干后溏。舌质淡红、苔薄白,脉沉细缓。如果此时用苦寒清热之品,那么脾肾阳气进一步受损,大便溏泻等症状加重,故服用前医苦寒滋阴等方药后,导致大便溏,每日3~4次,且胃胀痛更甚等。④至于患者口干苦,此乃是脾虚气机不畅,不足以运化水、津液上承于口。此非内有里热或火邪的实热口干苦。这种实热型口干口苦必有舌红苔黄、大便干结等,本案患者的口干苦用了清热解毒药、甘寒药,如虎杖、石斛、预知子、北沙参等反致病情加重,就是因为辨证有误。熟练掌握中医理论并运用于临床,是我们每个中医人必须具备的基本功。

3. 腹胀

王某,男,55岁。初诊:2008年1月2日。

患者自述无明显诱因下腹胀3年多,曾多处求医无效,各项检查未见异常,目前腹胀难忍,饮食可,但只能吃稀饭,不能吃干饭,稍进食则脘腹胀满,胃胀不能站立,只能平卧,躺则舒适,若坐则只能挺直胸背贴紧椅子靠背,口干易怒,睡眠正常,大便正常,无反酸、嗳气等。舌质淡红、苔薄白腻,脉沉细数。有高血压病史。

处方 ▶ 藿香 15 g,党参 15 g,炒白术 10 g,茯苓 20 g,佛手 10 g,乌药 10 g,白芷 10 g,鸡内金 10 g,六神曲 10 g,香橼 10 g,炒山药 15 g,杜仲 10 g,紫苏叶 10 g,木香 10 g,炒薏苡仁 15 g,砂仁 3 g(后下),制半夏 5 g,陈皮 10 g。7 剂,煎服。

复诊 ▶ 主诉前方治疗无效,诸症仍在,结合冬季气温冷及患者易怒等诸多因素,先后用疏肝和胃、行气理气、健胃消食、健脾温中扶肾等多种治疗方法均无效。患者治疗期间不吃生冷硬油腻的食物,饮食定时、定量,加之其整日三餐稀饭,苦苦思索找不出导致其脘腹胀的因素,无奈又从患者的起居、饮食、爱好等多方面再次详问,了解到其一日三餐吃稀饭时,每次习惯加小苏打若干。脘腹胀症结即在此!小苏打略呈碱性,长期服用抑制胃酸影响胃的消化功能,怎能不胀!后劝其停用,改服香砂六君子汤原方后,病遂告愈。

> **按语** 此案患者病情原本不复杂,只是前期问诊不够详细,遗漏关键细节,导致整个治疗失败,还好最后抓住小苏打粉这一"元凶",从而解除症状,故特提出此案例供同道参考。

🌿 4. 腹胀、肠鸣误治 🌿

陈某,男,44 岁。初诊:2007 年 8 月 4 日。

患者自述腹胀肠鸣 1 月余,每以下午发作益甚,较难忍受,伴口干苦,饮食欠佳,睡眠正常,大便正常,曾在其他医生处治疗 3 周无明显疗效。查看前医处方为四逆散加预知子、大血藤、法半夏、莱菔子、青皮、厚朴,鸡内金、焦三仙等疏肝解郁消食之品。舌质淡红、苔薄白,脉沉细缓。此乃脾气亏虚、肾气不足,治拟健脾扶肾。

处方 ▶ 党参 15 g,炒白术 10 g,茯苓 10 g,藿香 10 g,佩兰 10 g,乌药 10 g,紫苏梗 10 g,法半夏 5 g,砂仁 3 g(后下),干姜 2 g,木香 10 g,杜仲 10 g,炒米仁 15 g,骨碎补 10 g,六神曲 10 g,大枣 10 g,炙甘草 3 g,陈皮 10 g。7 剂,煎服。

复诊 ▶ 腹胀、肠鸣改善明显,偶有下午腹胀、肠鸣,无加重现象。舌、脉象同前。效不更方,续前方 7 剂善后。

> **按语** 腹胀之病有虚实寒热之分，不宜不分虚实以行气一法治之。本案患者即是在他医处以疏肝行气消食治之，又加配寒凉药预知子、大血藤，使原本脾肾亏虚之体又遭打击，犯虚虚实实之戒，故治疗3周无寸功。下午为阳气渐衰而阴气渐长的时段，此时腹胀、肠鸣甚，另有纳呆，舌质淡红，脉沉细缓，说明此腹胀、肠鸣属于脾肾阳气不足，故治疗当以补脾肾、振奋脾肾之阳气为原则，如此则能收到满意的疗效。

第四节　便溏病案

1. 便溏和便秘交替

顾某，女，66岁。初诊：2007年9月25日。

患者自述无明显诱因下便溏与便秘交替3个月。具体表现为便溏，每日3～4次，后大便秘结3日，如此循环3个月。肠镜检查无明显异常，仅有肠壁少许充血。曾在他医处服中药治疗1月余无效而来我处就诊。前医处方：党参，黄芪，木香，吴茱萸，蒲公英，蛇六谷，马齿苋，郁金，秦皮，山药，预知子，炒白扁豆等。刻下患者自觉腹部胀满，肠鸣，按之作痛，伴有胃不适，嗳气，不喜食水果，饮水多则胃不适，纳食正常，眼痒且干，鼻痒，尿频，易怒，睡眠尚可，无里急后重，无脓血便。舌质淡红、苔薄白腻，脉沉细弦数滑。已绝经。既往有肾积水手术史。辨证属肝郁脾虚，兼有内湿停留脾胃。治拟疏肝健脾化湿。

处方 ▶ 炒柴胡5g，炒枳壳10g，炒白芍5g，藿香10g，石菖蒲10g，佩兰10g，厚朴5g，党参10g，炒白术10g，茯苓20g，砂仁3g（后下），姜半夏10g，木香10g，郁金5g，合欢皮10g，六神曲10g，陈皮5g，炙甘草3g。7剂，煎服。

二诊 ▶ 药后大便略有好转，溏泻次数减少。守原方减去柴胡、炒白芍，加杜仲10g、续断10g、白芷5g。7剂，煎服。

三诊 ▶ 药后大便基本成形，且每日均有大便，腹胀、嗳气、胃不适明显好转。患者情绪不再低落，舌腻苔已消退，脉沉细弦略数，余无明显不适。守原方去佩兰、石菖蒲、厚朴，加沙苑子10g、炒香橼10g、覆盆子10g。7剂，煎服。本次治疗后患者高兴之情溢于言表，特来告知，大便已正常，每日1次，肠鸣、腹胀均消失，眼痒干、鼻痒、尿频等诸症均消失。

按语　本案患者病情并不复杂，便溏与便秘交替循环出现，反映患者肝脾不合，脾胃虚弱，兼有湿邪停留，如腹胀满、肠鸣、饮水多则胃不适、不喜食水果等；从舌、脉象上也支持这种看法，但前医认为患者属于慢性肠炎，以清热解毒解除炎症，不分虚实以蛇六谷、马齿苋、秦皮、蒲公英等堆砌成方。此属误治也。而笔者取法方以疏肝四逆散合健脾益气的四君子汤，加化湿的藿香正气散组方，如此融为一体治疗，真正做到了辨证论治，所以疗效显著。

～ 2. 大便溏 ～

李某，女，52岁。初诊：2005年4月14日。

患者自述大便秘结，每4日1次，而便质溏稀5年之久，没有明显诱因于近5年大便难解，每4日1次，便出质稀，便前无腹痛，便后腹部有空空如也的感觉，无固定大便时间，无脓血便，无里急后重感，腹部无畏寒及凉感，无热感胀感，无肠鸣亢进等现象；饮食正常，夜尿频数，每晚4～5次，晨间尿频，下肢轻微浮肿。舌质淡红、苔薄白，脉沉细缓。曾做各项检查无异常，既往有甲状腺功能亢进史。辨证为脾肾两虚，治拟健脾扶肾。

处方▶党参15g，生黄芪30g，炒白术10g，茯苓20g，当归10g，乌药10g，藿香10g，炒米仁30g，炒山药15g，芦根10g，杜仲10g，续断10g，防风5g，金樱子10g，狗脊10g，骨碎补10g，陈皮10g，覆盆子10g，炙甘草3g。7剂，煎服。嘱禁食生冷寒性、辛辣油腻食物。

二诊▶述大便有些难解，但成形。守上方去防风、覆盆子、芦根，加莱菔子20g、火麻仁10g、木香5g。7剂，煎服。

三诊▶经治疗后，下肢浮肿、便溏已愈，大便成形，每日1次，夜尿也改善，每晚1次。效不更方，守原方加覆盆子10g。7剂善后。

按语　本案大便溏且难解达5年之久，期间各种检查无异常，大便时无里急后重，腹部无特殊的畏寒怕冷、胀热等症状，结合其便溏、难解、夜尿多等症，辨证脾肾两虚并不难。便溏则脾气亏虚，无热、无畏寒症，则是内无热症，阳气亏虚不甚；夜尿多、频，乃是肾气不足，不足以温煦膀胱，则膀胱气化不利、下关不固。选用黄芪、党参、白术、茯苓、山药、炒米仁等益气健脾；狗脊、骨碎补、覆盆子以补肾气；金樱子、覆盆子有固肾缩尿之功，再加乌药之温肾助膀胱气化之功能，此处加防风之用意，一者有《素问·阴阳应象大论》"风胜湿"之意；二者运用金元名医李东垣《脾胃论》调理脾胃病时注重用祛风药如羌活、独活、防风等。

3. 食油腻食物腹泻

孙某，女，41岁。初诊：2000年5月6日。

患者自述近半年来无明显诱因出现进食荤菜则腹胀、腹泻，经中西医治疗效果不佳，而各项检查均正常（包括肠镜检查）。目前大便每日2～3次，略有腥臭，肠鸣，便后腹痛减。每食荤菜后则大便次数增多，饮食欠佳，头痛恶风，咽不适，睡眠欠佳，大便无里急后重及脓血便。咽充血，舌质淡、苔白腻略厚，脉沉细缓。末次月经5月1日。治拟疏风化湿健脾。

处方▶ 藿香10g，佩兰10g，白芷10g，紫苏叶10g，厚朴5g，姜半夏5g，芦根10g，茯苓10g，防风10g，荆芥10g，炒白术10g，六神曲10g，甘草3g。7剂，煎服。

二诊▶（5月13日）：症状改善不明显，上方去佩兰、厚朴、芦根、荆芥、甘草，加黄芩5g、黄连3g、干姜3g、党参10g、骨碎补10g、炙甘草3g。7剂，煎服。

三诊▶（5月20日）：上方治疗后大便已明显改善，稍进瘦肉未出现腹胀、腹泻、便溏等症。舌、脉象同前。守原方去藿香，加补骨脂5g、菟丝子5g。7剂，煎服。

数月后患者在我处就诊其他疾病时告知病已痊愈。

按语 泄泻由多种原因所致，脾虚湿盛是本病发生的主要因素。《素问·阴阳应象大论》云："湿胜则濡泻"，因此在治疗初期按此思路以疏风化湿之藿香正气散施治，不料效果不佳。细思之其虽有大便腥臭，似乎有热象，但恶风、头痛、便后腹痛减、饮食欠佳、舌质淡、苔白腻厚、脉沉细缓，则揭示出不但有湿，还有寒、虚的一面。概括之则为脾阳不足、寒热错杂，藿香正气散无效就能理解了。后改用半夏泻心汤温中焦、理寒热,加补肾温肾之品,效果明显,最后痊愈。因临床上实际情况疾病较为复杂,往往是几个基本证型的夹杂,所以要灵活参照书本知识,做到活学活用才能解决临床困难。

4. 直肠癌术后大便失禁

甘某,男,68 岁。初诊:2008 年 1 月 17 日。

患者因直肠癌手术,未做放化疗。术后即出现大便次数多,持续约半年。患者目前每十几分钟须大便 1 次,质溏,量少,十几分钟后又有便意,大便情况基本相同。平时需穿戴"尿不湿"才敢出远门,精神异常痛苦,性格也变得急躁易怒。患者主诉病情时烦躁激动,有矢气排放后大便溢出的病况,晨起头次小便失禁,其后无尿失禁情况,饮食正常,睡眠正常,四肢冷感明显。舌质暗红,苔薄白干,脉沉细缓。既往有高血压病史。此属直肠癌术后元气大伤、脾肾亏虚、中气下陷,治拟补中益气、扶肾固本。

处方▶ 生黄芪 20 g,党参 15 g,炒白术 10 g,茯苓 10 g,炒山药 15 g,炒米仁 15 g,郁金 5 g,合欢皮 10 g,陈皮 5 g,杜仲 10 g,续断 10 g,覆盆子 10 g,金樱子 10 g,芡实 10 g,升麻 5 g,六神曲 10 g,玫瑰花 5 g,生丹参 5 g。7 剂,煎服。

二诊▶ 药后无特殊变化,诸症同前。考虑患者便溏,属湿气存在,加之四肢冷,原方去郁金、丹参,加藿香 10 g、佩兰 10 g,以芳香化湿。续服 7 剂。

三诊▶ 述药后大便便意感减轻,可忍些时间再大便。患者舌苔薄白腻,寒湿之象已显。原方再加紫苏叶 10 g、厚朴 5 g。7 剂,煎服。

四诊▶ 目前大便已成形,大便次数已减少至每日 4~7 次,性急有所改善,伴有口干。守原方去玫瑰花、厚朴,加五味子 5 g、乌梅 5 g。7 剂,煎服。

五诊▶ 治疗后口干改善,舌、脉象变化不大,但舌苔仍薄白腻苔,考虑正气不足是主要矛盾,因此仍以解决主要问题为主,即培补脾肾之正气,加用熟地黄 15 g、煅龙骨 15 g。7 剂,煎服。

六诊▶ 患者复诊心情较佳。第 1 句话就说已 1 周未出现晨起头次小便失禁,心情舒畅许多,要求继续治疗。舌苔仍薄腻且干,脉沉细缓。原方去合欢皮、金樱子、芡实、佩兰,加肉苁蓉 10 g、莱菔子 15 g、杏仁 10 g、天花粉 10 g。7 剂,煎服。

七诊▶ 述诸症状持续好转,矢气时大便溢出的症状已消,大便每日 1~3 次,

"尿不湿"已不用了。患者整个精神状态不错,舌淡红、苔薄白微有腻苔,脉沉细缓。调整处方:生黄芪 30g,党参 20g,炒白术 10g,茯苓 20g,炒山药 15g,炒薏苡仁 30g,陈皮 5g,杜仲 10g,续断 10g,覆盆子 10g,升麻 5g,六神曲 10g,藿香 10g,紫苏叶 10g,肉苁蓉 10g,炒莱菔子 15g,杏仁 10g,天花粉 10g,乌梅 5g。7剂善后,煎服。随访半年一切正常。

> **按语** 本病属难治性疾病,病程达半年,生活上的不方便,给患者带来了不小的痛苦和烦恼。据患者大便每日 10 余次,便溏量少,矢气作后则大便溢出,小便晨起失禁,四肢畏寒,结合舌、脉象及年龄,辨证为脾肾亏虚、中气下陷,处方用药上始终抓住补益中气这一原则,升麻这味药一直在处方中使用,从未间断;再加上补益脾肾之药也自始至终运用,故便溏、大便次数多、矢气则大便溢出、尿失禁等逐渐消失,取得较为满意的疗效。

5. 滥用抗肿瘤中药致腹胀、泄泻

沈某,男,61 岁。初诊:2005 年 11 月 4 日。

患者自述腹胀、腹泻、纳差近 1 年。于 2004 年因胸肋骨恶性肿瘤手术后,即开始在某三级中医院服用中药。服该药 1 个月后就出现腹胀,嗳气,纳食欠佳,溏泻,每日 3~4 次,便后痛减,随后又有睡眠欠佳。半年后停止该中医治疗,经人介绍来我处就诊。查看处方均是抗肿瘤之清热解毒药及虫类药之蜈蚣、天龙、全蝎等,且药量均较大。舌质淡红、苔薄白微腻,脉沉细缓,面色淡而无华,精神状态尚可,但就诊时嗳气频频,此乃苦寒药味过量,败坏中阳,虫类药之毒伤及正气。治拟健脾和胃化湿。

处方 ▶ 党参 15g,炒白术 10g,茯苓 10g,姜半夏 5g,砂仁 5g(后下),木香 5g,香橼 5g,炒薏苡仁 15g,炒山药 15g,白芷 5g,藿香 10g,佩兰 10g,乌药 10g,骨碎补 10g,炒谷芽 10g,防风 5g。7剂,煎服。

二诊 ▶ 药后腹胀、嗳气改善明显,但每日大便有 3 次之多,仍为便溏,舌、脉象同前,考虑苦寒之药伤及脾阳太重,故补益脾胃药略做调整,加重温补脾肾之阳。原方去防风、白芷、佩兰,加用补骨脂 5g、干姜 5g、炙甘草 5g。7剂,煎服。

三诊 ▶ 上述治疗方案调整后,诸症改善明显,无腹胀,大便次数已减少为每日 1~2 次且略成形,纳食改善,食之有味。续守原方,加合欢皮 20g。14剂善后。随访 3 个月无复发。

按语　中医药治疗对于控制肿瘤术后再复发具有一定优势,若经常采用大剂量的清热解毒中药及虫类药组方,患者内服后会出现一系列的问题,如苦寒药败胃伤及脾阳,虫类药久用损伤肝肾功能。如何优化中医药抗肿瘤的方案非常重要。优化的方案需既预防肿瘤复发又不产生新的药物不良反应。采用健脾和胃、扶正纠偏的治法,解除了患者内服抗肿瘤汤药后产生的不适。施用培扶肾阳之法以达到温煦中阳是笔者的临床心得。

第二章　肝胆系疾病临证

第一节　胆病案

1. 胆囊切除术后腹痛

例1：邓某，女，65岁，初诊：2007年6月25日。

患者自述自1997年胆囊切除术3个月后即出现腹部疼痛，疼痛时间不定期，无规律，与饮食、休息、劳累、天气无相关联系，疼痛部位一般在剑突下或上腹部，每次疼痛发作时不能忍受，甚者打滚哀号，需要到医院静脉给药才能缓解。虽然饮食起居已经非常谨慎，但仍然每半月或1个月发作1次，疼痛发作时无发热、畏寒、呕吐等症。曾经遍访沪上肝胆病方面的中西医专家，就诊、治疗均无效，届时仍有发作。经人介绍来我处治疗。其出示做了多项检查，结果都是正常，包括磁共振胰胆管成像（MRCP）等。刻下患者仅有右上腹微微小痛，可忍受，腹部略胀，纳食佳，口略苦不干，喜说话，大便略溏，每日2～3次，体形消瘦，面色尚正常。舌质淡红、苔厚腻略白，脉沉细缓弦。述服用含厚朴成分汤剂则疼痛加重，查看前医处方大多为清热利湿、行气活血止痛之品，且每方必有大黄。笔者辨证为湿浊内停、肝气郁结，治拟芳香化湿、疏肝健脾。

处方 ▶ 藿香10 g，佩兰10 g，石菖蒲10 g，杏仁10，白豆蔻5 g（后下），炒薏苡仁30 g，砂仁5 g（后下），姜半夏5 g，茯苓10 g，党参15 g，炒白术10 g，白茅根15 g，陈皮10 g，延胡索10 g，通草5 g，炒谷芽20 g。7剂，煎服。

二诊 ▶ 述服药后腹痛明显改善，腹胀减轻，纳食有味，近几年来从未有过如此舒适的时候。舌苔仍厚腻但已较前改善。效不更方，守方7剂。

三诊 病症基本消失，仅有便溏，每日 1～2 次，舌苔略白厚腻。守原方去通草，加木香 5 g。7 剂。另配香砂六君子丸善后，随访 2 年未发作。

> **按语** 本案患者病程长达近 10 年，中西医各种方法治疗均无效，腹部疼痛仍然折磨患者。胆道疾病虽然多为肝胆湿热，普遍使用大黄也是常理，但某些患者由于体质或病程的原因，未必都是属于肝胆湿热，所以一味使用大黄是不合适的。本案患者大便溏，每日 3～4 次，无里急后重感，无灼热感，大便无异臭，舌苔虽厚但黄不甚，所以不适合使用大黄。本案患者长期应用清热解毒、消炎等中西医药治疗，而且已是老年，经历手术，正气已亏虚，不能耐受如厚朴这样的行气药之摧残、伐气，犯了"虚虚实实"之戒。所以患者每服用厚朴疼痛加剧。笔者在方中以六君子汤化裁，加用芳香化湿的药味来解决其脾失健运、湿邪内阻、气机不畅的病症，终获成功。

例 2：郑某，女，60 岁，初诊：2008 年 10 月 25 日。

患者自述 2004 年胆囊切除术后出现右胁部疼痛，睡觉时不能右侧卧位，曾服用汤药治疗无效，近 4 年均是如此，入夜休息就觉得胁痛，右侧卧位疼痛加重，痛势尚能忍受，不能入睡，甚是苦恼；伴有心悸，右胁疼痛，但无刺痛、胀痛现象，遇冷热均无影响，饮食正常，大便正常。舌质淡红、苔薄白，脉沉细略弦。患者否认外伤史及胁间带状疱疹。辨证认为属金刃所伤、气虚瘀滞，治拟益气疏肝、活血少佐温通。

处方 党参 15 g，炒白术 10 g，茯苓 10 g，当归 10 g，生黄芪 20 g，炒柴胡 5 g，枳壳 10 g，炒白芍 5 g，延胡索 10 g，制香附 10 g，五灵脂 10 g（包煎），生蒲黄 10 g（包煎），桂枝 3 g，陈皮 10 g，炙甘草 5 g，合欢皮 10 g，7 剂，煎服。

复诊 述右胁痛明显好转，可短暂右侧卧位，睡眠明显改善。守原方加旋覆花 10 g（包煎）。7 剂，煎服。

随后患者在我处治疗其他疾病时告知，经过 2 次治疗后，右胁痛已痊愈，睡觉时可以自由翻身，无任何不适。

> **按语** 本案患者胆囊切除术后出现不能右侧卧位长达 4 年之久，历经中医治疗无效，为何？患者用过常规的疏肝行气、活血通络等治法。之所以无效，笔者认为应从以下几个方面考虑：①久病必有瘀和虚损，金刃所伤致脏腑气血不和，胆囊脏器的切除打破了原有的脏腑平衡；②此病为夜间右侧

卧位疼痛,可判断有瘀血,有阳气不足,因此立法选方用药除了用通常疏肝解郁行气的方法外,还应合用健脾益气方药,也就是从补益虚损、疏肝行气、活血的思路而立法用药。方中只用了五灵脂、生蒲黄、延胡索3味活血止痛祛瘀药,主要是从实际病情上考虑患者虚多实少,攻伐之品不宜多,量不宜重,以免犯"虚虚实实"之戒。这里选用桂枝一味药,是学习了清代名医黄元御的方法,他认为桂枝有疏肝升陷功能,使肝气温暖不至于瘀滞,故取其通阳暖肝的功用,因此治疗半个月病情告愈。

例3:陈某,女,61岁。初诊:2016年10月8日。

患者自述右上腹疼痛2年。2年前行胆囊切除术后约半年,即出现右上腹疼痛,持续至今。检查为肝内胆管结石,并行2次肝内胆管取石的微创手术。为治疗上腹痛,防止肝内胆管结石复发而就诊于我。刻下患者右上腹疼痛,喜按,疼痛能忍受,用消炎药可缓解,伴胸闷不适,背不适,嗳气,纳欠佳,口不干苦,大便略溏,每日3~4次,身畏寒,睡眠欠佳。舌质淡红、苔薄白腻,脉弦细缓略沉。辨证属肝郁脾虚,治拟疏肝行气、健脾益气、佐以化湿。

处方▶ 炒柴胡5g,炒白芍5g,炒枳壳10g,郁金5g,莪术10g,党参15g,炒白术10g,茯苓15g,当归10g,金钱草15g,鸡内金15g,延胡索10g,炒薏苡仁15g,炒山药10g,制香附10g,藿香10g,佩兰10g,石菖蒲5g,炙甘草3g。7剂,煎服。

二诊▶(10月16日):述服药后疼痛减轻,但仍有不适感,余症同前。舌质淡红、苔薄白腻,脉象同前。原方去郁金、炒白芍、金钱草、莪术,加防风10g、白芷10g、乌药10g、合欢皮20g。7剂,煎服。

三诊▶(10月23日):述药后疼痛继续减轻,纳改善,大便略成形,每日2次,舌脉同前。守原方加姜半夏5g。7剂,煎服。

四诊▶(10月31日):述服药后纳食正常,大便正常成形,每日1~2次,右上腹疼痛,背部不适,胸闷基本消失,睡眠改善。舌质淡红、苔薄白,脉细缓略沉。为防肝内胆管结石复发,上述药中加金钱草20g,做成中药粉剂,口服1年,未见肝内胆管结石形成,继续按原来的方剂做成丸剂服半年。又随访1年未有肝内胆管结石出现。

按语 胆囊切除术后出现腹部疼痛属于胆囊切除术后综合征范畴,其既有实质性的因素,如结石再复发或肝内胆管结石未取干净;也有非实质性的因素，做任何检查均无异常。本案患者腹部因肝内胆管结石再复发，所以行2次微创手术处理。如何防止再复发是医学界的难题，因此对于本案患者，从中医角度看，属于肝郁乘脾；肝气郁结不得疏泄则出现疼痛，胸闷不适，背部不适等；肝木克脾土则土虚不运，出现便溏、纳差；脾失运化，气血津液不得正常输布，则有气血不足的表现，如畏寒、乏力等。治疗上采取疏肝健脾为主，兼以养血活血的方法。二诊时考虑以健脾为主，以免久用寒凉药伤及脾阳，而去掉金钱草、白芍、郁金等，加用疏风之品白芷、防风，也是从健脾角度考虑，大便溏多与湿邪有关，而用祛风药也是遵循《黄帝内经》"风胜湿"之意。待疼痛缓解后，考虑预防结石再复发需长期服药，故改汤剂为丸剂口服，治疗1年半未发现结石复发而收功。

2. 胆囊切除术后腹泻

例1：张某，女，66岁。初诊：2005年8月16日。

患者自述20年前行胆囊切除术后即出现大便溏，次数多，近1个月加重，大便溏泻，每日3～4次，有不尽感，自服复方黄连素片等药无效。刻下患者仍大便溏，每日3～4次，伴有腹胀，大便时有不尽感，小腹凉，就诊时气温已达34℃，但患者仍用小棉毛巾包裹腹部；饮食正常，无口苦、口干、口腻等症，睡眠正常，夜尿1～2次，平常进凉食及凉性食物则腹泻加重，有胆囊切除史，面色㿠白。舌质淡红、苔薄白，脉细滑缓尺弱。此为脾肾阳虚，故进食生凉则腹泻，下焦虚寒阳气不足，故喜温喜暖；如此炎热的天气，小腹仍用棉毛巾包裹，可见阳气虚亏的程度。治拟健脾温肾。

处方 ▶ 生黄芪30g，党参15g，炒白术10g，炒薏苡仁30g，茯苓10g，制半夏5g，干姜3g，白芷5g，炒谷芽20g，陈皮5g，杜仲10g，淫羊藿10g，骨碎补10g，补骨脂5g，防风5g，炒山药15g，荆芥10g，炙甘草3g。7剂，煎服。

复诊 ▶ 述药后腹泻有所改善。舌、脉象同前。守原方制半夏、白芷、补骨脂3味药量均加至10g。7剂，煎服。

后在此方基础上略做加减温补脾肾药，治疗半个月后痊愈，偶遇受凉时出现大便溏，但随后服药可愈。

按语 本案患者较为典型，在辨证治疗上不会有太多的困难，从其病症及就诊时的穿戴，可初步判断疾病的性质，如喜热食，遇冷则腹泻次数增多，小腹喜温热,在夏季如此高温的天气仍然用棉毛巾包裹腹部,结合舌、脉象可以确定属于脾阳不足。其大便不尽感一症,不应受患者地域处在南方、夏季因素迷惑而误认为有湿热邪气内停。但为什么认为存在肾阳不足? 虽无肢冷、腰凉、腰酸、晨起腹泻的肾虚症状。这主要从久病及肾的角度,脾土虚后需肾阳温煦来考虑的,后来的病愈也证明了此思路是对的。因此除了用干姜温补中阳散寒以外,还加用了杜仲、淫羊藿、骨碎补、补骨脂等温煦肾阳之品,其中骨碎补、补骨脂还有止泻的功用。

例2:陈某,女,53岁。初诊:2017年2月28日。

患者自述半年前行胆囊切除术后,即出现大便溏甚至腹泻,每日5～6次,不成形,最后水样便,同时伴肠鸣音亢进,右胁下不适,胸闷,背不适,乏力,夜尿1次,睡眠尚可。在各大医院检查各项指标均正常,中西医治疗均无明显效果。经人介绍来我处治疗。刻下患者面色无华,言语甚少,不时抚摸腹部,谓有不适感,尤以夜间甚,肠鸣辘辘,口中淡而无味,饮食正常。舌质淡红、苔略薄腻,脉沉细缓略滑。辨证为脾胃虚损、水湿内停,治拟健脾和胃、佐以温中化湿。

处方 ▶ 藿香10g,紫苏梗10g,佩兰10g,石菖蒲5g,姜半夏5g,黄连3g,黄芩10g,党参10g,炒白术10g,干姜3g,炙甘草3g,防风10g,茯苓10g,骨碎补10g,六神曲10g,煨诃子10g。7剂,煎服。

二诊 ▶ 述药后大便次数明显减少,且肠鸣音也减少。舌、脉象同前。守原方加补骨脂5g、白芷10g、菟丝子10g。7剂,煎服。

三诊 ▶ 患者欣喜告之,自服药后半年来腹部从未有如此舒适感,已无肠鸣辘辘声,右胁痛、背不适均消失,仅大便略溏,每日1～2次。舌质淡红、苔薄白,腻苔已无,脉沉细缓。守原方去佩兰、石菖蒲、煨诃子。7剂善后。

后随访大便已恢复正常,偶受凉或饮食不慎时出现腹痛、腹泻,病告愈。

按语 泄泻一证,病因有因食而致,因寒而致,因湿而致,因湿热而致,因情绪而致,等等。其治疗方法多种多样,但终究是要辨证准确,选方用药贴切,才能收到临床疗效。本案即是集虚、湿、寒、滞为一体的表现。虚:手术的金刃所伤及身体亏虚,加之泄泻,脾胃之气大伤,故乏力、腹部喜按等。湿:脾胃运化之职能失常,水湿内停,则便溏,次数多,舌苔腻,脉沉细滑;无热症,故无里急后重,无口苦、肛门灼热等。寒:便溏,腹部喜按喜摸,脉沉细,肠鸣辘辗夜间甚,阳气不足也。滞:气不行则停滞,则右胁痛,胸闷,背不适。故立法选方用药必须按此思路,即补虚、散寒、化湿、行滞于一方,才能解决本病的治疗困惑。

第二节　肝病案

一、乙型肝炎

1. 乙肝转氨酶不降

卢某,男,25 岁。初诊:2016 年 1 月 25 日。

患者自述因肝区不适、乏力而检查出肝功能异常。其中,谷丙转氨酶 195 U/L(正常值上限 40 U/L),而在他医处服用中药 2 月余,但谷丙转氨酶指数始终不降,徘徊在 180~200 U/L,经人介绍来我处就诊。刻下患者面色略晦暗,精神欠佳,肝区不适,纳食欠佳,时觉腹部有饱胀感,恶心嗳气打嗝,便溏,时腹痛,痛则大便,便后痛减,大便每日 2~3 次,乏力,睡眠欠佳,易醒,偶有烦躁。平素怕冷,患者经常上网查与自己疾病相关的知识,因此精神压力较大。舌质淡红、苔白腻略厚,脉沉细略弦缓。查看前医处方均为清热解毒利湿之品,还有降酶经验用药,如垂盆草、鸡骨草、半边莲等且用量较大,每剂为 30~40 g。笔者认为证属肝郁脾虚、湿浊困脾,加之大剂量苦寒药伤及脾阳,致脾阳不振。治拟疏肝健脾、芳香化湿。

处方 ▶ 藿香 15 g,佩兰 10 g,杏仁 10 g,炒米仁 15 g,白豆蔻 5 g(后下),姜半夏 5 g,厚朴 5 g,白茅根 15 g,炒苍术 5 g,炒柴胡 5 g,枳壳 10 g,郁金 5 g,土茯苓 15 g,泽泻 10 g,紫苏梗 10 g,制香附 10 g。7 剂,煎服。

二诊 ▶ 述腹胀便溏明显改善,诸症也减轻,人觉精神畅快,舌质同前,白腻苔改善。效不更方,守方 7 剂。

三诊 ▶ 复查肝功能,提示谷丙转氨酶已降至 80 U/L,谷草转氨酶 55 U/L。乙肝 e 抗体(抗- HBe)、乙肝核心抗体(抗- HBc)阳性,乙肝病毒 DNA 定量正常,恶心、打嗝等症消除,大便仍溏,每日 2~3 次,但便后腹痛减轻,肝区仍隐痛不适,尤以安静休息时明显。舌质淡红、苔薄白腻,脉沉细略弦缓。守原方加佛手 10 g、木香 10 g。7 剂,煎服。

四诊 ▶ 患者服药 2 周后，再次复查肝功能各项指标，均提示正常，但仍有肝区不适、腹胀、嗳气、便溏，每日 1～2 次，便后腹痛减轻，睡眠欠佳。舌质淡红、苔薄白腻，脉沉细略弦缓。原方去苏梗、郁金、佛手，加防风 10 g、陈皮 10 g、炒白芍 5 g、炒白术 10 g。14 剂善后。后随访 2 年未复发。

> **按语** 本案例表明一个规律：用中药治疗疾病，必须遵循中医辨证论治的原则，而不能因为单味药品中的成分有效而随意选用，否则难以解决临床问题，务请同道不可绕开中医的固有法则去创造新治法。

2. 慢性乙肝转氨酶不降

李某，男，45 岁。初诊：2005 年 5 月 20 日。

患者自述性格内向，有慢性乙肝"小三阳"，经常肝区不适、乏力。近期检查肝功能提示异常（谷丙转氨酶 220 U/L，谷草转氨酶 115 U/L），总胆红素、直接胆红素、总蛋白、白蛋白、球蛋白、白/球比例等均正常；B 超检查提示肝、胆、胰、脾无异常。在他医处治疗 4 月余未见任何疗效。刻下患者稍有乏力，肝区略感不适，无剧痛、背痛、恶心等，饮食正常，口略干，大便略溏，每日 1～2 次，便后腹痛。舌质淡红、苔薄白，脉沉细缓。脾主运化、主肌肉四肢，脾气亏虚则少气懒言、乏力、大便溏次数多；肝气郁结、失于条达则胁痛不适；平素性格内向，也促成了肝郁加重。治拟疏肝解郁健脾，予逍遥散加减。

处方 ▶ 炒柴胡 5 g，炒枳壳 10 g，炒白芍 5 g，全当归 10 g，白茯苓 15 g，炒白术 10 g，薄荷 3 g（后下），党参 5 g，六神曲 10 g，炙甘草 3 g，木香 10 g，制香附 10 g，郁金 5 g。7 剂，煎服。

二诊 ▶ 述服药后肝区不适改善明显，余症同前。舌、脉象同前。守原方加炒薏苡仁 20 g、炒山药 15 g。7 剂，煎服。

三诊 ▶ 复查肝功能提示谷丙转氨酶已降至 100 U/L，谷草转氨酶 75 U/L。述大便略成形，乏力改善，后以原方去香附改用香橼 10 g、佛手 10 g，服 1 个月后，肝功能全部恢复正常，大便正常，偶有肝区不适外，余均正常。后随访 2 年未复发。

> **按语** 慢性乙肝的治疗较为棘手。目前的治疗常有几种方式：①西药抗病毒治疗；②不抗病毒，只取保肝降酶治疗；③抗病毒治疗与降酶治疗同时

进行。抗病毒治疗有其长处和短板，具体内容可参阅有关书籍和文献，在此不赘述。笔者治疗慢性乙肝体会：本病具有缠绵难愈、易反复、病程长等特点。早期以湿邪为主或兼夹热邪；中期夹有气虚或瘀血等；后期则湿、瘀、毒、虚俱有，视具体情况而定。有些学者认为"湿"邪存在于各个时期，因此利"湿"去"湿"要贯彻始终；有些学者认为"瘀毒"存在于各个时期，活血化瘀解毒要自始至终运用，等等。笔者的经验体会是：牢记中医理论，辨证论治，适当参考现代医学的研究成果，切不可本末倒置，以免造成用中医药治疗效果差的公众印象。其实不是中医药治疗效果不好，而是那些医生根本就没有按中医理论处方用药。慢性乙肝治疗切忌过量用清热解毒苦寒药伤及脾阳，出现便溏、腹泻、腹胀等；过用疏肝理气药耗伤脾气，出现人软乏力、腹胀等；过用活血化瘀药伤及脾胃，出现胃脘疼痛、嗳气等。本案患者属于肝郁脾虚，笔者严格按照中医理论辨证施治，有是证用是药，而不是盲目选取目前盛行的具有降转氨酶作用的药物，如垂盆草、鸡骨草、白花蛇舌草、五味子等。在选用疏肝理气药时，治疗初期选用香附、木香等具有疏肝行气止痛功能的药物，一旦有效后或服药时间略长，就换选作用轻缓、性质柔和的理气药，如佛手、香橼等，以达到行气不伤气、耗气，香燥不伤阴、伤津的目的，从而在较短时间内取得疗效。

二、肝硬化

徐某，男，85 岁。初诊：2013 年 5 月 18 日。

患者自述腹胀、下肢浮肿 3 年伴加重 1 个月就诊。患者原有慢性肝炎、肝硬化、脾大、胆囊切除史、慢性肾功能不全、高血压等。近 3 年来发现腹部变大，下肢浮肿，经外院检查确诊为肝硬化、脾大、腹水、慢性肾功能不全。近期腹胀甚，纳欠佳，易嗳气，口涎多，口不干、不苦，大便略溏，每日 1 次，四肢畏寒，夜尿 2～3 次，量少，睡眠欠佳，易醒。经常住院，每 3～6 个月需住院治疗腹水。曾在某三级中医医院服中药数月无效，经人介绍来我处就诊。刻下患者语言清晰，思维敏捷，面色无华。肝功能检查：谷丙转氨酶 160 U/L，谷草转氨酶 70 U/L。总蛋白 55 g/L，白蛋白 23 g/L，球蛋白 32 g/L，白/球比倒置。B 超检查示腹腔见无回声区 82 mm。血肌酐 208 μmol/L，尿素氮 9.2 mmol/L，血压 160/90 mmHg。舌质淡红、苔薄白湿润，脉沉细略弦缓。治拟健脾疏肝扶肾。

处方 ▶ 生黄芪 30 g,党参 15 g,炒白术 10 g,茯苓 20 g,炒薏苡仁 20 g,淮山药 15 g,砂仁 5 g(后下),法半夏 5 g,炒柴胡 5 g,郁金 5 g,茯苓皮 10 g,杜仲 10 g,续断 10 g,川牛膝 10 g,白茅根 15 g,菟丝子 10 g,淫羊藿 10 g,陈皮 5 g,炒谷芽 20 g。7 剂,煎服。

二诊 ▶ (5 月 25 日):述服药后腹胀、下肢胀沉重感均明显减轻,纳食有味,但量少。舌、脉象同前。效不更方,守原方加巴戟天 10 g,服药 1 个月。

三诊 ▶ (6 月 22 日):复查肝功能已正常,白/球比倒置现象已纠正,血肌酐 102 μmol/L,尿素氮 7.8 mmol/L。述已无腹胀,纳食有味,大便溏改善,下肢略有浮肿,但已无肿胀沉重感,仍觉痰涎多、肢冷感。舌质淡红、苔薄白,脉沉细缓略弦。守原方去茯苓皮、郁金,加桑寄生 10 g。续服半月。

四诊 ▶ (7 月 13 日):患者精神佳,纳食有味,大便略溏,下肢略有浮肿,仍有痰涎多现象。舌质淡红、苔薄白,脉沉细缓略弦。血肌酐 86 μmol/L,尿素氮 7 mmol/L。B 超检查提示腹水已消失。守原方去柴胡,加骨碎补 10 g。续服 1 个月。

患者坚持就诊服药,随访近 1 年,腹水未再复发,达到治疗目的。

> **按语** 本案患者年事已高,且肝肾功能均不好,伴腹水等,属难治性疾病。患者因为腹水问题只能经常住院治疗,输白蛋白消腹水,停用后,腹水还会出现,甚为苦恼、担心。曾经中医治疗,但效果不佳。笔者认为治疗此类疾病应该辨证施治,不可仅用逐水药味治疗。本案患者属于正虚邪恋、水湿内停,故应从扶正的角度入手,其腹胀、嗳气、纳食欠佳、便溏、四肢畏寒、痰涎多,无一不是正虚水湿内停的表现,土肥则木荣,故从后天脾入手加补肾手段治之。如果单纯攻逐水饮消腹水,只会犯虚虚实实之戒,甚至酿成危症,无可挽回。临床上经常遇见此类腹水被他医猛攻而致病情加重的患者,当引以为戒。笔者采取上述扶正的方法治疗,取得了满意疗效。患者在近 1 年的时间里无腹水发生,白/球比倒置得到纠正,肝、肾功能指标恢复正常。

三、肝癌

例 1:张某,男,74 岁。初诊:2012 年 8 月 16 日。

患者于 2012 年 4 月 25 日在上海某三级医院做髋关节置换术前准备时,例行 B 超检查提示肝内实性占位,肝回声增粗。次日行增强 CT 检查发现肝内多发性占位,考虑肝癌伴肝内转移,肝左叶团块影,大小约 4.9 cm×9.5 cm,肝内见多个相同性质的结节影。该医院仅予以支持治疗,未予放化疗及手术治疗。出院后于当日由家人陪同坐轮椅来我处就诊。刻下患者口干口苦,眼干涩,咳痰时带有血丝,腹胀甚,肝区不适、隐痛,以肝区左侧为甚,手抬举疼痛甚,故抬举手受限,饮食正常,大便量少,略成形,每日 1 次,肛门干燥感,全身皮肤瘙痒伴皮下疖肿样疙瘩,不痛,高出皮肤,下肢浮肿,其面色黧黑。舌质淡红、苔薄白微黄腻,脉弦缓。外院查肝功能谷丙转氨酶 81 U/L,谷草转氨酶 61 U/L,丙肝抗体阳性,乙肝 e 抗体、核心抗体阳性,甲胎蛋白(AFP)>1 210 μg/L。既往有糖尿病、丙肝、乙肝史。此为气虚瘀结、湿邪内停,治拟健脾扶正化湿、佐以祛瘀。

处方 ▶ 党参 10 g,茯苓 10 g,炒白术 10 g,砂仁 3 g(后下),炒山药 10 g,陈皮 10 g,黄芪 20 g,藿香 10 g,佩兰 10 g,鸡血藤 20 g,忍冬藤 10 g,络石藤 10 g,木香 10 g,芦根 20 g,白茅根 15 g,王不留行 10 g,炒柴胡 5 g。7 剂,煎服。

复诊 ▶ 述腹仍胀,但感觉松软很多。舌、脉象同前。仍守原方去山药、藿香、佩兰、鸡血藤、络石藤,加荆芥 10 g、香附 10 g、石见穿 10 g、白花蛇舌草 15 g、车前子 20 g(包煎)。7 剂,煎服。

上述方药治疗 1 个月后患者皮下疖肿样疙瘩基本消失,仅有的几个大的也已变小了,患者异常兴奋,坚定了治疗的信心,并坚持继续服中药,随后在前方的基础上加用一些抗肿瘤的中药或西药以提高免疫力。经过半年多的治疗,患者于 2013 年 4 月 19 日在某三甲医院查增强 CT 提示左肝外叶见多个圆形强化结节灶并突出于肝表面,较大病灶约 3 cm。说明前期治疗有效,肝内占位已缩小。患者饮食大致正常,偶有肝区疼痛、腹胀。舌质淡红、苔薄白,脉沉细缓。全身皮肤已无疖肿样疙瘩,大便略干结,继续治疗。患者坚持服中药治疗近 4 年,后因感冒致肺部感染而离世。

> **按语** 当前肿瘤患者在治疗时首选手术或者放化疗,最后无奈才会找中医治疗,但往往抱着试试看的态度,这无可厚非;虽然难为了中医,但对于中医来说是机会也是挑战。本案没有按某些中医抗肿瘤的套路治疗,而是据证用药,先是扶正健脾化湿,伴少许活血祛瘀,待湿瘀邪毒减轻,痰聚散化,皮下疖肿样疙瘩消退,给了患者战胜疾病的信心。随后按证辨治,采取扶正祛

邪、抗肿瘤的方法;用抗肿瘤的中药不多,仅加1～2味,如白花蛇舌草、石见穿之类,而没有用大队的清热、解毒、散结或以毒攻毒的方药,这主要是考虑患者年事已高,没有可攻、可清热解毒的征象,估计患者肯定不耐攻邪之品内服,如用则患者气血被夺,病情加重。由于笔者的汤方符合辨证论治的中医治则,因此收到了满意的疗效,达到了两个目的,一者延长了患者的生命,二者提高了带瘤生存时的生活质量。正如著名中医肿瘤专家钱伯文说,肿瘤是一种全身性疾病的局部表现,与整体有着密切关系,因此,对肿瘤治疗必须注意辨别阴阳气血的盛衰和脏腑经络的虚实,以及邪正双方力量的对比,从而确定治疗方法。

例2:陈某,男,53岁。初诊:2016年12月19日。

患者于2016年10月20日在沪上某三甲医院经磁共振检查确诊为肝癌,右肝后叶见类圆形低密度灶,直径3.6 cm,边界欠清。提示:①肝右叶占位;②肝硬化;③腹水;④脾大;⑤胆囊结石。未进行手术、放疗、化疗,于12月19日来我处就诊,要求中医药治疗。刻下患者面色黧黑,消瘦,纳食尚可,腹胀,嗳气,反酸,口不干、不苦,大便溏,每日达5次之多,且小便或矢气时即有大便溢出,肠鸣,腹部略大,下肢略浮肿,身畏寒肢冷,睡眠正常。舌质淡红、苔薄白湿润,脉沉细缓弱。患者既往有慢性乙肝史,乙肝表面抗原、乙肝核心抗体均阳性;胆囊结石史。外院检查血常规:白细胞0.9×10^9/L,血红蛋白71 g/L,红细胞2.76×10^{12}/L,血小板20×10^9/L;肝功能:总蛋白61 g/L,白蛋白31 g/L,球蛋白30 g/L,白/球比值1.03(正常范围:1.25～2.10)。谷丙转氨酶38 U/L,谷草转氨酶42 U/L,葡萄糖6.8 mmol/L,肌酐70 μmol/L,尿酸正常,尿素氮6.4 mmol/L,电解质正常。辨证为脾肾阳虚、水湿内停、毒邪内聚而成积聚,治拟健脾扶肾、行气解毒散结。

处方 ► 生黄芪30 g,党参10 g,炒白术10 g,茯苓10 g,石见穿10 g,陈皮5 g,生薏苡仁15 g,生山药10 g,杜仲10 g,续断10 g,木香10 g,郁金1 g,野葡萄藤10 g,牡蛎15 g,川牛膝5 g,炒谷芽20 g,淫羊藿5 g。7剂,煎服。

复诊 ► 服药后无不适,守原方改党参20 g,茯苓20 g,生晒参10 g(另炖)、淫羊藿15 g。7剂,煎服。

治疗1个月后,患者大便次数减少,每日3次,小便时大便溢出现象消失,后在上方治则下,始终以健脾扶肾为主,抗肿瘤为辅,仅用一二味抗肿瘤药,患者各方面状况均稳定好转。以后继续治疗近1年半后，于2018年1月8日复查腹部CT提示肿瘤直径为65 mm，较2017年6月19日的CT肿瘤直径49 mm有所增大。2018年2月底因腹痛、发热、胆囊结石发作住院而中断治疗。后闻悉患者因急性梗阻性化脓性胆管炎引起休克而去世。

按语 本案患者极度虚弱，虽然每次均是自行就诊，但据其症状大便溏，每日5次左右，矢气或小便时大便溢出，畏寒肢冷，舌、脉象表现，再参考西医的相关检查可以判断此病的严重程度。因此治疗上一以贯之地用扶正方法治疗，其中生晒参坚持服用从未停服，才收到患者带瘤生存的时间长达1年半的效果。其中有一段小插曲，在治疗期间我因公外出一段时间，患者改在他医处就诊，该医者套用所谓中医抗肿瘤经验方，用大剂量的清热解毒、软坚散结的多味药堆砌上去，结果服药第2天即出现腹泻，每日达10余次，并出现胃痛、腹痛、恶心，只好于第3天停服该中药，转而用我开的旧处方服用，说明治疗肿瘤也必须遵循中医基本理论，也就是辨证论治。

第三节 黄疸病案

胃癌术后黄疸不退

毛某，男，65岁。初诊：2013年5月8日。

患者于2周前在某三级医院行胃癌根治术后出现黄疸，经该医院对症处理2周无效，且口服含有大黄等退黄中药后出现腹痛、便泻等情况。患者尚未进行化疗，由他人介绍来我处就诊。刻下患者饮食欠佳，半流质饮食，口无干苦，腹部不胀，时有嗳气，大便质稍溏，每日2～3次，小便黄无热感，乏力，腿软，睡眠正常。观体形消瘦，眼巩膜黄染。舌质淡红、苔薄白少苔，脉沉细缓。外院查血常规正常。肝功能：谷丙转氨酶120 U/L，谷草转氨酶60 U/L，总胆红素86 μmol/L，直接胆红素76 μmol/L，总蛋白、白蛋白、球蛋白均正常。此为手术伤及气血，导致脾气亏虚、气血不足而成黄疸，治拟益气健脾、佐以利湿。

处方 炒柴胡5g，炒白芍5g，炒白术10g，茯苓15g，党参15g，炒薏苡仁15g，淮山药12g，砂仁5g(后下)，姜半夏5g，白茅根15g，郁金5g，炒枳壳10g，炙甘草5g，木香10g，炒谷芽20g，茵陈15g。7剂，煎服。

二诊 ▶ 述嗳气改善，纳食渐馨，余同前。舌质淡红、苔薄白少苔，脉同前。守方加生晒参 3 g（另炖）、芦根 10 g。7 剂，煎服。

三诊 ▶ 述诸症继续好转。守方继续服 2 周，并嘱 2 周后复查肝功能。

四诊 ▶ 患者药后觉乏力、腿软改善，大便略溏，每日 1 次，已无嗳气。舌质淡红、苔薄白少苔，脉沉细缓。肝功能检查：谷丙转氨酶 70 U/L，谷草转氨酶 48 U/L，总胆红素 50 μmol/L，直接胆红素 40 μmol/L，总蛋白、白蛋白、球蛋白均正常。原方去姜半夏、白茅根，加生黄芪 15 g，改茯苓 20 g、炒山药 20 g、炒米仁 20 g。7 剂，煎服。

五诊 ▶ 患者食欲好，已正常饮食，大便先干后溏，每日 1 次。舌、脉象同前。守原方 2 周后复查肝肾功能、血常规。

六诊 ▶ 肝肾功能、血常规均已正常，患者目前仅有乏力、腿软、大便略溏，每日 1 次，余无不适。舌、脉象同前。原方去芦根、郁金，加杜仲 10 g、骨碎补 10 g。服用 2 周，后随访 2 个月未出现黄疸。

按语 对于黄疸病，中医理论认为病机关键是湿，故《金匮要略·黄疸病》说："黄家所得，从湿得之。"黄疸又分阳黄和阴黄，治疗上有所区别。在治疗过程中，陪同患者的亲戚是中医同行，建议笔者加用生大黄、栀子等清热利湿的退黄疸中药治疗。我指出前医已用过此类药导致大便泻泄，脾阳受损，而黄疸未见减轻。本病虽不属阴黄，为什么他医用大黄等中药黄疸不退？笔者认为该患者黄疸的病机癌毒伤正，致气血亏虚；又兼年事已高加之肿瘤根治这样的大手术，导致气血益加亏虚。《景岳全书·黄疸》云："阴黄证多为内伤不足，不可以黄为意，专用清利。但宜调补心脾肾之虚，以培血气，血气复则黄必尽退"。患者的病证符合张景岳所说的内伤不足。因此选健脾益气的治法，令脾旺则黄疸自退，而前医对黄疸病机认识不全面，一味使用清热利湿退黄，认为靠大黄、栀子能退黄，结果加重黄疸，出现腹痛、腹泻的情况，的确是俗手治疗的败笔。

第三章　肾系疾病临证

第一节　肾病案

一、肾炎

1. 急性肾炎

刘某,女,22 岁。初诊:1995 年 4 月 12 日。

患者因眼睑及下肢浮肿而就诊某市级医院,被诊断为急性肾炎,经西医治疗月余效果不佳而就诊于我。刻下患者仍有晨起眼睑轻度浮肿,下肢已无浮肿,纳食正常,大便略溏,每日 1~2 次,偶有腹痛,睡眠正常,月经正常,偶有畏寒。细究之患者为受凉感冒后出现眼睑浮肿、下肢浮肿。尿常规检查结果:蛋白++,红细胞++,24 h 尿蛋白定量 1.45 g。舌质淡红、苔薄白略腻,脉沉细缓。治拟疏风解表、化湿健脾。

处方 ▶ 荆芥 10 g,防风 10 g,藿香 10 g,佩兰 10 g,紫苏叶 10 g,杏仁 10 g,白豆蔻 5 g(后下),炒米仁 15 g,白芷 10 g,白茅根 15 g,茯苓 15 g,淮山药 15 g,党参 10 g,炒白术 10 g,炒扁豆 15 g,莲子肉 10 g(自备),生甘草 3 g,泽泻 10 g。5 剂,煎服。

二诊 ▶ 述畏寒、大便溏改善。舌质淡红,苔薄白。腻苔改善,脉象同前。续服原方 10 剂,煎服。

三诊 ▶ 述晨起眼睑已无浮肿,下肢无浮肿,无畏寒、便溏,唯感乏力,睡眠欠佳。舌质淡红、苔薄白,脉沉细缓。调整处方:防风 10 g,党参 15 g,炒白术 10 g,茯苓 15 g,淮山药 15 g,炒米仁 15 g,炒扁豆 15 g,莲子肉 15 g(自备),生黄芪 20 g,

杜仲 10 g,续断 10 g,升麻 5 g,当归 10 g,狗脊 10 g,陈皮 5 g,炙甘草 5 g,合欢皮 20 g。10 剂,煎服。

四诊 ▶ 述乏力、睡眠欠佳均改善。仍守原方 10 剂,煎服。

五诊 ▶ 本次查尿常规正常,尿 24 h 蛋白定量正常,目前无不适。舌淡红、苔薄白,脉沉细缓。为巩固疗效,取上方去防风,加骨碎补 10 g。服半个月,后随访半年未复发。

> **按语** 急性肾炎如果病情不复杂,仅见浮肿、纳食欠佳等情况,一般都可痊愈。若合并其他问题,如血压异常、高度浮肿等则难以治愈。本案患者仅是因感冒受凉而出现浮肿,继而出现尿检异常,虽经西医治疗,但效不显,究其原因,还是外感之寒邪未清除。风寒不除、寒湿内停则便溏不瘥,故先予以疏风解表、化湿健脾之法治疗,待寒湿一除,则改为健脾补中法治疗,最后而愈。此乃严格遵循中医的辨证论治思维,有是证用是药。对于急性肾炎的治疗,笔者体会是要辨证论治,辨析病因,有表证即解表,如风寒犯表,则用疏风解表;属风热者,则用疏风清热方法;若浮肿甚,可采用宣肺利水方法,此依据即是肺为"水之上源",有通调水道的功效,治疗此类浮肿可收到意想不到的效果。另外,对于伴有乙肝病毒标志物阳性的肾炎患者,则要结合肝功能等情况综合考虑治疗方法。

2. 慢 性 肾 炎

例 1:赵某,女,52 岁。初诊:2007 年 12 月 10 日。

患者自述患肾炎 5 年,尿检不正常,尿常规中尿蛋白指标始终在＋＋～＋＋＋,红细胞少许,在某三甲医院服中药,效果不佳,经朋友介绍来我处就诊。查看前医处方,均为六味地黄汤加扶肾的杜仲、桑寄生之类,患者未做肾穿刺检查。刻下患者自觉乏力,纳食无味,少气懒言,大便略溏,日行 1 次,膝关节以下阴凉感,腰酸,时有下坠感,睡眠欠佳,偶有下肢浮肿,夜尿 1～2 次,24 h 尿白蛋白定量 1.25 g。尿常规:蛋白＋＋＋,少量红细胞。既往无高血压及糖尿病史。舌质淡红、苔薄白湿润,脉沉细缓尺弱。辨证为心脾肾亏虚,治拟养心健脾扶肾。

处方 ▶ 生黄芪 20 g,党参 15 g,茯苓 15 g,淮山药 15 g,炒白术 10 g,炒扁豆 10 g,藿香 10 g,紫苏梗 10 g,当归 10 g,炒米仁 30 g,杜仲 10 g,续断 10 g,菟丝子 10 g,淫羊藿 10 g,酸枣仁 10 g,炒谷芽 10 g。5 剂,煎服。另用生晒参研粉,每日 2 g,口服。

二诊 ▶ 主诉药后精神佳,余症同前。守原方去藿香,加桑寄生 10 g。10 剂,煎服。

三诊 ▶ 仍主诉乏力,但饮食自觉有味,大便略成形。舌、脉象无变化。在此基础方上加扶肾之药,如狗脊、骨碎补等予以治疗,采取这种思路不变,总以扶肾健脾养心为原则,经治疗 1 年余,患者尿常规正常,24 h 尿蛋白定量测定正常,达到痊愈,随访 2 年未复发。

按语 本案慢性肾炎患者先虽经中药治疗,但效果不佳,原因何在?从前医处方看,其囿于定式思维,认为肾病就是以补肾之法治疗,而以六味地黄汤加杜仲、桑寄生之类补肾,没有遵循中医辨证论治,因此,没有疗效也是必然的。该案患者所表现的腰酸、膝关节以下阴凉感,纳食无味,大便溏,乏力等都说明脾肾亏虚,而且不是单纯的肾虚,遗漏益气健脾是最根本的原因。对慢性肾炎类慢性病,医者要耐心要守方,不要指望短期取得疗效,并在治疗之初就要告知患者,要有长期服药的思想准备,不能半途而废。只有使其有依从性,才能达到治愈的结果。

例 2:靳某,女,30 岁。初诊:2013 年 5 月 9 日。

患者自述确诊慢性肾炎已有半年时间,经中西医多家医院治疗效果不显。目前尿液检查仍然异常,乏力,少气懒言,腰酸腿软,纳食正常,大便正常,略带黏滞欠爽,每日 1 次,睡眠正常,晨起无眼睑浮肿,午后也无下肢浮肿,每至冬季则足冷。尿常规检查:尿蛋白++,红细胞++,尿微量白蛋白>150 mg/L。肾活检穿刺报告结果:轻微病变性肾小球肾炎。既往无高血压、糖尿病史。舌质淡红、苔白腻略厚,脉沉细滑缓。治拟芳香化湿、健脾扶肾。

处方 ▶ 藿香 10 g,佩兰 10 g,杏仁 10 g,白豆蔻 5 g(后下),炒米仁 15 g,茯苓 20 g,淮山药 15 g,党参 15 g,白茅根 15 g,炒白术 10 g,石菖蒲 5 g,苍术 5 g,小蓟草 15 g,车前草 15 g,杜仲 10 g,川牛膝 10 g,炒谷芽 10 g。7 剂,煎服。

二诊 ▶ 药后自觉大便黏滞不爽改善,余症同前。舌、脉象同前,上方加黄芪 20 g。14 剂,煎服。

三诊 ▶ 服中药 2 周后,述乏力、少气懒言有所改善,大便仍略感黏滞不爽。舌苔腻厚已减轻,脉沉细缓略滑,此系湿邪已减轻。改藿香 20 g、苍术 10 g,去石菖蒲,加陈皮 5 g。7 剂,煎服。

四诊 ▶ 本次复查尿常规:尿蛋白+,红细胞++,24 h 尿蛋白定量 900 mg。

患者精神不错,但仍乏力,腰腿酸软,大便已无黏滞不爽感。舌苔转薄、腻苔少,脉沉细缓。湿邪已衰其大半,改方健脾扶肾治疗。调整处方:生黄芪20g,党参15g,炒白术10g,茯苓20g,炒米仁15g,淮山药15g,藿香15g,佩兰10g,杏仁10g,小蓟草15g,白茅根15g,杜仲10g,续断10g,桑寄生10g,陈皮5g,生侧柏叶10g,六曲10g,炒谷芽10g。7剂,煎服。后以该思路为原则,该处方为基本方加减,守方治疗40余天,此病痊愈,随访1年未复发。

> **按语** 《灵枢·顺气》云:"夫百病之所始生者,必起于燥湿、寒暑、风雨、阴阳、喜怒";《素问·举痛论》云:"余闻善言天者,必有验于人"。我们在治疗疾病的时候须结合患者的体质,以及当地的气候、地理环境等因素辨证用药,也就是常说的"因人因地因时制宜",才能取得满意的疗效。而地处南方的患者,受到当地环境多雨、多潮湿的影响,其症状表现上也多少存在湿邪犯病的病机,故在治疗时要把此类因素考虑进去,用药上也要重视化湿的中药及方剂的使用。关于肾穿刺的问题,笔者的看法是对于病情进展快、病情严重的要按医嘱进行肾活检穿刺检查,以利于判断病情发展与预后,制订治疗方案,而中医药治疗上选方并不依赖肾穿刺活检的结论,应遵循中医自身固有的理论。

3. 慢性肾功能不全

例1:黄某,女,71岁。初诊:2008年5月10日。

患者自述患慢性肾功能不全3年,经多家医院中西医治疗无效,于今日经人介绍来我处就诊。刻下患者乏力,少气懒言,纳食欠佳,口干,恶心,腹略胀,大便略溏,日行1次,尿频,睡眠正常。舌质淡红、苔薄白腻,脉沉细缓。既往有糖尿病、腔隙性脑梗死、髋关节置换史。血常规检查:红细胞2.18×10^{12}/L,血红蛋白60g/L,血肌酐407μmol/L,尿素氮11.3mmol/L。辨证为脾肾两虚、湿浊内停,治拟健脾扶肾化湿。

处方 ▶ 生黄芪30g,党参15g,茯苓20g,炒白术10g,当归10g,炒米仁15g,淮山药15g,杜仲10g,鸡血藤30g,姜半夏5g,砂仁3g(后下),木香10g,佛手10g,续断10g,葛根10g,陈皮5g,藿香10g,紫苏叶10g。7剂,煎服。

二诊 ▶ 述恶心、腹胀改善,仍有口干等上述症状。舌、脉象同前。守上方去葛根、鸡血藤,加佩兰10g、芦根15g。7剂,煎服。

三诊 ▶ 述药后恶心、腹胀、纳食欠佳、大便溏等症消退。刻下患者乏力,少气懒言,腰酸腿软,尿频。舌质淡红、苔薄白,脉沉细缓。调整处方:生黄芪 30 g,党参 15 g,茯苓 15 g,炒白术 10 g,当归 10 g,炒米仁 20 g,淮山药 15 g,杜仲 10 g,续断 10 g,桑寄生 10 g,川牛膝 10 g,升麻 5 g,菟丝子 10 g,鸡血藤 30 g,佛手 10 g,陈皮 5 g。7 剂,煎服。

之后以上方为基础方,随症略有调整。总体治则仍以健脾扶肾为主。经过 3 年多的治疗,患者肾功能恢复到正常,血肌酐 92 μmol/L,尿素氮 7 mmol/L,血红蛋白 95 g/L,红细胞 $3.18×10^{12}$/L。患者精神状态佳,每年随访,肾功能一直在正常范围。目前 80 多岁高龄,仍健在。

> **按语** 慢性肾功能不全可由慢性肾炎即肾脏本身疾病演变而来,也可由其他疾病发展而来,如高血压病、干燥综合征、痛风、糖尿病等,西医对慢性肾衰竭代偿期和失代偿期的治疗尚无好的办法,而对尿毒症期或肾衰竭终末期主要采用腹膜透析、血液透析等临床最常用的治疗手段。因此,运用中医药治疗慢性肾功能不全,延缓患者进入尿毒症期,使患者尽量避免血液透析是中医治疗慢性肾功能不全的首要目的。
>
> 本案患者由糖尿病发展至肾损害,即糖尿病肾病,进一步演变至慢性肾功能不全,进入失代偿期。其乏力、少气懒言、纳食欠佳、恶心、腹胀、大便溏等,说明脾虚失于运化,湿浊内停于体内,其舌苔显现腻白苔,更加证实湿邪内阻、浊邪内停的病机,同时有肾气不足之症。因此,在第 1 阶段予以芳香化湿、泄浊、健脾扶肾为原则,待湿邪除去,恶心、腹胀、纳欠佳的脾虚肾亏的症状表现突出时,即变换治法,予健脾扶肾原则施治,之后守法守方治疗 3 年,终于使其肾功能得以恢复正常。

例 2:李某,男,72 岁。初诊:2016 年 4 月 20 日。

患者因头晕、恶心、身痒、乏力,就诊于浙江省宁波市某三级医院,确诊为慢性肾功能不全(尿毒症期),要求其住院行血液透析治疗,遭拒绝,经友人介绍来我处求治。患者自述头晕,恶心,全身皮肤瘙痒,乏力,腿软,纳食正常,大便略干,日行 1 次,小便尚可,偶有行走时气紧,无下肢浮肿。舌质红、苔薄白腻,脉沉细弦略数。既往有高血压、心脏支架植入、痛风病史。目前血肌酐 747 μmmol/L,尿素氮 30 mmol/L,尿酸 532 μmmol/L,血钾 5.6 mmol/L,24 h 尿量 1 600 ml,此乃湿浊毒邪内停体内,致气机紊乱、脾肾亏虚。治拟化湿泄浊解毒、健脾扶肾。

处方 ▶ 藿香 15 g，佩兰 15 g，杏仁 10 g，白豆蔻 5 g(后下)，生米仁 30 g，姜半夏 10 g，厚朴 5 g，茯苓 20 g，生大黄 10 g(后下)，炒白术 10 g，生黄芪 30 g，党参 15 g，杜仲 10 g，川牛膝 10 g，白茅根 15 g，续断 10 g，桑寄生 10 g，陈皮 5 g。7 剂，煎服。

二诊 ▶ 述服药后恶心、头晕改善，大便每日 2 次，余症同前。舌、脉象同前。仍守原方 7 剂，煎服。

三诊 ▶ 就诊前一天查血肌酐已降至 506 μmol/L，尿素氮 16 mmol/L，尿酸 400 μmol/L，血钾正常。患者自我感觉好，精神爽，皮肤已无瘙痒，大便溏，每日 2～3 次，仍有乏力，腿软。舌质红、苔薄白，腻苔已退，脉沉细弦略数。湿邪已去大半。上方去杏仁、白豆蔻，改生大黄 5 g，加用淮山药 15 g、狗脊 10 g。服半月。

四诊 ▶ 患者自我感觉良好，乏力腿软改善，每日能走 4 公里。舌质淡红、苔薄白，脉沉细缓。守原方去生大黄，加丹皮 10 g。续服半月。

五诊 ▶ 患者在沪三级医院复查血肌酐 468 μmol/L，尿素氮 13 mmol/L，尿量正常。舌、脉象同前。继续守原方加鸡血藤 20 g。续服半月。

按上述方药施治维持一年半，患者因不听劝告，经常熬夜打牌，加之乱投他医，以求血肌酐进一步下降，结果反而导致病情恶化，血肌酐又升至 807 μmol/L，虽经努力治疗，但结果不理想，最终行血液透析替代治疗。

按语　本案慢性肾功能不全患者已处尿毒症期，按西医治疗标准已必须行血液透析治疗，但遭患者拒绝。患者除肾功能不全外，又有其他基础性疾病，年龄偏大，治疗很棘手。经辨证其为湿浊内停、脾肾亏虚，采用相对应的方药治疗，结果令人满意，2 周后血肌酐下降较多，患者症状也有较大改善。至五诊后，患者的血肌酐一直维持在 400 μmol/L 左右，时约一年半。但遗憾的是患者自认为体质好，恣意熬夜玩牌，又急于使血肌酐再降一成而乱投医，终致肾功能彻底恶化。

本案使用生大黄的问题，一是据证大便略干结用之；二是大黄证实有降血肌酐的功效。前辈中医大家如邹云翔、时振声、方药中、徐嵩年等先生都有此方面的论述及经验。其作用机制是增强肠道蠕动及排泄，增强肠道对肌酐、尿素氮的清除，抑制肠道内尿素的合成，降低残余肾的高代谢异常，从而降低血中肌酐、尿素氮值，因此疗效较好。值得注意的是，不是所有的慢性肾功能不全病例都适合用大黄，仍应有是证用是药，不离中医辨证论治的宗旨。

例3:邓某,女,56岁。初诊:2000年2月22日。

患者慢性肾功能不全4年,已在他医处服中药治疗近3年,效果不佳,血肌酐常常不稳定地升高,经他人介绍来我处就诊。刻下患者乏力、脘闷、纳呆,偶有恶心、心悸,伴齿衄、鼻衄,下肢略浮肿,腰酸,畏寒,皮肤瘙痒,大便略干结,面色略晦暗。舌质淡红略暗、质嫩、苔薄略黄腻,脉沉细缓。既往有痛风、慢性支气管扩张、慢性支气管炎史。查看前医处方,为大剂量附子等大温大补之药,此属不妥。笔者辨证为脾肾亏虚、湿浊内停,治拟健脾温肾。

处方 ▶ 党参10g,茯苓10g,生黄芪30g,续断10g,杜仲10g,淫羊藿5g,炒白术10g,六神曲10g,当归10g,白芷5g,川牛膝5g,荆芥10g,生侧柏叶10g,首乌藤15g,陈皮5g。7剂,煎服。

二诊 ▶ 药后述鼻衄、齿衄均已停止,余症同前。守原方去淫羊藿、侧柏叶、首乌藤,加桑寄生10g、骨补碎10g、乌药10g、鸡血藤20g、丹参10g、沙苑子10g、砂仁3g(后下)。7剂,煎服。

三诊 ▶ 述皮肤瘙痒减轻,心悸、胸闷缓解,纳呆改善,已有食欲。舌苔腻已退,脉象同前。上方改当归15g,去沙苑子、丹参,加菟丝子10g、补骨脂5g。7剂,煎服。

四诊 ▶ 述下肢浮肿已退,仍有心悸、腰酸、畏寒、易齿衄,大便干结已改善。舌质淡红略暗、质嫩、苔已转薄白,脉沉细缓。调整处方:生黄芪30g,党参20g,炒白术10g,茯苓20g,菟丝子15g,紫苏叶10g,荆芥10g,白芷10g,巴戟天10g,续断10g,淫羊藿15g,当归10g,防风5g,炒山药15g,陈皮5g,杜仲10g,桑寄生10g。7剂,煎服。

之后在上述处方基础上随症加减,基本围绕腰酸、畏寒、恶心、心悸等症状进行用药加减,血肌酐一直稳在260~340μmol/L,目前仍在治疗中。

按语 本案患者为痛风导致肾损害,最后发展成慢性肾功能不全。在他医处一直服用以附子为首的大温之药,未见好转,其齿衄、鼻衄、心悸、畏寒、腰酸一直未能缓解,且血肌酐、尿素氮也未得以改善,推测其可能是见有畏寒、舌质淡嫩暗、下肢浮肿等症,认为是肾阳不足而用之,却不知气血亏虚也可出现此等症状。患者原有慢性支气管扩张病史,对于此等大辛大温之药不宜服用及久用,而宜采用温而不燥、润而不生腻之药,缓慢温和地治疗,才能丝丝入扣,如解绳扣结一般祛除疾病。因此,转入我处治疗即采取此等策略,用药温润而不燥,益肾补血,缓缓图之,使病情得以稳定,气血得生,毒邪得除。延缓进入尿毒症期,避免因血液透析治疗造成患者生活质量急剧下降,同时也降低了患者的治疗费用。

例4:陈某,女,55岁。初诊:2016年12月23日。

患者患慢性肾炎20余年,伴高血压,近5年出现肾功能不全,并一直在某三级中医院中药治疗,但效果不佳,血肌酐指标呈进行性升高而来我处就诊。刻下患者乏力,恶心,纳食欠佳,口略干,嗳气,腹不胀,大便干结,每3日1次,皮肤瘙痒,下肢略浮肿,睡眠欠佳,略畏寒。舌质红、苔薄白腻,脉沉细弦缓。血压150/90 mmHg,血肌酐462 μmol/L,尿素氮27 mmol/L,血常规正常,血红蛋白100 g/L。治拟健脾扶肾、清热解毒、佐以活血。

处方 ▶ 藿香10 g,生米仁30 g,党参20 g,生黄芪30 g,茯苓20 g,炒白术10 g,杜仲10 g,续断10 g,川牛膝10 g,桑寄生10 g,丹参10 g,生大黄5 g(后下),桑椹10 g,白鲜皮10 g,白茅根30 g,芦根10 g,姜半夏5 g,陈皮10 g,黄连3 g。14剂,煎服。

二诊 ▶ 述药后皮肤瘙痒及下肢浮肿改善,余症同前。舌、脉象同前。予上方去芦根、白鲜皮,加生大黄10 g、菟丝子10 g。14剂,煎服。

三诊 ▶ 经上述治疗,复查血肌酐392 μmol/L,尿素氮22.18 mmol/L,已见成效,目前大便已能解,每日1次,但仍干结,纳食改善,恶心症消,略有腹胀,皮肤瘙痒已愈。舌质红、苔薄白已不腻,脉沉细弦缓。血压140/85 mmHg。守原方去桑椹,加赤芍10 g、桃仁5 g。14剂,煎服。

四诊 ▶ 述大便已不干结,每日1次,腹胀已消,下肢浮肿较前减轻,睡眠改善。舌质红、苔薄黄微腻,脉沉细弦缓。守原方去姜半夏,加白花蛇舌草15 g、生地15 g。14剂,煎服。

五诊 ▶ 复查血肌酐360 μmol/L,尿素氮17 mmol/L,血常规显示仍有贫血。患者自我感觉良好,纳食正常,大便成形、质软,每日1次,睡眠佳,无皮肤瘙痒等。舌质红、苔薄白,脉沉细弦缓。守原方续服14剂,煎服。

之后患者一直沿用此方法治疗至今,处方稍有调整,总以凉血解毒、泻浊清热扶肾为原则,患者肾功能一直维持在上述水平,至今仍健在。

按语 本案患者为原发性肾小球肾炎发展至慢性肾功能不全,虽服用中药治疗,但效果一直不佳,肾功能指标一直不稳定地上升,且有肾衰竭的症状,而前医处方以六味地黄丸为主方外,一味重用大黄,并未使患者的大便干结症状减轻,肾功能指标下降。究其原因是未详细辨证。患者恶心、纳差、嗳气、大便干结,每 3 日 1 次,皮肤瘙痒,均系体内热毒蓄积作祟。犯脾胃则失和降,恶心欲呕;犯肌肤则瘙痒;热毒炽盛则大便干结,每 3 日解 1 次;扰乱神明则睡眠不安;舌质红更加证实了体内热毒猖獗。此时宜清热解毒、健脾和胃扶肾,使毒邪排出体外,扶正祛邪,有效果后乘胜追击,再予凉血解毒、活血解毒之药治之,如此经过近 2 个月的治疗,使肾功能指标稳定,肾衰竭的症状改善,随后沿用此方法治疗至今,患者肾功能检查指标一直稳定在失代偿期,而症状则基本消失,疗效令人满意。

例 5:陈某,女,59 岁。初诊:2014 年 10 月 28 日。

患者自述慢性肾炎史 40 余年,2009 年在上海交通大学医学院附属瑞金医院行肾穿刺,结果提示局灶性节段性肾小球硬化症。曾用激素、环磷酰胺等治疗,效果不显。刻下患者腰酸乏力,颈部凉,背部不适,下肢畏寒,咽部不适,心悸,口干苦,纳食正常,嗳气,胃胀畏寒,大便干结,每日 1 次,夜尿 3~5 次,睡眠欠佳。既往有高血压、慢性肾炎、胆囊炎、胆囊结石、甲状腺结节、子宫切除术史。查体:血压 140/92 mmHg,贫血面容,面部略浮肿,扁桃体略红,下肢轻度浮肿。舌质淡红、苔薄白微腻,脉沉细缓弦。血肌酐 185 μmol/L,尿素氮 12 mmol/L,尿蛋白+++。治拟健脾扶肾、佐以利咽。

处方 ▶ 党参 10 g,炒白术 10 g,茯苓 10 g,生黄芪 20 g,生米仁 15 g,杜仲 10 g,续断 10 g,狗脊 10 g,川牛膝 10 g,首乌藤 15 g,合欢皮 20 g,荆芥 10 g,白芷 5 g,金樱子 10 g,菟丝子 5 g,忍冬藤 10 g。7 剂,煎服。

二诊 ▶ 述药后咽不适、睡眠欠佳改善。舌、脉象同前。守原方加藿香 10 g、法半夏 5 g。7 剂,煎服。

三诊 ▶ 述胃胀嗳气改善,咽无不适,睡眠改善,余症同前。舌质淡红、苔薄白,腻苔已退,脉沉细缓弦。在二诊方基础上去首乌藤、忍冬藤、合欢皮,加紫苏叶 10 g、肉苁蓉 10 g、当归 10 g。服 2 周,并复查肾功能。

四诊 ▶ 本次血肌酐 164 μmol/L,尿素 11 mmol/L,尿蛋白+++。腰酸,下肢畏寒改善,大便已软,每日 1~2 次,血压控制较好,为 140/88 mmHg。舌质淡红、苔薄白,脉沉细缓弦。守上方 7 剂,煎服。之后以上方为基础方,按健脾扶肾原则治疗,偶有小的调整,一直服用至今,5 年来病情稳定,血肌酐也一直稳定在

200 μmol/L 以下,没有太大的波动,患者满意上述治疗。

> **按语** 本案患者慢性肾功能不全是由慢性肾炎发展而来,肾穿刺提示局灶性节段性肾小球硬化症,故用激素、环磷酰胺等治疗均无效。目前西医对此类型的肾病也无理想治疗方法,只能等肾衰竭终末期行血液透析治疗。但中医药在治疗慢性肾衰竭,延缓其发展至终末期有一定的疗效,这已得到医学界的公认。该案属脾肾阳气不足、上热下寒。表现为口干苦,咽不适,腰酸,下肢畏寒略浮肿,夜尿 3～5 次,胃胀畏寒等,故在治疗上以健脾扶肾(温肾)为原则,兼顾一些小的问题,如咽不适、睡眠欠佳、大便干结等,只用温润不燥之药,如杜仲、菟丝子、肉苁蓉、巴戟天、淫羊藿等,而不用大温大燥之附子、干姜等,自始至终贯彻这一治疗原则。治疗 5 年来血肌酐一直稳定在 200 μmol/L 范围内,实属不易,从而达到较为满意的疗效。

例 6:刘某,男,62 岁。初诊:2019 年 2 月 14 日。

患者自述发现肾功能不全半年,在他医处服中药约 3 个月,血肌酐从 123 μmol/L 上升至 167 μmol/L,尿素氮从 7.5 mmol/L 上升至 15 mmol/L,尿酸 518 μmol/L。出现纳食欠佳,恶心,头晕,乏力,大便溏泻,每日 3～4 次,畏寒,自觉虚弱乏力而停药。经人介绍来我处就诊。刻下患者恶心,欲呕,头晕,精神、纳食欠佳,耳鸣,心悸,乏力,胆怯,背凉,腰酸,身畏寒怕冷,大便溏,每日 3～4 次,夜尿多达 3 次,下肢无浮肿。舌质淡红、苔薄白腻,脉沉细缓弦。既往有胆结石、高血压病史。查看前医处方发现:①以知柏地黄丸加黄连、猪苓、六月雪、虎杖、龙葵、拔葜、积雪草、红景天、金雀根、徐长卿、青风藤、白花蛇舌草、蛇莓等清热解毒药为主。②上述清热解毒药量为 15～30 g,量很大;③每剂药都有 23～24 味之多;④另加口服治疗慢性肾衰竭的中成药"尿毒清",该药的主要成分为生大黄。笔者认为方不对证,有违中医的辨证施治原则,用方不当致病情加重,肾功能指标越来越差。必须以芳香化湿、健脾扶肾的原则施治。

处方 ▶ 藿香 10 g,紫苏叶 10 g,荆芥 10 g,白芷 10 g,防风 5 g,生黄芪 20 g,党参 15 g,炒白术 10 g,茯苓 10 g,制半夏 10 g,杜仲 10 g,续断 10 g,炒山药 15 g,骨碎补 10 g,淫羊藿 10 g,陈皮 5 g,炙甘草 3 g,炒谷芽 20 g,六曲 10 g。7 剂,煎服。

二诊 ▶ 述药后舒适,恶心泛呕、纳食欠佳、身畏寒改善,大便次数减少,每日 1～2 次,仍便溏。舌、脉象同前。守原方,改黄芪 30 g,防风 10 g。7 剂,煎服。

三诊 ▶ 述恶心泛呕、纳食欠佳已消。背凉、身畏寒继续减轻,大便已成形,每日1次,精神佳,有人清气爽感。舌质淡红、苔薄白、腻苔已退,脉沉细缓。守二诊方,加紫苏梗10g,桑寄生10g,去炒谷芽、紫苏叶。7剂,煎服。

四诊▶ 复查血肌酐111μmol/L,尿素氮5.5mmol/L,尿酸正常,血红蛋白109g/L,红细胞$3.72×10^{12}$/L。诸症继续改善,舌、脉象同前。守原方去荆芥,加菟丝子10g。7剂,煎服。

目前仍在治疗中,血肌酐一直维持在120～130μmol/L,患者自我感觉良好,无任何不适。

> **按语** 本案患者慢性肾衰竭的治疗说明使用中医药治疗还是需要辨证用药,不可以西医对中药的片面理解去使用,如认为清热解毒的中药等同于西药抗生素,补肾药等同于激素药,活血药等同于抗血小板药,而忽视了中药的成分和作用的复杂性。由于现代医学还无法完全解释中药的药理作用,所以临床使用中药必须坚持辨证论治的原则。对于该肾病患者,未作精确的辨证施治,以滋阴泻肾火的知柏地黄汤加上大剂量苦寒药味,使患者脾肾之阳惨遭杀戮,出现一派寒湿内停、阳气受挫现象,患者自我感觉和血生化指标不良情况加重。本案经过辨证后采用芳香化湿、健脾扶肾阳方法治疗,使水湿排出体外,寒邪得以驱散,阳气得以恢复,脾肾功能得以正常运转,在治疗半个月后患者肾功能指标明显改善,恶心、纳食欠佳、身背畏寒、大便稀溏、日行3～4次等症状消失或明显改善,神清气爽,治疗效果明显,且一直维持至今,说明遵循中医理论治疗疾病非常重要。

例7:吕某,女,78岁。初诊:2011年6月18日。

患者因口干、乏力、纳食欠佳、便溏2个月前来就诊。患者有干燥综合征史,长期服用泼尼松,目前除上述症状外,大便每日2～3次,腹部时有辘辘声,小腹觉凉感,睡眠尚可。舌质淡嫩红、苔光剥略干,脉沉细缓弦。5月28日查肾功能提示:血肌酐302μmol/L,尿素氮15mmol/L,尿酸404μmol/L。既往有肺结核、慢性肾功能不全史。辨证为脾肾不足、阴精亏损、阳气不足,治拟补中益气、健脾扶肾生津。

处方▶ 生黄芪20g,党参15g,炒白术10g,生米仁15g,生山药15g,升麻5g,当归10g,生山楂10g,杜仲10g,续断10g,桑寄生10g,熟地15g,炙甘草3g,乌梅5g,陈皮5g,炒谷麦芽(各)15g,菟丝子10g。7剂,煎服。

二诊▶ 述纳食欠佳改善,腹部辘辘有声减轻,余症同前。守原方加莲子

10 g、砂仁 5 g(后下)。7 剂,煎服。

三诊 ▶ 仍觉乏力,腹部仍有凉感,大便略溏,每日 2 次。舌质淡嫩红、苔光剥干,脉沉细弦缓。守原方去生米仁、生山药,改用炒米仁 15 g,炒山药 15 g,去菟丝子、熟地,加干姜 3 g、黄连 5 g、黄芩 5 g、姜半夏 5 g。7 剂,煎服。

四诊 ▶ 肠鸣、便溏大为改善,几乎没有肠鸣,大便略成形,每日 1 次,腹略有凉感。舌、脉象同前。守原方改黄芪 30 g。7 剂,煎服,并复查肾功能。

五诊 ▶ 诸症继续好转,仍有口干。舌、脉象同前。血肌酐 267 μmol/L,尿素氮 13 mmol/L,尿酸正常,肾功能经中药治疗后已有明显改善。守原方 1 周后,腹凉、便溏、肠鸣消失,改初诊方治疗,之后一直以补中益气、扶肾生津之法治疗,患者血肌酐维持在 170～210 μmol/L,肾功能稳定多年。

按语 本案患者慢性肾功能不全是干燥综合征的继发病,长期服用糖皮质激素有口干舌燥、苔光剥无苔之津伤征象,又有乏力、肠鸣、小腹凉、便溏等脾肾阳气不足的表现,寒热证夹杂,治疗较为棘手。附子、干姜等大辛大热之药温补脾肾之阳,但可能伤及阴津;石斛、生地黄、天花粉、麦冬等滋养阴津过于寒凉,又会伤及脾肾之阳,故治拟补中州以生津,补脾肾以生阳。初始用生米仁、生山药,即考虑生脾之津,但二诊后便溏、肠鸣无明显改善,说明在滋阴与补阳之间孰多孰少没有把握好,后改用炒米仁、炒山药,再加半夏泻心汤治疗,则症状明显改善,复查肾功能指标也有所改善,最后坚持守原定治则处方用药使病情得以平稳至今。

第二节 癃闭病案

一、尿路感染

1. 老年性真菌性尿路感染

刘某,女,80 岁。初诊:2013 年 11 月 5 日。

患者女儿代述,患者因肺炎在某三级医院治疗,肺炎尚未痊愈,又出现尿路感染,尿频、尿不适伴尿失禁,需用护垫,尿培养 2 次确诊为真菌感染性尿道炎。因年事已高,抗真菌药使用受限,转而坐轮椅就诊于我。刻下患者尿频、尿不适伴尿失禁,纳食尚可,口干不喜饮,大便略溏,每日1次,睡眠尚可,无发热畏寒、呕吐等。舌质红、苔光剥、略干,脉沉细缓。治拟育阴健脾扶肾。

处方 ▶ 猪苓10g,茯苓15g,阿胶10g(烊服),泽泻10g,滑石粉15g(包煎),党参15g,黄芪20g,陈皮10g,炒白术10g,炒谷芽20g。7剂,煎服。

二诊 ▶ 述药后尿频、尿不适明显改善,仍有尿失禁。舌、脉象同前。效不更方,再守原方7剂,煎服。

三诊 ▶ 述尿频、尿不适继续改善,大便成形,已无尿失禁现象。舌质红、苔光剥改善,已有少许苔长出,脉沉细缓。尿培养未见真菌生长,病情初步得以控制,症状改善,调整为参苓白术散加扶肾之药善后,随访半年无复发。

按语 本案患者属应用抗生素后出现体内菌群紊乱,导致尿道真菌感染,加上年事已高,抵抗力下降,使治疗颇为棘手。依据其尿频、尿不适,口渴不喜饮,大便略溏,舌质红、无苔,判断其为猪苓汤主治范畴。治疗2周后诸症改善,且尿培养也正常,未用抗真菌药而病消退,中医乃真神奇也。中医学家刘渡舟应用本方治疗慢性肾炎、肾盂肾炎等效果很好;著名经方临床家胡希恕则用本方治疗泌尿系结石、尿路感染、膀胱炎、急性前列腺炎等,其主要辨证依据是口渴、小便不利。因此前辈大家的经验必须学习传承。

2. 老年性尿路感染

薛某,女,71岁。初诊:2000年4月16日。

患者自述因过度劳累出现尿频、尿不适2周。曾在泌尿科就诊,经治疗无效,转诊于我处。刻下患者仍有尿频、热灼感、滴沥不尽,大便正常,伴纳食欠佳,常腰酸不适,略有下坠感,乏力,平素每遇劳累或睡眠不佳或感冒即出现尿频、尿不适,需经西医治疗2～3周才能缓解,但一受凉或劳累即出现上述症状,很是苦恼。舌质淡红、苔薄白,脉沉细缓。尿常规检查:尿蛋白阴性,白细胞10～15/HP,红细胞0～2/HP。既往有高血压、卵巢囊肿手术史。证属正气不足、脾肾亏损,治拟补中益气扶肾。

处方 ▶ 生黄芪30g,党参15g,炒白术10g,茯苓15g,生米仁15g,淮山药15g,砂仁3g(后下),升麻5g,炒柴胡5g,当归10g,杜仲10g,续断10g,桑寄生10g,生黄柏5g,白茅根15g,炙甘草5g,陈皮5g,炒谷芽20g。7剂,煎服。

二诊 ▶ 述药后尿热灼感减轻,余症同前。舌、脉象同前。效不更方,守方7

剂,煎服。

三诊 ▶ 述诸症好转,尤其是尿频、滴沥不尽改善明显。舌、脉象同前。上方去黄柏,加川牛膝10g。7剂,煎服。

四诊 ▶ 患者精神情绪高涨,喜笑颜开,说这是近几年最舒适的时候,目前仅有腰酸下坠感,但也较前减轻,自我感觉尿道刺激症状基本消失。尿常规检查提示:尿蛋白阴性,白细胞5～10/HP。舌、脉象同前。予原方去白茅根,加熟地15g。续服1个月善后。

> **按语** 老年性尿路感染属难治性疾病,主要原因:①年龄偏大,免疫功能相对较差,一旦受到劳累受凉等外界因素影响则易出现症状;②与体内性激素水平降低有关;③每次发病则以抗生素为主治疗,虽能缓解症状,临床治愈,但也易产生耐药性,效果欠佳,治愈时间延长。本案即是依据患者年龄大,体质差,病情反复发作,腰酸等表现明显,属正气不足、脾肾亏损,治拟补中益气扶肾。由于益气补肾的中药已被证实有调节免疫和改善性激素分泌的作用,所以使用后,患者得以治愈。

3. 尿路感染

张某,女,35岁。初诊:1999年10月15日。

患者因国庆假期游玩致劳累过度,出现畏寒、发热、腰痛、尿频、尿急、尿痛,经静脉滴注抗生素3天,症状好转,但尿频、尿急、尿痛等尿路刺激症状未减轻,转而就诊于我。刻下患者尿频、尿急、尿痛,伴腰酸胀下坠感,微恶风寒,纳食欠佳,口苦,时嗳气,大便略干结,每日1次,细问后得知系爬山登高后汗浸湿衣服,至山顶风吹受凉发病。尿常规检查提示:尿蛋白阴性,白细胞数15～20/HP。舌质红、苔薄白略腻,脉细略数。治拟清利湿热、佐以解表和胃。

处方 ▶ 蒲公英15g,金钱草15g,地丁草15g,野菊花15g,车前子15g,炒山栀10g,荆芥10g,防风10g,白芷5,通草5g,金银花10g,炒白术10g,茯苓10g,藿香10g,生甘草3g,六曲10g。5剂,煎服。

二诊 ▶ 述尿频、尿急、尿痛改善明显,已无恶风寒,口苦改善,大便已不干结。舌质红、苔腻已消,脉细缓。原方加法半夏5g、鸡内金10g,去藿香、防风。5剂,煎服。

三诊 ▶ 查尿常规正常,略感尿频、尿急,余正常。舌、脉象同前。改参苓白术散加车前子 15 g。7 剂善后,煎服。

按语 急性尿路感染的患者一般选用抗生素治疗,且效果较好。但本案患者治疗 3 天后尿路刺激症状并未改善,究其原因乃是感受外邪未除,这个判断是从问诊时得知的,系患者爬山登高后汗浸湿衣服,至山顶风吹受凉出现的病症。此乃风邪犯表,故单用抗生素效不佳,而加用中药疏风解表、清热祛湿,而不单纯清利下焦则疗效明显,症状改善令人满意。因此在治疗此类疾病时,定要细究病因,不能放过蛛丝马迹,正如《黄帝内经·至真要大论》云:"有者求之,无者求之;盛者责之,虚者责之",抽丝剥茧,于细微之处找出疾病症结,对症治疗,定能提高疗效。

二、 膀胱功能障碍

1. 膀胱功能障碍致夜尿频

龙某,女,41 岁。初诊:2014 年 11 月 20 日。

患者自述无明显诱因近 1 年出现夜尿频,约 10 分钟 1 次,白天无此现象,因夜尿多自己都记不清一整夜解几次小便,以致影响睡眠,甚为苦恼。伴有腰下坠感,小腹胀,盗汗,身疼痛,手遇冷水则出现身背冷感,月经量少。查血常规、尿常规、肝肾功能、血糖、甲状腺激素水平等均正常,经多方治疗无效。既往史无特殊。舌质淡红、苔薄白,脉沉细弦缓。治拟补益脾肾、助膀胱气化。

处方 生黄芪 20 g,党参 15 g,当归 10 g,升麻 5 g,炒白术 10 g,炒柴胡 5 g,桂枝 3 g,茯苓 10 g,泽泻 10 g,杜仲 10 g,狗脊 10 g,金樱子 10 g,芡实 10 g,五味子 5 g,鸡内金 10 g,陈皮 5 g,炙甘草 3 g。7 剂,煎服。

二诊 述服药后夜尿次数明显减少,余症同前。守原方去五味子,加锁阳 10 g,猪苓 5 g。7 剂,煎服。

三诊 通过 2 周治疗,夜尿频已明显减少,且已能记清解小便的次数,身疼痛改善。守原方 7 剂,煎服。

四诊 经过 1 个月的治疗,夜尿频基本缓解,目前每晚仅解小便 3 次,小腹胀、盗汗、身疼痛已消失,仍有腰酸、下坠感。舌质淡红、苔薄白,脉沉细缓。守原方去猪苓、锁阳,加菟丝子 10 g。服 1 个月善后。

> **按语** 本案从西医的角度来看,由于没有实验室检查指标异常,故无法明确诊断和适当治疗,症状没有任何改善。从中医四诊角度分析则病症特点分明。①夜尿频、次数多到患者自己都记不清楚;②白天没有此现象,按照阴阳分析,则是夜间阳气不足,阴气旺盛,不能温煦膀胱,故夜尿多;③手遇冷水则身背出现冷感,身疼痛,更加佐证患者阳气亏虚;④腰下坠,月经量少,说明肾气不足,血也不足;⑤盗汗乃是气虚不固所致,而不能理解为阴虚,故整体治则补益脾肾、助膀胱气化。选补中益气汤、五苓散加减而取得疗效。

2. 膀胱功能障碍致傍晚有小便感

汪某,女,54 岁。初诊:2017 年 6 月 7 日。

患者自述近 2 年来经常每至傍晚则有小便急迫感,尤以冬季为甚,曾多方检查治疗无效。刻下患者仍有此现象,伴肩、背、腰、胃凉感,胃胀堵塞感,纳食欠佳,口苦,大便少。舌质淡红嫩、苔薄白腻,脉沉细弦缓。既往有胆石症、子宫切除术史。

处方 ▶ 藿香 15 g,紫苏梗 10 g,白豆蔻 3 g(后下),炒米仁 15 g,杏仁 10 g,姜半夏 10 g,党参 10 g,炒白术 10 g,茯苓 20 g,夜交藤 30 g,合欢皮 20 g,木香 10 g,砂仁 3 g(后下),巴戟天 10 g,菟丝子 10 g,杜仲 10 g,六曲 10 g,干姜 3 g,炒麦芽 20 g。7 剂,煎服。

二诊 ▶ 服药后纳食改善,饮食有味,余症同前。守原方去六曲、炒麦芽、合欢皮,加淫羊藿 10 g,独活 5 g,白芷 10 g。7 剂,煎服,以增强温阳散寒、通经络之力。

三诊 ▶ 胃胀感改善,仍有腰、胃凉感。舌质淡红、苔薄白,腻苔已退,脉沉细缓略弦。守原方加小茴香 5 g,桂枝 3 g,去紫苏梗、白豆蔻。7 剂,煎服。

四诊 ▶ 患者欣喜之情溢于言表,傍晚小便急迫感已消失 1 周,口苦也减轻,仅有腰凉、胃不适感,希望服药巩固疗效。舌质淡红、苔薄白,脉沉细缓弦。守原方去桂枝、小茴香。14 剂善后,煎服。

> **按语** 本案患者傍晚有小便急迫感,冬季更加明显,又伴有肩、背、腰、胃凉,胃胀,说明脏腑之阳气不足,膀胱气化不利,下午属阴来复,阳渐衰之时辰,阳气不足,加之又处于渐衰之时,膀胱闭守失常,冬季更加明显,应当责之

于肾阳不足,而其舌苔白腻,表明尚有寒湿邪内停阻于体内,郁遏阳气。因此除了化湿以外,补肾通阳散寒是基本治疗大法。湿邪一除,胃胀改善,则脾肾阳气虚弱的表现突出,故复诊时加上温通下焦之品桂枝、小茴香,效果彰显,肾气充盈,膀胱气化出矣,则小便恢复正常。

3. 膀胱功能障碍致小便失禁

章某,女,72 岁。初诊:2016 年 12 月 9 日。

患者自述无明显诱因下近 1 年小便失禁,曾在多家医院检查无异常,且疗效不佳而求治于我。刻下患者仍小便失禁,需穿"尿不湿"或垫卫生巾,夜尿 2～3 次,耳鸣,头晕,右胁下及背部不适,心悸,乏力,昏昏欲睡,但真正上床则无法入眠,失眠,易出汗,纳食正常,大便溏,每日 1～3 次。舌质淡红、苔薄略黄腻,脉沉细缓。既往有高血压、糖尿病、胆囊切除手术史。治拟疏风化湿、扶肾开窍。

处方 ▶ 藿香 10 g,荆芥 10 g,紫苏梗 10 g,白芷 10 g,防风 5 g,郁金 5 g,木香 10 g,制香附 10 g,石菖蒲 10 g,磁石 15 g(先煎),生黄芪 30 g,炒白术 10 g,杜仲 10 g,续断 10 g,地肤子 5 g,陈皮 5 g,夜交藤 30 g,芦根 10 g。7 剂,煎服。

二诊 ▶ 述耳鸣略有改善,心悸表现较为明显。腻苔已退。调整处方:生黄芪 30 g,党参 15 g,茯苓 10 g,杜仲 10 g,续断 10 g,石菖蒲 5 g,磁石 15 g(先煎),防风 5 g,瓜蒌皮 15 g,合欢皮 20 g,夜交藤 30 g,五味子 5 g,柏子仁 5 g,金樱子 10 g,覆盆子 10 g,木香 10 g,制香附 10 g,炒白术 10 g,陈皮 5 g。7 剂,煎服。

三诊 ▶ 患者服药 2 周以来小便失禁现象基本消失,已不用"尿不湿"或卫生巾了,甚是高兴;胁痛、昏昏欲睡及睡眠欠佳均有好转,希望服药巩固。舌质淡红、苔薄白,脉沉细缓。原方去磁石、石菖蒲,加熟地黄 15 g,骨碎补 10 g。7 剂善后,煎服。

按语　本案高龄尿失禁者属于脾肾之先后天均不足、亏损所致,如尿失禁,夜尿多,便溏,每日 1～3 次,易出汗,耳鸣等;还有湿热之邪内停,如苔黄腻。病情属于虚实夹杂,在辨证施治时要有所侧重点。首诊采取疏风解表、化湿的方法,因地肤子辛、苦、寒,有利尿通淋作用,在此即是因苔黄腻而用,但是又因其苦寒会伤及脾肾之阳;患者大便溏、夜尿多,表明脾肾之阳气不足,故只用 5 g,与芦根同用以加强利湿作用。二诊据病情变化腻苔已退,表明湿邪已除，耳鸣改善，改用补益脾肾、养心之法，脾肾之亏虚得以改善，小便失禁、耳鸣等疾患随之减轻直至痊愈。三诊时加用熟地黄、骨碎补等，目的在于填补肾精、补益先天之本以巩固疗效。

4. 膀胱功能障碍之尿无力、尿频

谢某，女，56岁。初诊：2017年10月12日。

患者自述无明显诱因出现排尿乏力、尿频3年加重半个月，夜尿5～6次，腰酸有下坠感，纳食正常，大便正常，睡眠欠佳，足跟痛，且伴有潮热，经多家中西医院检查无异常发现，治疗2年无效果。近期因上述症状加重，经人介绍来我处就诊。刻下患者仍有尿频、解尿无力感，余症同前。既往史无异常。舌质暗红、苔薄白腻，脉沉细缓弦。

处方 ▶ 生黄芪30g，党参15g，炒白术10g，茯苓10g，当归10g，陈皮5g，熟地黄15g，炒柴胡5g，金樱子10g，生黄柏5g，续断10g，杜仲10g，覆盆子10g，芡实10g，夜交藤30g，鸡血藤30g，丹参10g，炙甘草3g，炒谷芽20g，食盐一小撮（自备）。7剂，煎服。

二诊 ▶ 服上方后尿无力、尿频、夜尿多均已改善，但觉胃部不适。舌质淡红、苔薄白，腻苔已退。守原方加桂枝3g、知母5g，增强膀胱气化作用，去鸡血藤、丹参。7剂，煎服。

三诊 ▶ 述尿无力、尿频症状基本消失，睡眠改善，已无腰酸、潮热、胃不适感，但足后跟仍痛。舌质淡红、苔薄白，脉沉细缓。按原方去知母、黄柏，加狗脊10g、桑寄生15g、骨碎补10g。14剂善后，煎服。

之后随访3个月未复发，病已告愈。

按语 本案患者从症状上分析属肾气不足、膀胱气化不利的虚证，而其舌苔薄白腻、舌质暗，脉弦提示有夹湿夹瘀的实证。故治疗时颇感为难。笔者在辨识此病时首先抓住主症，即尿无力、尿频，而这可判断为中气不足、肾气亏损；再者，结合其他则可辨出有瘀血，有湿邪，故治拟补中益气、扶肾化瘀，加食盐取其咸能入肾，引经入药。二诊时胃脘部不适，可能是活血药刺激胃的缘故，而去掉鸡血藤、丹参，加桂枝取五苓散之意，助膀胱气化，知母在此与黄柏配伍，有退潮热之意。果然三诊后大部分病症消失，仅有足跟痛，说明病机已改变,仅有肾气不足,而无其他了,故去知母、黄柏,加重扶肾气之药以善后。

通过以上 4 个案例,我们认为虽都属于膀胱功能障碍,但从中医角度分析,治疗还是有所区别的。首先看看共同之处:年龄都在 40 岁以上,小便频或失禁或尿无力,或多或少地存在肾脾之气不足,在治疗上必须照顾脾肾之脏,补其不足;不同之处:有龙姓病案以脾肾不足为主要矛盾;汪姓病案则是寒湿内停、兼肾阳不足;章姓病案则是湿邪内停卫表失固;谢姓病案兼有瘀血内阻。因此针对各自的情况分别予以治疗,或大补脾肾,或散寒化湿,或化湿祛风,或益气活血祛瘀辨证治疗,最终收到满意的疗效。我们在临床上一定要精细地辨别症状,分析病机,针对不同的病机去施治,才能收到事半功倍的疗效。反之,对待上述案例,只知一味地收涩、利尿,恐怕上述患者的尿失禁、尿频是很难治愈的。

三、其他

1. 月经期遗尿

吕某,女,34 岁。初诊:2018 年 6 月 17 日。

患者自述无明显诱因出现行经后遗尿,病程长达 20 年,自月经初潮后即出现此现象,遗尿一般在行经的第 4～6 天,夜寐梦见如厕,醒后则床被尿湿,一般情况下月经干净后则自行缓解,下次行经周期内又出现上述现象。因羞于启齿,故一直未治疗。平素月经周期规则,经量少,经色暗,或伴有少量血块,经期持续5～6 天;伴腰酸,小腹有下坠、寒凉感。纳食正常,大便正常,睡眠正常。末次月经 2018 年 6 月 11 日。既往无其他疾病史。舌质淡红、苔薄白腻,脉沉细滑。

处方 ▶ 生黄芪 30 g,党参 15 g,升麻 5 g,当归 10 g,熟地黄 15 g,炒白术 10 g,炒白芍 5 g,益智仁 10 g,覆盆子 10 g,郁金 5 g,杜仲 10 g,续断 10 g,怀牛膝 10 g,陈皮 5 g,金樱子 10 g,五味子 5 g,制黄精 10 g,炙甘草 3 g。7 剂,煎服。

二诊 ▶ 上方治疗后无不适,偶有胃脘部不适。舌、脉象同前。守原方去郁金,加藿香 10 g。7 剂,煎服。

三诊 ▶ 无明显不适。守原方改杜仲 20 g,加佩兰 10 g。14 剂,煎服。

四诊 ▶ 述本次月经来潮时,无做梦上厕所现象,并能在凌晨 5 点左右自醒如厕,未发生遗尿在床,这是近 20 年来首次。患者甚是喜悦。药已见效。守原方去藿香、佩兰,加乌药 10 g,续服 1 个月善后。随访 3 个月无复发,已告痊愈。

按语 月经期出现遗尿在床上的病例实属罕见，本案患者患病20余载，因羞于启齿一直未就医，更为罕见。《素问·宣明五气篇》云："膀胱不利为癃，不约为遗溺"。导致膀胱气化失职的原因很多，本案据证分析，患者经量少，腰酸，小腹下坠且凉感明显，舌质淡、苔薄白腻，脉沉细滑，且发病在月经期，经期排血，虽属生理现象，但也是耗血伤精的，加之身体原本就亏虚（月经量少），因此，证属脾肾亏虚、气血不足。从舌苔白腻薄上可推测身体内有湿邪存在，《灵枢·五音五味篇》"妇人之生，有余于气，不足于血，以其数脱血也"。妇人以血为本，故治则为补益脾肾、养血生精、止遗化湿。经过近1个月的治疗，患者在经期已无尿床现象。随访3个月未复发，疾病告愈。

❧ 2. 阴部下坠 ❧

顾某，女，57岁。初诊：2018年1月23日。

患者自述无明显诱因自觉阴部前下方、小腹下坠半年余，甚感痛苦，中西医检查无异常，治疗均无效，经人介绍求治于我。刻下患者阴部前下方、小腹下坠明显，伴尿频，纳食正常，大便正常，睡眠欠佳，早晨潮热，出汗，肢冷，身体略显消瘦，无尿痛、尿热，尿常规检查正常，无腰酸，腰痛。舌质淡红、苔薄白，脉沉细缓左寸弱。既往有高血压病史。已绝经。证属中气亏虚、肾气不足。

处方 ► 生黄芪30 g，党参15 g，茯苓10 g，炒白术10 g，升麻5 g，当归10 g，防风5 g，荆芥10 g，炒柴胡5 g，川牛膝5 g，首乌藤15 g，合欢皮20 g，陈皮5 g，杜仲10 g，黄柏5 g，炙甘草3 g，桂枝5 g，炒白芍5 g，盐一小撮（自备）。7剂，煎服。

复诊 ► 上方治疗1周后，尿频、阴部前下方、小腹下坠均改善，早晨潮热出汗改善。舌、脉象同前。守原方改杜仲20 g，加续断10 g，去黄柏，余同前。7剂，煎服。

患者来我处就诊其他病症时，告知经过治疗，阴部前下方、小腹下坠及尿频未再发作。

按语 本案患者病情并不复杂，为何治疗半年无效？笔者总结如下：①四肢冷，早晨则潮热出汗，正处更年期，病证寒热错杂，前医用药宜热宜寒上思路混乱。②尿频，且尿常规检查结果正常，这似乎是可以从补的方面入手，前医拘于尿频用清热通淋之药，而症状未见好转。笔者认为患者尿常规并无尿路感染表现,此尿频应属中气下陷、气血不足所致。③晨起潮热出汗,又肢冷,此属营卫不和,故采用补中益气、扶肾、调和营卫的方法,用防风、荆芥之类以升阳;再者防风在此与黄芪、白术的组合有"玉屏风散"之意;合用桂枝汤,对其潮热、多汗、肢冷可谓符合病机;而用黄柏、盐,则是取其入肾经,入下焦坚肾之意。如此则半年苦疾终告痊愈。

第三节 石淋案

泌尿系统结石

例1:宫某,男,65岁。初诊:1998年6月5日。

患者因右小腹疼痛1天,被诊断为右侧输尿管结石,就诊于我。本次出现右小腹疼痛是在清晨小便后,右小腹疼痛伴恶心呕吐,经检查确诊为右侧输尿管结石,并予解痉药治疗。刻下患者小腹隐痛,时欲解小便,小腹胀,尿滴沥不适,腰酸胀,时恶心嗳气,口干,纳食欠佳,大便干结,2日未解。舌质红、苔薄白干,脉弦略数。既往有脂肪肝史。

处方 ▶ 炒柴胡5g,枳实10g,生白芍15g,郁金10,延胡索15g,生大黄10g(后下),金钱草30g,车前子15g(研末冲服),制香附10g,车前草30g,瞿麦15g,白茅根15g,杜仲10g,党参10g,莪术10g,茯苓15g,生甘草6g,海金沙15g(布包)。5剂,煎服。

二诊 ▶ 药后疼痛消除,但右下腹偶有不适感,恶心呕吐已无,纳食正常,大便已解,每日1次,仍干结。舌质红、苔薄白不干,脉弦缓。原方去生大黄,加续断10g。7剂,煎服。

三诊 ▶ 述服药后无任何不适,纳食正常,大便正常,每日1次。舌质淡红、苔薄白,脉沉细缓。复查B超未发现输尿管结石,遂改四君子汤合六味地黄汤善后。

> 按语 中医理论认为泌尿系统结石多属于湿热下注、蕴结成石。本案患者输尿管结石较为单纯,除了疼痛以外,还有一些恶心呕吐等结石引起的反应。据舌、脉象判断,还有脾气亏虚的一面。因此不能囿于湿热下注,应结合具体情况辨证用药;再者因患者大便干结,2日未解,用大黄推陈出新、祛

瘀活血,有推动结石的作用,故三诊时复查泌尿道 B 超已无结石影像,但患者并未见从小便排出结石。上述情况常见原因:①结石服药后已被排出而患者观察不够仔细;②可能结石在完全溶解后已排出。

例 2:范某,男,59 岁。初诊:2019 年 3 月 26 日。

患者自述肉眼血尿 1 周伴腰酸胀、下坠感,纳食正常,大便溏,每日 1 次,头晕,睡眠欠佳。既往有慢性肾功能不全、肾结石、肾囊肿、心脏支架植入等病史。舌质淡红、苔薄白,脉细缓沉。超声检查提示:左侧肾盏多个强回声,大者位于下部,直径 11 mm×9 mm,左侧输尿管下段有直径 7 mm×17 mm 强回声。诊断为左肾结石,左输尿管下段结石。

处方▶ 生黄芪 30 g,党参 15 g,炒白术 10 g,茯苓 20 g,当归 15 g,白茅根 15 g,车前草 20 g,炒鸡内金 20 g,瞿麦 10 g,熟地黄 15 g,陈皮 5 g,杜仲 10 g,续断 10 g,金钱草 30 g,酒制大黄 5 g,制半夏 5 g,火麻仁 15 g,炒白芍 5 g,炒谷芽 20 g。7剂,煎服。

复诊▶ 述药后头晕改善,余症同前。续服原方加车前子 15 g(研末冲服),去火麻仁。7 剂,煎服。

后续服上方 1 个月后,复查超声结果提示:左肾下盏 6 mm×5 mm 强回声,双侧输尿管无明显扩张。后以该方加桑寄生 10 g。14 剂善后,煎服。

按语 本案患者结石是多发性,且又有心脏支架植入、慢性肾功能不全史,故用药须谨慎,依据症状及舌、脉象,主要以脾肾虚损为主。因为疼痛不明显,仅有肉眼血尿,故不宜用行气活血止痛的中药,而取健脾扶肾利湿之法收到效果。患者复查超声大部分结石已消失,包括输尿管结石,但没有出现剧烈的疼痛,估计这些结石已被溶解后排出,至于是何机制有待进一步研究。

❦ 附:关于治疗泌尿系统结石的思考 ❧

超声、泌尿系统静脉造影、CT 等检查确诊为结石后,治疗手段有许多,包括微创手术、机械震波碎石等。这些治疗方法对肾脏都会有不同程度的损伤,因此部分患者选择中药治疗。用中药治疗必须依据中医的理论辨证施治,有是证用是药,也可以选用一些对结石有特效的中药,如金钱草、车前草、鸡内金等。此类药物用量可大些,一般在 20~30 g 不等,具体依据患者的体质确定。因为金钱草、车前草属性寒凉，有些患者长期服用会出现胃痛、胃胀、嗳气等不适而不能耐受，最后中断治疗，因此不能一味地只依靠此类药排石。再者，有些结石因为其结构组成成分不同，治疗后的结果也不同。有些服药后没有任何痛苦，结石也没被看到排出，而超声检查却发现结石消失了；有些服药后疼痛，最后结石排出；最糟糕的是服药后没有效果，结石没被排出，而且还疼痛，受了不少苦。以上结果可能与结石的结构、成分有关，或与患者泌尿系统的病变有关，如输尿管狭窄等。至于哪些中药能溶解结石，笔者认为还是要在做大量的研究后，依据中医理论以及患者的体质、饮食、输尿管结构、结石的位置等。这是笔者几十年临床治疗泌尿系统结石中的一点想法，仅供参考。

第四章 心系疾病临证

1. 高血压性心脏病

农某,女,79 岁。初诊:2019 年 4 月 10 日。

患者自述近期眼睑浮肿,沉重感,颜面部浮肿,已在西医心内科治疗,但效果不显,又在市区三级中医院专家处服中药治疗 8 个月,仍然无效。经人介绍来我处就诊。刻下患者全身沉重有紧绷感,腰酸乏力,眼睑浮肿有沉重感,颜面部有胀感,胸闷,纳食欠佳,大便略干结不畅,每日 1 次,睡眠欠佳,多梦畏寒,夜尿 3 次,下肢略浮肿。既往有高血压、冠心病、房颤、脑梗死、蛛网膜下隙出血、慢性支气管炎、糖尿病史等。舌质淡红、苔薄白,脉沉细缓结代。

处方 ▶ 生黄芪 30 g,党参 15 g,炒白术 10 g,茯苓 20 g,生薏苡仁 15 g,酸枣仁 10 g,茯苓皮 10 g,陈皮 10 g,续断 10 g,桑寄生 10 g,怀牛膝 10 g,白茅根 15 g,升麻 5 g,炒扁豆 10 g,鸡血藤 20 g,大腹皮 10 g,菟丝子 10 g,炒山药 15 g,生晒参 2 g(另炖与中药同服)。7 剂,煎服。

二诊 ▶ 述上方治疗后诸症同前,但畏寒改善。舌、脉象同前。守原方续服 7 剂。

三诊 ▶ 经过 2 周的中药治疗,述畏寒、纳差均有改善,自觉眼睑及颜面部肿胀感也有所改善,下肢已无浮肿,仍大便略干结不畅。舌质淡红、苔薄白,脉沉细缓结代。原方生薏苡仁改 30 g,酸枣仁 15 g,去怀牛膝、茯苓皮、大腹皮、白茅根、炒扁豆、鸡血藤,加川牛膝 10 g、当归 10 g、狗脊 10 g、生山药 20 g、火麻仁 15 g、煅牡蛎 15 g(先煎)。7 剂,煎服。

四诊 ▶ 上方治疗后自觉从未有过的舒适感、轻松感,饮食、睡眠均正常,颜面部及眼睑浮肿感均消失,大便仍略干结。舌、脉象同前,效不更方,守方 1 个月,情况一直良好,嘱其以此药研为粉末,每日冲服 3～5g。后随访 2 个月情况一直稳定,没有出现前述症状,可惜没有心血管检查资料进行对照研究。

> **按语** 本案归为心系疾病有些勉强,但其浮肿、胸闷与原有的基础疾病有相关联系,故把它归属于此类。上述诸症分析为心脾肾亏损、阳气明显不足、水湿内停,治拟参苓白术散加味。一诊后畏寒改善,说明诊疗思路正确。经过 2 次治疗后,主要矛盾转化为正气不足,水湿退去大半,故调整为补中益气、培扶肾元,加重补脾肾先后天之本的药物,收到前所未有的治疗效果,患者全身紧绷、沉重感消退许多,轻松多了,是近半年来从未有过的。值得注意的是 4 月天气已转暖,患者仍然畏寒明显,而浮肿不严重,说明其身体内阳气极为不足,考虑患者病情和季节时令,故用些生晒参及温和补肾阳之品,而不用大辛大热之药味。这也提醒医生遵循中医理论,在临床上一定要注意机体之阴阳平衡及药性的正确选择。

2. 胸 闷 不 适

例 1:林某,女,65 岁。初诊:1995 年 5 月 7 日。

患者自述胸闷 2 月余。因心脏病住某二级医院心内科治疗,被诊断为冠心病。心电图检查提示:ST 段压低 0.1mV,伴 T 波倒置。经过 2 周治疗效果不佳,仍有心悸、胸闷、睡眠欠佳,尤其是半夜胸闷时不能安心入眠,时易惊醒,转而求治于我。刻下患者仍有上述症状,乏力,喜叹气,多说话则乏力,胸闷如有重物压迫感,纳食正常,口不干,大便正常。既往无基础疾病。舌质淡红、苔薄白,脉沉细缓偶有结代。

处方 ▶ 炙甘草 10g,党参 15g,桂枝 5g,熟地黄 15g,火麻仁 10g,升麻 5g,当归 10g,酸枣仁 10g,生黄芪 30g,生姜 3 片(自备),大枣 10 枚(自备),陈皮 5g,生龙骨 15g(先煎)。5 剂,煎服。

二诊 ▶ 药后觉胸闷改善,尤其是压迫感明显改善,睡眠改善,夜无惊醒感。舌、脉象无变化。守原方,再服 5 剂。

三诊 ▶ 服药后,患者述心胸舒畅,闷感轻微,乏力改善,能与邻居聊天而无乏力感,睡眠继续好转,半夜无惊醒,可一觉睡至凌晨 4 点多,甚是高兴。舌、脉象同前。原方加杜仲 10g、川牛膝 10g、砂仁 3g(后下)。5 剂,煎服。

四诊 ▶ 患者述各种症状基本消失,尤其是心悸、胸闷近 1 周未出现,要求继续治疗,查心电图同服中药前一致。舌、脉象同前。按原方续服 1 个月。

随访半年无再发。

> **按语** 本案患者除胸闷不适症状外,还有心电图改变。依据症状与炙甘草汤主治有相符之处,但无阴血亏虚的表现,即无口干,又无大便干结,舌、脉象也不支持,故去掉原方中的麦冬、阿胶,改生地黄为熟地黄,而加养心安神镇静之药,如酸枣仁、生龙骨等,因无瘀血征象,故不用活血化瘀之品,在中医界有部分学者喜用活血化瘀之药如红花、桃仁、赤芍等治疗冠心病,理由是冠心病就是心血管堵塞所致,其实这一观点不够全面,中医应按症状辨证论治,所谓"有是证用是药"也。本案经过宽胸益气、养心镇静治疗后,各种症状改善明显甚至消失,但心电图没有变化,在后期随访中也只注意了症状的改善而未追查心电图情况实属遗憾。

例 2:陆某,女,72 岁。初诊:2019 年 4 月 17 日。

患者自述胸闷、心悸 1 周余。原有冠心病,近 1 周出现胸闷、心悸、出汗、腿软,胸闷常于夜间发作,每晚发作 10 余次之多,不能正常睡眠。曾在心内科治疗 1 周,效果不明显。心电图检查提示:ST 段下移>0.1 mV。刻下患者仍感胸闷、心悸不适,伴出汗、腿软、口干,饮食正常,大便正常,说话语音低微,少气懒言。患者体形较胖,既往有脂肪肝、胆结石、腔隙性脑梗死、慢性胃炎等病史。舌质暗红、苔薄白,脉沉细略数弦。此为心胆气虚所致。

处方 ▶ 党参 15 g,炒柴胡 5 g,炒枳壳 10 g,炒白芍 5 g,木香 10 g,香附 10 g,炒瓜蒌皮 15 g,当归 10 g,酸枣仁 10 g,炒白术 10 g,制五味子 5 g,合欢皮 20 g,龙骨 15 g(先煎),茯苓 20 g。7 剂,煎服。

二诊 ▶ 述药后变化不大,但心悸已改善。舌、脉象同前。守原方加三七粉 6 g(冲服)。7 剂,煎服。

三诊 ▶ 经过 2 周治疗后,述胸闷在夜间发作次数明显减少,亦能安静入睡,汗出已减少,仍有口干、腿软,大便每日 1～3 次。舌、脉象同前。守原方加生黄芪 30 g。7 剂,煎服。

四诊 ▶ 述诸症继续好转,夜间仅有 2～3 次胸闷不适,且发作时间减少,口干改善明显,大便略干结。舌质淡暗、苔薄白根腻,脉沉细略数弦。调整处方:党参 15 g,炒柴胡 5 g,枳壳 10 g,郁金 5 g,制香附 10 g,瓜蒌皮 15 g,当归 10 g,酸枣仁 10 g,炒白术 10 g,合欢皮 20 g,延胡索 10 g,龙齿白 20 g(先煎),生黄芪 30 g,陈皮

10 g,火麻仁 15 g,酒制大黄 5 g,生栀子 5 g。7 剂,煎服。

五诊 ▶ 述药后诸症继续改善,胸闷、心悸在夜间几乎不发作,大便正常,每日 1 次,但心电图复查未见改善。守原方去生栀子、制大黄,加淮小麦 30 g。14 剂善后,煎服。

随访 2 个月未再发作。

按语 本案患者既有临床症状又有心电图改变,西医心内科服西药治疗效果不明显而改诊于中医。从其症状看有心脾两虚的病机表现,如乏力、少气懒言、语音低微、心悸胸闷;从夜间发作、脉弦及有胆石症病史来看,又有肝胆方面的问题,结合症状辨为胆气虚;从时间上看半夜正好是肝胆经脉流行灌注的时辰。因此,在治疗时除了养心神外,还要顾及肝胆的问题,故用逍遥散加味以疏肝利胆,四君子汤加味以补益心脾、镇静安神,如酸枣仁、五味子、龙骨等,治疗 1 周胸闷、心悸有所减轻,此乃解决了主要矛盾,其他问题就迎刃而解了。

例 3:陈某,女,40 岁。初诊:2010 年 9 月 25 日。

患者自述近一个半月胸闷不适,如物压迫,欲吐不能吐,欲下不能下,很是难受,在某三甲医院做各项检查均无异常,曾口服一些活血化瘀的中成药,如丹参滴丸、银杏叶片等,均无效,又找几家医院的中医看了仍然无效,今就诊于我。查看其服用处方有活血化瘀的,有疏肝理气的,有宽胸行气的,可谓穷极所有治法也。刻下患者胸部不适,喜用手抚摸,但不能缓解;胃纳正常,却食之无味;呼吸正常,未见气喘气紧等症;大便略黏滞,每日 1 次;睡眠正常,无发热畏寒。舌质淡红、苔白腻厚,脉沉细滑。详细询问后得知:今年夏季异常炎热,室外温度高达 40~41℃,患者是一名厨师,在厨房火炉前工作可谓热上加热,导致胃口不佳,故每天喝冰绿豆汤,或其他冰凉饮料整整 1 个月,此即病之祸根。寒邪遏阻胸阳,致胸阳不振。治拟化湿通阳。

处方 ▶ 藿香 15 g,佩兰 15 g,紫苏叶 15 g,苦杏仁 10 g,白豆蔻 6 g(后下),炒薏苡仁 30 g,桂枝 5 g,炒苍术 10 g,薤白 5 g,厚朴 10 g,法半夏 10 g,陈皮 10 g,白茅根 15 g,通草 6 g,乌药 10 g,炒谷芽 20 g。7 剂,煎服。

复诊 ▶ 服药后顿觉胸口有如搬去大石块般轻松舒适,其笑容满面很是高兴。舌苔厚腻白已消大半,脉象同前,饮食知味。守原处方 7 剂善后。

按语 本案说明以下几个关键点：①问诊很重要。问诊过于粗略，导致实际病因未被问出，继而治法不妥；②在对待"胸闷"的症状上，局限于对心肺脏腑的关注，所用活血化瘀或疏肝理气或宽胸理气等方法，理法方药无一正确。③遇到有些疾病应当结合中医"因时因地因人制宜"的辨证原则，同时也要根据年代、季节、节气，乃至时辰的节点考虑发病病机、用药时机，这是每位中医同仁应当关注的地方。

第五章 月经带下、产科疾病临证

一、经期异常

1. 经期提前

例1:周某,26岁。初诊:1996年4月20日。

患者自述近1年内月经周期缩短,提前10余天来潮,曾在他医处就诊服中药无效,而改来我处就诊。刻下患者仍月经提前10余天来潮,经色淡,无血块,量略多,腰酸伴腰腹下坠感,纳食正常,大便略溏,每2日1次,全身乏力,睡眠欠佳。因月经每次比常人都提前来潮,故心情略有紧张。本次月经4月12日。既往无其他疾病史。舌淡红、苔少,苔光剥,脉沉细缓。

处方▶ 生黄芪30g,党参15g,炒白术10g,当归10g,熟地黄15g,茯苓10g,杜仲10g,菟丝子10g,升麻5g,炒柴胡5g,枸杞10g,五味子5g,酸枣仁10g,玫瑰花5g,合欢皮20g,陈皮5g,炙甘草3g。7剂,煎服。

二诊▶(4月26日):述睡眠改善,但食欲略下降,略觉胃胀。舌、脉象同前。守原方去五味子,加砂仁5g(后下)。5剂,煎服。

三诊▶(5月2日):述月经尚未来潮,食欲欠佳改善,已无胃胀。舌、脉象同前。守原方去玫瑰花,加桑寄生10g。5剂,煎服。

四诊▶(5月7日):述月经已于上次就诊后的第2天来潮(5月3日),量中等,腰酸伴腰腹下坠感仍有。守原方去当归,加续断10g、狗脊10g。5剂,煎服。

五诊 ► (5月13日)：述服药后无明显不适。舌、脉象同前。月经基本按期而至，为巩固疗效守原方加当归10 g、炒薏苡仁15 g、淮山药15 g，去狗脊、合欢皮、玫瑰花，服药半个月。

随访半年，月经均按期而至，量中等，未见异常。

按语 本案患者月经周期提前10余天，从症状上看腰酸、腰腹下坠及乏力，睡眠欠佳，大便略溏，每2日1次等可判断为气血不足，而舌淡红、苔薄白少，脉细缓沉，更可佐证之。为何在他医处服中药无效呢？看来因受患者舌苔少甚至没有苔的现象迷惑，认为是阴血不足、阴虚所致月经提前，从其所开的处方来看是以六味地黄丸为主的基础方加北沙参、五味子等滋阴补肾之品组成，无怪乎服药无效。笔者根据辨证，改为补中益气、扶肾疏肝的方法治疗而收到效果。回顾整个治疗过程分享笔者心得如下：①补益药使用需要及时搭配醒脾和胃的药味。如：本案患者服药后出现腹胀、食欲不佳，患者原本就有便溏脾虚之证候，而熟地黄又是不能不用的养血补血之药，故二诊去五味子、加砂仁以助脾胃运化，使患者继续接受治疗，达到月经周期正常的目的。②活用当归。因为患者月经量略多，当归有补血养血调经以及活血的功效，故在经行期去当归，是恐其有活血功能导致经量更多的缘故，在月经结束后的复诊中再次启用当归以补血调经。③巩固治疗阶段，除了注重气血之外，又加用健脾益胃之薏苡仁、淮山药，目的是使脾胃健运而起到继续治疗的作用，以后天补先天也。

例2：李某，女，35岁。初诊：1996年6月3日。

患者自述近5个月来月经提前来潮，每次提前10余天，伴经量少，色暗，有少量血块，小腹胀，乳房胀痛，口略干，纳食正常，大便略溏，每日1次，曾服归脾丸及益母草膏无效，后又服乌鸡白凤丸仍然无效，故而就诊于我。刻下患者无不适，胃纳正常，口略干，大便略溏，每日1次，睡眠正常，易怒，总感觉需大声吼一下才舒适。末次月经5月22日。舌质红、苔薄白，脉细弦略数沉。

处方 ► 炒柴胡5 g，枳壳10 g，郁金5 g，炒白芍5 g，当归10 g，玫瑰花5 g，炒白术10 g，党参15 g，茯苓10 g，合欢皮10 g，木香10 g，香附10 g，川芎5 g，淮小麦30 g，生山楂15 g，炙甘草5 g，红枣5枚（自备）。5剂，煎服。

二诊 ► (6月9日)：述上方治疗后无不适，仍口干，大便略溏，每日1次，月经未来潮。舌、脉象同前。原方去川芎、郁金，加炒薏苡仁20 g、生山药15 g。5

剂,煎服。

三诊▶(6月15日):述前方治疗后大便溏改善,已成形,每日1次,口已不干,自昨日开始出现乳房胀,小腹胀,但未见月经来潮。舌质红、苔薄白,脉仍略弦数。守原方加橘叶10g。5剂,煎服。

四诊▶(6月21日):今就诊很兴奋,主诉本次月经6月17日来潮,虽经量少,但乳房、小腹胀减轻许多,要求巩固治疗。脉弦略数,舌质红、苔薄白。原方去山楂,加延胡索10g。5剂,煎服。

服汤药结束后,予归脾丸服1个月,随访2个月月经周期正常,无提前现象,色红,量也正常。

按语　本案患者月经周期提前10余天,经他医治疗服归脾丸及益母草膏无效,说明医者未详细辨证,仅凭量少、经期提前而判断为气血亏虚夹瘀血。根据乳房胀,腹胀,大声吼则舒适,易怒,口干,脉细弦数可判断为肝气郁滞,故治拟疏肝解郁;而其大便溏,口干又属脾气亏虚,则在疏肝解郁的同时予健脾和胃,双管齐下使肝郁得解、脾虚得健、胃失得和,迅速取得了效果。后根据月经量辨为气血不足,予健脾和胃养血之归脾丸服用1个月,收到良好的效果,并且随访2个月,疗效如意。

2. 经 期 延 迟

例1:蒋某,女,37岁。初诊:1997年11月5日。

患者自述近3个月来月经周期延迟,每次均延迟10～20天才来潮,且伴有少量血块,色暗淡,量略少,经期5天。经期小腹冷并隐隐作痛,热敷可缓解,纳食正常,睡眠欠佳,多梦,大便正常。平素饮食量少,夏季喜食冷饮,今年尤其多饮。末次月经10月10日。既往无其他疾病史。舌质淡红、苔薄白,脉沉细缓。

处方▶生黄芪30g,党参15g,炒白术10g,当归10g,茯苓15g,熟地黄15g,紫苏梗10g,艾叶10g,小茴香5g,白芷10g,川芎5g,乌药10g,制香附10g,高良姜5g,酸枣仁10g,砂仁3g(后下),陈皮5g,炒谷芽20g。7剂,煎服。

二诊▶(11月13日):述服药后饮食欠佳改善,睡眠略改善。舌、脉象同前。守原方7剂,煎服。

三诊▶(11月20日):上次服药至第3天月经来潮(即11月16日),经量略少,色暗,但已无小腹冷痛,饮食正常,仍有多梦。舌质淡红、苔薄白,脉沉细缓略滑。守原方去川芎、艾叶、小茴香,加鸡血藤 30 g、杜仲 10 g。7 剂,煎服。

后期以十全大补汤加味治疗 1 个月,月经按期而至,随访半年均正常。

> **按语** 本案患者经期推迟,究其原因是因长期饮食欠佳、营养不足,加之过度进食冷饮等导致的。其病机是气血不足、寒邪客于经脉、凝滞血海,故采取温经散寒、补益气血的治疗方法获效。月经经期延迟有虚实之分,实证有实寒、气滞、血瘀;虚证有虚寒、血虚。因此在治疗时要辨析清楚,尤其是患者的经色、经量,行经是否有瘀块等。舌、脉象等要认真辨别,可帮助分清疾病的虚实,以免犯虚虚实实之错。

例 2:李某,女,30 岁。初诊:2001 年 5 月 8 日。

患者自述近 1 年来月经不能按时来潮,经常推迟 10～15 天来潮,量少,经期 2 天,经色淡红,无血块,质清稀。经常腰酸,尤其是经期更甚,偶有头痛,呈空痛感,饮食一般,小便正常,大便每 3 日 1 次,量少,难解。时觉乏力,曾自行服中成药乌鸡白凤丸,服之则经量改善,可经期仍延迟。后因服此药时有皮肤瘙痒,出现皮疹而被迫停药,今特来我处就诊。刻下患者皮肤无光泽,面色无华,语音低怯,稍现少气懒言。细究乃知为了达到身材苗条而节食,不吃荤菜。末次月经 4 月 28 日。既往无特殊病史。舌质淡红、苔薄白,脉沉细缓弱。此乃气血亏虚、冲任不盛、血海空虚。脾胃无纳食水谷,进而不能生化成精微输布全身,造成气血亏虚、月事推迟。治拟补益气血,补后天以充实先天。

处方 ▶ 生黄芪 30 g,党参 15 g,炒白术 10 g,当归 10 g,熟地黄 15 g,川芎 10 g,杜仲 10 g,续断 10 g,茯苓 15 g,紫河车粉 10 g(分 2 次冲服),砂仁 5 g(后下),炒山药 15 g,炒薏苡仁 15 g,六神曲 10 g,陈皮 5 g,炒谷芽 20 g,炙甘草 5 g。5 剂,煎服。

二诊 ▶ (5 月 14 日):服药后无不适,纳食觉有味。舌、脉象同前。上方加阿胶 5 g(分 2 次烊服)。10 剂,煎服。

三诊 ▶ (5 月 25 日):本次月经按期而至,经量中等,色淡红,质清稀,腰酸、头痛未出现,纳食正常,大便已恢复正常,每日 1 次。舌、脉象同前,治疗已见效。继续守前方加菟丝子 10 g,以此方服 1 个月。后随访半年月经均按期而至,经量、经色均正常,经期 5 天。

按语 因节食而致月经周期推迟及月经量少的病例，在当前通过节食的方式追求苗条身材的女性中很常见，因此接诊此类月经量少或月经周期延迟的患者，一定要多一个心眼，多问几句，如平常饮食中吃鱼肉等荤菜否？是否晚饭只吃水果等，如此帮助判断是否因节食而致，此为经验之谈。另外，处方中还增加了血肉有情之品，以加强精血的补充生化，再者就是劝导患者进食优质蛋白质，以增强营养，达到气血双补的目的。

例3：王某，女，27岁。初诊：2019年9月26日。

患者自述月经2月余未来潮，末次月经7月21日。饮食、大便、睡眠均正常。自生育小孩后即出现月经延后现象，一般延迟10余天，已有3年之久，本次月经延迟时间最长，达2月余。平常月经经色暗，量略正常，经期5天，经前乳房胀。尿妊娠试验阴性，阴道超声检查提示子宫、附件均正常，子宫内膜厚度7 mm。舌质红、苔薄白，脉沉细缓弦。辨证为肝肾不足、兼有肝气郁结。

处方 ▶ 生黄芪30 g，党参15 g，炒白术10 g，茯苓10 g，川芎5 g，熟地黄15 g，桑寄生10 g，菟丝子10 g，鸡血藤30 g，郁金5 g，枸杞10 g，当归10 g，杜仲10 g，砂仁3 g（后下），生山楂10 g，陈皮5 g，炙甘草3 g。7剂，煎服。

二诊 ▶ 述服药后第3天月经来潮，经色略暗。患者喜上心头，连连称赞。舌、脉象同前。守原方去郁金，加制黄精10 g。10剂以巩固之。

三诊 ▶ 以八珍汤加味，服2个月而收功。

按语 月经经期延迟一般有血寒、血虚、气滞、血瘀等不同的病机，不能一见月经经期延迟就一定认为是气滞血瘀。目前一些妇科医生包括部分中医会习惯性地使用桃红四物汤之类活血化瘀，而不去认真分析病因病机，如此诊治鲜有好的疗效。本案患者经色暗，经前乳房胀，脉弦等，看似气滞血瘀，但其病因是生育后出现的经期延迟，结合舌质淡红，脉细缓的情况分析，妇女生产耗伤气血，导致气血不足，进而引起月经失调，不能按时来潮。说明肝肾不足、气血亏虚是根本所在，故取益气补肝肾、佐以疏肝的方法治疗，服药后立即见效。

例4：牟某，女，31岁。初诊：2018年8月7日。

患者自述无明显诱因出现月经延后50余天。刻下患者乏力，饮食正常，大便干结，每日1次，睡眠正常，易怒急躁，经期伴有乳房胀痛、小腹胀痛及下坠感，经色、经量均正常。末次月经 6 月 18 日。人绒毛膜促性腺激素（HCG）检查阴性，B 超检查提示子宫附件正常，子宫内膜厚 7 mm。舌质淡红、苔薄白，脉沉细缓弦。治拟补益气血、疏肝解郁。

处方 ▶ 生黄芪 20 g，党参 10 g，当归 10 g，熟地黄 15 g，川芎 5 g，炒白术 10 g，茯苓 10 g，杜仲 10 g，续断 10 g，砂仁 3 g(后下)，桑寄生 10 g，菟丝子 10 g，炒柴胡 5 g，合欢皮 10 g，陈皮 5 g，炙甘草 3 g。7 剂，煎服。

二诊 ▶ (8 月 15 日)：述服药后无不适，诸症同前。舌、脉象同前。守方加炒白芍 5 g。7 剂，煎服。

三诊 ▶ (8 月 30 日)：患者 8 月 25 日月经来潮，经量色均正常，仍有乳房胀痛、小腹胀痛且下坠感，伴睡眠欠佳，另大便干结已缓解。舌质淡红、苔薄白，脉沉细缓略滑。守原方去疏肝解郁之品炒柴胡、炒白芍、川芎，加益肝养心之品夜交藤 15 g、五味子 5 g、枸杞 10 g、制黄精 10 g，服至下次月经来潮。后随访 3 个月月经周期无异常。

按语 本案患者除月经周期延迟外，似乎无明显异常，仅主诉乏力，每次月经经色、经量均正常，但仍能找出一些蛛丝马迹，如脉弦，平素易怒急躁，经期腹胀、腹下坠、乳房胀痛，这些都说明肝郁气滞、气血不足是该病的病机所在。据此治拟疏肝解郁、补益气血。二诊时虽无变化但因其大便仍干结，故加用芍药。芍药一者有养阴血、补肝疏肝柔肝之意，二者有润燥通便之功，这是国医大师裘沛然的经验，也是《伤寒论》中记载张仲景的用法。三诊时获知月经来潮，故删去大部分疏肝之品，仅存一味合欢皮。此有二层意思：一是该药有疏肝令人愉悦功效，《神农本草经》云："主安五脏和五志，令人欢乐忘忧"；二是有安神作用。该患者睡眠欠佳属气血亏虚，加之正逢经期使气血更虚，血虚则不能滋养心神，心神不安则失眠，因此加重滋养心血、补益肝肾之品，以黄精、五味子、枸杞等共奏养心安神、滋补肝肾之功。

例 5：邹某，女，24 岁。初诊：2019 年 10 月 15 日。

患者自述月经经期延迟 2 个月，至今未来潮。已确诊多囊卵巢综合征。曾就诊西医妇科，服用激素（快诺酮）后月经可以正常来潮，但服药 2 个月后出现肝功能异常，转氨酶指标明显升高，医生及患者本人均要求停药，转而寻求中医治疗，就诊于我。刻下患者饮食正常，但进食生冷食物则有胃痛现象，大便正常，睡眠欠佳，平素易怒，身畏寒肢冷。月经期有腰背酸痛、小腹冷感，经量少色暗，若不服西药则月经3～5个月不来潮。HCG检查阴性；末次月经8月10日。舌质淡红、苔薄白，脉沉细略滑。

处方 ▶ 紫苏梗10g,生黄芪30g,党参15g,炒白术10g,茯苓10g,熟地黄15g,川芎5g,砂仁3g(后下),当归10g,杜仲10g,续断10g,桑寄生10g,鸡血藤30g,菟丝子10g,乌药10g,浙贝母10g,淫羊藿10g,陈皮5g,炙甘草3g。14剂,煎服。

复诊 ▶ (11月4日):述药后第3天月经来潮,但经量少,色略暗,无血块,经期2天。本次经期停服中药4天。此次月经期没有出现腰背酸痛及小腹冷症状。舌质淡红、苔薄白,脉沉细滑。守原方去乌药,加制黄精10g、沙苑子10g。14剂,煎服。

随访2个月,月经均按期来潮。

按语　本案患者月经延迟是因多囊卵巢综合征所致。如果服西药激素未发生肝功能损害的话,一般情况下患者是不会寻求中药治疗的。从中医角度看本案除了经量少,身畏寒肢冷,进冷食则胃痛,经期腰酸背痛,舌质淡红,脉沉细滑等阳气不足、气血亏虚表现外,还有经色暗。多囊卵巢综合征引起的月经异常,其病机是否可以理解为痰饮兼夹瘀血?患者表现为气血不足、体内阳气不足的临床症状及舌、脉象,支持证属痰饮。痰饮者多为阴邪,而阳气不足又易生痰饮;再者按《金匮要略》"病痰饮者当以温药和之"的古训治疗取得疗效,至少是在短期内取得了很好的效果,这又佐证了辨证思路的正确性。正如《素问·至真要大论》云:"坚者削之""结者散之",在治疗月经延迟的同时治疗多囊卵巢综合征,直至有可能解决多囊卵巢综合征这个问题。目前本案患者仍在治疗观察中。

二、经量异常

1. 经量过多

例1:张某,女,32岁。初诊:2019年5月26日。

患者自述近期出现月经量多,已有半年之久,经色淡,经期5天,周期准,伴手足心热、乏力犯困,饮食、大便、睡眠均正常。末次月经5月12日。查甲状腺激素、性激素指标均正常。既往史无特殊。舌质淡红、苔薄白,脉沉细缓。

处方 ▶ 生黄芪20g,党参10g,炒白术10g,茯苓10g,升麻5g,当归10g,杜仲 10 g,地骨皮 5 g,怀牛膝 10 g,熟地黄 15 g,炒柴胡 5 g,炒菟丝子 10 g,陈皮 5 g,炙甘草 3 g。7 剂,煎服。

二诊▶（6 月 26 日）：上方服 1 周后因出差未能及时复诊,目前仍有手足心热、腰酸。末次月经 6 月 7 日,月经量仍多。余症及舌、脉象同前。守原方去地骨皮,改生黄芪 30 g、党参 15 g,加百合 5 g、桑寄生 10 g、枸杞 10 g。14 剂,煎服。

三诊▶（7 月 14 日）：上方治疗后手足心热改善,自觉记忆力欠佳,注意力不集中。舌、脉象同前。守原方加续断 10 g、巴戟天 10 g,去百合。14 剂,煎服。

四诊▶（8 月 6 日）：经过前一阶段治疗后,本次月经来潮（7 月 31 日）经量已正常,手足心热已消失。舌、脉象同前,说明初见疗效。略改原方以善后,嘱其按此方服一段时间。生黄芪 30 g,党参 15 g,炒白术 10 g,茯苓 10 g,升麻 5 g,当归 10 g,杜仲 10 g,怀牛膝 10 g,熟地黄 15 g,沙苑子 10 g,桑寄生 10 g,菟丝子 10 g,续断 10 g,巴戟天 10 g,鸡血藤 30 g,砂仁 3 g（后下）,陈皮 5 g,炙甘草 3 g。15 剂,煎服。

随访 3 个月月经量均正常。

> **按语** 本案患者月经量多,从整体上看属于气虚不摄血,表现为月经色淡,乏力,犯困,舌质淡红、苔薄白,脉沉细缓等;但其有手足心热一症,是气虚还是阴虚? 从诸症分析来看应是属气虚致发热,故用补益中气之方药为主,加地骨皮一味,乃是取《景岳全书·新方八略引》:"善补阳者,必于阴中求阳,则阳得阴助而生化无穷"之意。二诊用百合而弃地骨皮,是考虑到百合虽性属微寒,但较地骨皮之性寒要和缓,以免过于寒凉伤及阳气;三诊时手足心热症得以改善后,立即去百合而仍取补中益气之法;四诊时月经量已完全正常但仍按原诊疗思路巩固善后。由此可以看出只要是辨证思路正确,用方选药贴切,坚持守法、守方,就能取得满意的疗效。在治疗慢性病时要牢记此点,切不可因疗效不显或受病家追求见效快的心情影响,胸无定见,处方早思暮改,三五天一换方,结果无法达到好的疗效。

例 2：王某,女,29 岁。初诊:2019 年 7 月 9 日。

患者自述月经量多,淋漓不净约半年,曾服中西药治疗无效,本次月经（7 月 1 日）来潮已 9 天,仍然淋漓不净,伴经色暗,血块多,小腹凉痛,腰痛,饮食正常,大便黏滞不爽,每日 1 次,睡眠正常。查血 HCG 阴性,既往无其他疾病史。舌质淡红、苔薄白腻,脉沉细缓。治拟化湿健脾、收涩止血。

　　处方▶ 藿香10g,佩兰10g,石菖蒲10g,紫苏梗10g,杏仁10g,白豆蔻3g(后下),炒薏苡仁15g,厚朴5g,生黄芪30g,党参15g,炒白术10g,茯苓10g,仙鹤草15g,荆芥炭10g,地榆炭10g,侧柏叶炭10g,制香附10g,乌药10g,陈皮10g。7剂,煎服。

　　二诊▶(7月16日):服上方后月经基本干净,偶有少量咖啡色物排出,余症同前。舌、脉象同前。调整处方:生黄芪30g,党参15g,当归10g,茯苓10g,熟地黄15g,炒白术10g,杜仲10g,续断10g,仙鹤草15g,藿香10g,佩兰10g,砂仁3g(后下),紫苏梗10g,乌药10g,陈皮5g,桑寄生10g,制黄精10g,六曲炭10g,炙甘草3g。7剂,煎服。

　　三诊▶(7月22日):述月经已完全干净,仍有小腹凉不适及腰痛,饮食欠佳,腹略胀,大便略溏。舌质淡红、苔薄白腻,脉象同前。守上方去当归、熟地黄、桑寄生、制黄精、炙甘草、加白芷10g、木香10g。7剂,煎服。

　　四诊▶(8月1日):述近日大便又出现黏滞不适,且较前更甚,伴身乏力。舌苔仍腻薄白,脉象同前。调整处方:藿香10g,佩兰10g,杏仁10g,生薏苡仁15g,石菖蒲10g,白豆蔻3g(后下),厚朴5g,制半夏5g,白茅根15g,茯苓皮10g,生黄芪20g,党参10g,炒白术10g,茯苓10g,杜仲10g,续断10g,炙甘草3g,陈皮5g。7剂,煎服。

　　五诊▶(8月7日):述月经于8月1日来潮,无不适,且于昨日已干净,大便也恢复正常,但便后略有不爽。舌质淡红、苔薄白,脉沉细缓。守上方去石菖蒲、白豆蔻,改生黄芪30g,加仙鹤草15g、制香附10g。7剂,煎服。另配归脾丸服1个月以巩固疗效。

　　随访2个月,月经已正常,无淋漓不净现象。

　　按语 本案患者病机归根结底仍是气虚不足以摄血,加之湿邪内阻中焦,故一诊即予芳香化湿、健理中焦,另加地榆炭、侧柏叶炭等炭类中药收敛止血达到标本兼治的疗效。二诊时急于恢复患者气血而加用了大量滋腻养血补血之品,忽略了该患者脾虚湿邪未清的问题,导致腹胀、饮食欠佳、大便溏且黏滞不爽等脾虚湿阻加重的情况,此为败笔也!使得后续的治疗处于被动的状态,只能在三、四诊时大幅度调整处方,仍回到原来以芳香化湿、健脾为主的治法。在此,提醒医者不可急功近利,不可不注意整体观,不可操之过急,在使用滋腻补血的药品时一定要照顾到脾胃的功能。

例 3：王某，女，43 岁。初诊：2019 年 7 月 7 日。

患者自述过度劳累导致月经滴沥不净已有近 3 个月，本次月经（6 月 15 日来潮）滴沥不净已有近半个月，经量少、色泽红，伴少量血块，腰酸，饮食、大便、睡眠均正常，无任何不适。曾在此前自服地屈孕酮，既往无特殊病史。舌质淡红、苔薄白，脉沉细缓。6 月 15 日 B 超检查提示：子宫内膜厚。治拟健脾益气、扶肾摄血。

处方 ▶ 生黄芪 30g，党参 15g，炒白术 10g，茯苓 10g，熟地黄 15g，当归 10g，荆芥炭 10g，仙鹤草 30g，煅龙骨 15g（先煎），侧柏炭 10g，艾叶 10g，藕节炭 10g，盐杜仲 10g，蒲黄炭 10g（包煎），陈皮 10g，六曲炭 10g，山楂炭 10g。7 剂，煎服。

二诊 ▶ （7 月 14 日）：述药后月经仍淋漓不净。嘱其停服西药地屈孕酮。舌、脉象同前。上方去当归，加地榆炭 10g，阿胶 5g（烊服）。7 剂，煎服。

三诊 ▶ （7 月 21 日）：上方治疗后，月经淋漓不净已愈。舌、脉象同前。守上方加扶肾之品以巩固先天之本。加砂仁 3g（后下）、桑寄生 10g、狗脊 10g、制黄精 10g、炙甘草 3g，去荆芥炭、侧柏叶炭、艾叶、藕节炭、蒲黄炭、阿胶，已停服地屈孕酮。7 剂，煎服。

随后以上方加菟丝子 10g，服 2 个月，月经来潮已无淋漓不尽现象，嘱其劳逸结合，避免过度劳累，随访 2 个月无异常。

按语 月经过多有因气虚所致，也有血热为诱因。本案患者是劳累过度，加上自服性激素药物所致。因此，在四诊时要结合这些因素，初诊时常规使用了补益气血，并联用炭类中药，力求标本兼治；二诊时因首诊止血效果不佳，故弃用兼有活血之功的当归，添加养血止血的阿胶。服用血肉有情之品后经血果然止住。随之，去掉大多数止血之品，而加重补益肝肾之药以固其本；最后按此思路服药 2 个月后，已无淋漓不净现象，随访得知患者月经均正常。进一步说明在治疗此类月经淋漓不净时，还是要着眼于补益肝肾之根本上，而不单纯施以炭类中药，此谓经验之谈。

例 4：赵某，女，35 岁。初诊：2018 年 11 月 30 日。

患者因脑垂体瘤致泌乳素偏高，服溴隐亭后经常出现月经量多，伴淋漓不净。本次月经来潮至今已有 30 多天，淋漓不净，但量不多，经色红伴少量血块，腰酸、下坠感明显，目前已停服溴隐亭。饮食、睡眠正常，大便溏，每日 1～2 次。近日又因感冒出现咳嗽、咽痒不适。末次月经 10 月 30 日。既往有畸胎瘤史。

舌质淡红、苔薄白,脉浮弦略缓。治拟疏风宣肺、益气健脾、扶肾摄血。

处方 ▶ 荆芥10g,防风10g,紫苏叶10g,藿香10g,白芷10g,射干10g,白前10g,百部10g,生黄芪20g,党参10g,炒白术10g,茯苓10g,炒五灵脂10g,仙鹤草15g,地榆炭10g,蒲黄炭10g,杜仲10g,陈皮5g,山楂炭10g。7剂,煎服。

二诊 ▶ 述服药第4天后月经淋漓不净现象消失。目前仍有腰酸、下坠感,大便溏,每日1~2次,伴睡眠欠佳。咳嗽、感冒、咽痛不适等均已愈。舌质淡红,苔薄白,脉弦略缓沉。药随症改,方随症变。治拟健脾扶肾软坚散结、佐以安神。调整处方:生黄芪30g,党参10g,炒白术10g,茯苓20g,杜仲10g,续断10g,防风10g,紫苏叶10g,佩兰10g,石菖蒲10g,法半夏5g,牡蛎15g,莪术10g,乌梅5g,浙贝母10g,夜交藤15g,陈皮5g,山楂炭10g。14剂,煎服。

三诊 ▶ 本次月经于2019年1月30日来潮,经期5天,未出现淋漓不净、经期延长现象,大便溏已改善,每日1次,仍有腰酸下坠感。舌质淡红、苔薄白,脉沉缓略弦。考虑其病因为脑垂体瘤所致,治疗应需要漫长过程。

处方 ▶ 生黄芪30g,党参10g,炒白术10g,茯苓20g,杜仲10g,续断10g,法半夏5g,莪术10g,生薏苡仁15g,佩兰10g,石菖蒲10g,牡蛎15g,乌梅5g,浙贝母10g,陈皮5g,山楂炭10g,紫苏叶10g,藿香10g。30剂,研粉末装胶囊服用。

患者于2020年10月初因其他疾病就诊时告知我,前方中药服完后检查血泌乳素指标,已恢复正常。

> **按语**　随着科学技术的发展,对妇科疾病的各种诊断手段日益丰富,检查仪器也得到升级。对本病的认识不能单纯地停留在中医的认识上,如气虚致月经多、血热致月经多等。本案患者属脑垂体瘤致月经不调,加之性激素的使用,导致月经过多、淋漓不净。在治疗时一者要遵循中医理论辨证用药,再者要结合现代医学的研究成果治疗该病。现代医学对疾病的病因、病理、检查、诊断为我们提供了明确的病理改变状况和转归结果资料,如脑垂体瘤、子宫肌瘤、子宫肌腺症、卵巢癌等都有月经不调或出血的症状,但成因却有着本质的不同。借助这些让我们开阔了眼界,提高了对疾病及预后的理解,同时又不能被它们所束缚。在具体运用中医药治疗疾病时仍应按中医的基本理论辨证施治,有是证用是药,有寒祛寒,有热清热等。在此案中笔者认为该患者的脑垂体瘤是由痰饮结聚所致,故要软坚散结化痰饮,这就是本案所用方药治疗的思路。

例5:王某,女,33岁。初诊:2019年11月10日。

患者自述近2年行经时间长,经量过多、淋漓不净,本次月经10月30日来潮后至今未干净,经色淡红,血块多,量中等,伴小腹凉、胀感,如冰块压在小腹上,胃纳正常,大便不爽,每日1次,尿黄,睡眠多梦易醒;平素乏力,易怒,心烦,手胀;口服消炎药时极易出现口腔溃疡,血压、血糖、血HCG、甲状腺激素均正常。既往有6次人工流产史,已生育4个小孩。舌质淡红、苔薄白腻,脉沉细弦缓。治拟化湿健脾,扶肾摄血。

处方 ▶ 藿香10g,佩兰10g,白芷10g,石菖蒲10g,泽泻10g,生黄芪30g,党参15g,炒白术10g,茯苓20g,炒薏苡仁15g,炒山药10g,杜仲10g,艾叶20g,当归10g,仙鹤草15g,侧柏炭10g,陈皮5g,生甘草3g。7剂,煎服。

复诊 ▶ 服药4天后月经即干净,但仍有小腹冰凉感、心烦、睡眠欠佳等症。舌质淡红、苔薄白,脉沉细缓略弦。上方去佩兰、石菖蒲、泽泻、白芷、仙鹤草、侧柏炭、生甘草,加淫羊藿15g、菟丝子10g、续断10g、桑寄生10g、狗脊10g、炙甘草5g。30剂,煎服。

随访半年,均正常。

按语 本案患者病因病机明确,系多次人流及多育导致肾虚精亏、气血不足、封藏不固、冲任失摄。其月经量多,色泽淡红,其小腹冰凉感说明阳气不足,即存在肾阳不足的病机;其大便溏,舌苔白腻则表明体内存在寒湿;其心烦、失眠易醒,乃是阴血不足以养心神所致。值得一提的是,此处的心烦不是心火或肝火之实火导致,而是气血不足、虚火上炎,切不可用清热泻火或养阴之品治之,从其述口服消炎药即出现口腔溃疡也可佐证之。因此治疗上从化湿健脾补肾入手治其本,而止血药只用了3味:仙鹤草、侧柏炭、艾叶,即是从根本上治疗,冲任固摄则经血自行干净,后续重点放在固冲任补肾髓上,以此达到治病求本的目的。

例6:李某,女,34岁。初诊:2017年10月26日。

患者自述近3年来每次月经来潮时月经量多,且滴沥不净,时间可长达半个月甚至1个月才干净,并伴有月经经期延迟2~3个月,经妇科检查均正常,在多家医院治疗均无效,今就诊于我。刻下患者月经延迟3个月后来潮,行经1个月至今未干净,经量多,色淡红,无血块;腰痛甚,伴小腹下坠感明显,睡眠欠佳,饮食正常,大便溏,每日2~3次,夜尿2次,面色无华。末次月经9月22日。既往有慢性鼻炎、皮肤湿疹史。舌质淡红、苔薄白,脉沉细滑数。治拟健脾扶肾摄血。

处方 ▶ 生黄芪 30 g,党参 15 g,炒白术 10 g,升麻 5 g,茯苓 15 g,炒薏苡仁 15 g,杜仲 15 g,续断 15 g,仙鹤草 15 g,炒蒲黄 10 g(包煎),侧柏炭 10 g,藕节炭 15 g,地榆炭 10 g,艾叶 10 g,金樱子 10 g,陈皮 5 g,阿胶 5 g(烊服)。7 剂,煎服。

二诊 ▶ 药后月经滴沥不净已停止,余症同前。考虑患者有闭经情况及便溏、腰酸痛、小腹下坠等脾肾两虚症状,治疗重点转至培补后天之本。上方去仙鹤草、炒蒲黄、侧柏炭、地榆炭、藕节炭、阿胶,加当归 10 g,熟地黄 15 g,砂仁 3 g(后下)、桑寄生 10 g、白芷 5 g、炙甘草 3 g。14 剂,煎服。

三诊 ▶ 此后服药近 2 个月,但患者又出现如前所述月经逾期不来潮,查血 HCG 阴性,B 超检查提示子宫内膜厚 7 mm,余正常。调整处方:生黄芪 30 g,党参 15 g,炒白术 10 g,茯苓 10 g,熟地黄 15 g,当归 10 g,川芎 5 g,醋柴胡 5 g,杜仲 10 g,续断 10 g,川牛膝 10 g,枸杞 10 g,阿胶 5 g(烊服),砂仁 3 g(后下),鸡血藤 30 g,生山楂 10 g,陈皮 5 g,炙甘草 5 g。7 剂,煎服。

四诊 ▶ 述小腹下坠感明显,但月经仍未来潮。舌、脉象同前。上方加延胡索 10 g,红花 3 g。7 剂,煎服。嘱其月经来潮则停红花入煎剂。

五诊 ▶ 上方服至第 5 天月经来潮,经量中等,色淡红,无血块,腰痛甚,小腹下坠,大便溏,每日 1 次,夜尿 2 次,伴睡眠欠佳。舌质淡红、苔薄白,脉沉细滑略数。守上方去川牛膝、川芎、红花、当归、鸡血藤、生山楂,加仙鹤草 15 g、炒蒲黄 10 g(包煎)、侧柏炭 15 g。7 剂,煎服。

六诊 ▶ 月经至第 5 天干净,未出现滴沥不净,但仍有小腹下坠、腰痛、便溏。舌、脉象同前。守原方去仙鹤草、炒蒲黄、侧柏叶炭,加淫羊藿 10 g、骨碎补 10 g、艾叶 10 g。7 剂,煎服。

患者在 1 个月后行经时又出现淋漓不尽现象,仍采用健脾补肾摄血方法取效,随之又出现月经推迟 2 个月不来潮,守前法治疗,连续服药近 8 个月后,患者月经已正常,无滴沥不尽现象,并于 2019 年初受孕,患者异常高兴。

按语 本案患者月经滴沥不尽与闭经交替出现,月经来潮则滴沥不尽,月经干净后则经期延迟至 2～3 个月不等,经多家医院妇产科检查,各项指标均未发现异常,治疗基本无效,病程长达 3 年。从中医角度认识此病,笔者认为其病机还是"虚损"、气血不足,治拟落在脾肾。因此,在治疗原则上,无论是月经滴沥不尽,还是月经周期延后,都时刻不忘补脾、补肾为主。在补肾方面，以温补为主，但忌温燥，宜温润，选用方药为杜仲、续断、骨碎补、当归、菟丝子、淫羊藿等，同时运用血肉有情之药阿胶，《素问·阴阳应象大论》云："形不足者，温之以气；精不足者，补之以味"，阿胶除了有补血的功效，尚有止血的作用，故在本案中，自始至终均用之，但剂量小，每剂只用 5g，经过近 1 年的治疗终于达到月经按期而至，经期正常无淋漓不净的目的，且于治疗后怀孕，这是意外之收获。另外值得提醒的是，治疗此病证需要坚持守法、守方，如果急于求成，不能通过辨证选择正确的治法，频繁改方，则很难达到治疗效果，此为笔者经验之谈。

2. 经量过少

例 1：刘某，女，35 岁。初诊：2016 年 7 月 18 日。

患者自述月经量少 3 月余，伴经期后延 2 周。经色淡暗，小腹胀，略有下坠感，饮食正常，大便不爽，每日 1 次，睡眠正常，心烦身热感明显，伴有乏力。末次月经 2016 年 7 月 7 日。检查性激素、甲状腺激素均正常。既往无特殊疾病史。舌淡红、苔薄白腻，脉沉细缓。

处方 ▶ 生黄芪 30g，党参 15g，炒白术 10g，当归 10g，藿香 10g，紫苏梗 10g，熟地黄 15g，砂仁 3g（后下），川芎 5g，茯苓 10g，川牛膝 10g，续断 10g，鸡血藤 30g，六曲 10g，陈皮 5g，淫羊藿 5g，炒白芍 5g，生山楂 10g，炙甘草 3g。7 剂，煎服。

二诊 ▶ 诸症同前，心烦较前甚。守原方去川芎、炙甘草，加合欢皮 10g、郁金 5g。7 剂，煎服。

三诊：上述主症明显得到改善，但大便仍不爽，每日 2 次，腹略胀。舌淡红、苔薄白，腻苔改善，脉象同前。守原方去熟地黄、川牛膝、炒白芍，加生薏苡仁 15g、五味子 5g，杜仲 10g。7 剂，煎服。

四诊、五诊 ▶ 均守原方，去五味子，仍加熟地黄 15g、鸡内金 10g，至 8 月 22 日六诊时，述月经已于 8 月 17 日来潮，量明显增多，已接近以往正常月经量。舌质淡红、苔薄白，脉沉细缓略滑。守原方（即四、五诊方）。14 剂善后，煎服。

随访半年月经已恢复正常。

按语 本案患者无其他疾病,仅是月经量少伴月经周期延后,从临床症状结合舌、脉象分析,属于气血亏虚、心脾两亏,运用补益心脾、益气养血之方法即可。需注意该患者还挟有湿邪内停,此乃由脾虚导致,因此首诊运用熟地黄、炒白芍后出现腹胀、大便不爽、每日2次的情况,此系辨证不细所致,后去熟地黄,加健脾渗湿之薏苡仁,扶肾之杜仲而有所改善,故方中藿香、紫苏梗自始至终都用之,是因为注意了化湿的治法。

例2:郑某,女,38岁。初诊:2010年5月9日。

患者自述月经量少近1年,经期3天,经色暗,伴小血块,小腹胀,腰酸,夜则耳鸣,偶有足跟痛,月经周期尚规则,纳食正常,大小便正常,睡眠欠佳,易怒。外院检查性激素、甲状腺激素均正常,超声检查提示子宫、附件无异常。末次月经2010年8月24日。既往有子宫肌瘤切除术史。舌质暗红、苔薄白、脉沉细缓。

处方 ▶ 生黄芪30g,党参15g,当归10g,炒白术10g,茯苓20g,川芎5g,熟地黄15g,杜仲10g,续断10g,桑寄生10g,鸡血藤30g,制黄精10g,合欢皮20g,陈皮5g,炙甘草3g,玫瑰花5g,炒柴胡5g,菟丝子10g。7剂,煎服。

二诊 ▶ 服药后睡眠仍欠佳,入夜耳鸣略改善。舌、脉象同前。守原方加阿胶10g(烊服)。14剂,煎服。

三诊 ▶ 月经已来潮,量少已改善,无血块,经色转红,甚为喜悦,要求巩固治疗。刻下患者小腹胀、耳鸣已消失,睡眠改善,偶有足后跟痛,大便略溏,每日1次。舌淡红、苔薄白,脉沉细缓。予原方阿胶改5g,去制黄精、玫瑰花,加桑寄生10g、沙苑子10g。1个月剂量善后。

随访半年一切恢复正常。

按语 本案患者虚实并存,既有肾气不足、心血不足的虚证,又有肝气郁结、血瘀于内的实证,因此治疗上颇为棘手,无法面面俱到。笔者以肾气不足、气虚血瘀为抓手,着重补肾精益气血、佐以活血祛瘀疏肝。活血药选用鸡血藤、川芎,而川芎仅用5g,与当归相配起到活血又补血的双重作用。疏肝仅选用小剂量的炒柴胡、玫瑰花,做到用药精专,再配伍大剂量兼有疏肝养心功能的合欢皮,《本草求真》言该药味"重用久服,方有补益怡悦心志之效矣"。如此一来,则守方守法1月余而收功。

第二节　痛经病案

一、经期头痛

杨某,女,39岁。初诊:2000年7月25日。

患者自述每于月经后期出现头痛,伴乏力2年,头痛一般在月经后期或月经干净后出现,持续1周或10天,疼痛部位以太阳穴及头顶为主,且伴有凉的感觉,每次月经来潮时欠畅,但经色及经量正常,经多处中西医治疗无效。刻下患者除上述症状外还伴有乏力,膝关节凉痛,睡眠欠佳,饮食正常,大便溏薄,每日1次。既往有胆石症、子宫肌瘤、卵巢囊肿史。舌质淡红、苔薄白腻,脉沉细缓。

处方▶ 藿香10g,佩兰10g,石菖蒲10g,杏仁10g,白豆蔻3g(后下),生米仁15g,砂仁3g(后下),厚朴5g,制半夏5g,郁金5g,泽泻10g,白茅根15g,生黄芪20g,党参10g,炒白术10g,茯苓20g,白芷10g,陈皮5g,生甘草3g。7剂,煎服。

二诊▶(8月1日):述药后睡眠改善,本次月经7月26日来潮,经期及经后未出现头痛。舌、脉象同前。守原方去佩兰、郁金、白茅根,加淫羊藿10g、巴戟天10g、乌药10g、杜仲10g。7剂,煎服。

三诊▶(8月8日):症同前,但睡眠欠佳又出现反复,难以入眠、多梦。舌、脉象同前。守原方,改黄芪30g,加合欢皮20g、牡蛎15g(先煎)。7剂,煎服。

四诊▶(8月15日):述大便溏改善。守原方去巴戟天、杜仲,加制香附10g,改党参15g。7剂,煎服。

五诊▶(8月23日):述8月20日月经来潮,未出现头痛,睡眠改善,大便溏已瘥。腻苔已消,舌质淡红,脉象同前。调整处方:藿香10g,生米仁15g,砂仁3g(后下),姜半夏5g,生黄芪30g,党参15g,炒白术10g,茯苓20g,白芷10g,陈皮5g,淫羊藿10g,乌药10g,合欢皮20g,制香附10g,川牛膝10g,杜仲10g,当归10g,菟丝子10g。14剂,煎服。

随访半年经期及经后未出现头痛。

按语 本案患者为经期或经期后出现头痛,据其症状分析属寒湿凝滞、脾肾亏虚所致,因此首诊治拟芳香化湿、散寒健脾;二诊时正逢经期后,未出现头痛,故加重补肾之品以图治本。在治疗过程中除了注意散寒化湿外,把重点放在调补脾肾上,而不是一味地用香燥活血通络之药去医头痛以治标,最后如期达到了疗效,使痼疾得以痊愈。

二、痛经(腹痛)

例1:汤某某,女,46岁。初诊:2011年8月9日。

患者自述痛经10余年。每于月经前小腹不适,痛虽能忍受,但需平卧休息,站立活动或上班则腰腹痛不适,同时伴有月经滴沥不净,精神极为痛苦。经多方中西医治疗无效。平素经期尚准,经色正常,量中等。昨又腹痛不适,小腹酸胀痛,乳房胀痛,意识到月经将至,故求治于我。刻下患者小腹疼痛下坠,但可忍受,只想卧躺。饮食欠佳,口淡无味,乳房胀痛不适,睡眠欠佳,大便正常,小腹无热感。末次月经7月21日。既往有子宫肌瘤史。舌质淡红、苔薄白腻,脉沉细缓。

处方 ► 醋柴胡5g,炒枳壳10g,炒白药5g,炒五灵脂10g(包煎),生蒲黄10g(包煎),醋香附10g,乌药10g,木香10g,党参10g,炒白术10g,茯苓20g,醋延胡索10g,艾叶10g,仙鹤草15g,炙甘草3g。7剂,煎服。

二诊 ► 述8月17日月经来潮,小腹疼痛明显改善,腹胀改善。舌、脉象同前。为防止月经滴沥不尽,调整处方:醋柴胡5g,枳壳10g,醋香附10g,乌药10g,木香10g,党参10,炒白术10g,茯苓10g,艾叶10g,藕节炭10g,熟地黄15g,生黄芪20g,小蓟草10g,小茴香3g,焦山楂10g。7剂,煎服。

三诊 ► 述药后经期7天,没有滴沥不净,甚喜悦,要求继续治疗加以巩固。刻下患者饮食欠佳,口淡无味,睡眠欠佳,无小腹胀及下坠等。舌质淡红、苔薄白微腻,脉沉细缓。

处方 ► 醋柴胡5g,炒枳壳10g,炒白芍5g,醋香附10g,乌药10g,党参15g,炒白术10g,茯苓20g,熟地黄15g,藿香10g,砂仁3g(后下),当归10g,炒五灵脂5g(包煎),生蒲黄5g(包煎),陈皮5g,炙甘草3g,酸枣仁10g。1个月剂量,煎服。

随访半年痛经未复发,月经淋漓不净未出现。

按语 本案之痛经,虽然尚能忍受,没有呕吐、汗出、厥冷等症,但喜卧床,腰腹下坠感,时间长达10年,让患者感到苦恼。从其症状分析以气滞为主,经期腹痛则是有实证有瘀血。虽然月经无血块,舌质无瘀象,但要考虑病久多瘀;口淡无味,小腹无热感可知体内无热,其睡眠欠佳,每次经期淋漓不净,则属心脾两虚、气虚不摄血也。综合来看其病机为气滞血虚、心脾肾亏虚伴有瘀血,属虚实夹杂,按急则治其标的原则,故首诊以疏肝解郁、行气活血止痛先解决痛经问题。二诊时月经来潮,为预防其老问题月经淋漓不净而改治则为益气健脾、摄血暖宫,月经正常,经期7天,收到效果。最后以扶肾健脾疏肝、佐活血安神收功。需要说明的是以失笑散活血祛瘀,宜取小剂量缓缓图之,属笔者经验之谈。

例2:王某某,女,30岁。初诊:2000年6月28日。

患者自述近半年经期结束后出现小腹及腰痛,伴下坠空的感觉,疼痛得热水袋热敷则减轻。月经周期常推迟,经量少,且呈每月减少趋势,血块略多,色暗,伴乏力,饮食正常,大便正常,每日1次。近1年来晚餐不吃主食,只吃水果及蔬菜。末次月经6月26日。既往无其他疾病史。舌质淡红、苔薄白,脉沉细缓。治拟补益肝肾、暖宫祛瘀。

处方 ▶ 生黄芪30g,党参15g,炒白术10g,茯苓10g,当归10g,熟地黄15g,升麻5g,炒柴胡5g,杜仲10g,续断10g,桑寄生10g,艾叶10g,菟丝子10g,制黄精10g,砂仁3g(后下),炙甘草3g,延胡索10g。7剂,煎服,嘱其恢复正常饮食习惯。

二诊 ▶ (7月5日):述本次月经干净后未出现腹痛、腰痛。舌、脉象同前。守原方加淫羊藿10g。7剂,煎服。

三诊 ▶ (8月16日):述本次月经于8月10日来潮,月经干净后未出现小腹痛等情况,但经量仍少,近期睡眠欠佳。舌、脉象同前。上方去延胡索,加酸枣仁10g、川芎5g。1个月剂量,并嘱其减少水果的进食量。

随访半年,未有经后期腹痛、腰痛,月经量已增多至正常量,色泽正常,偶有少量血块,但无不适。

按语 本案之病因缘于患者为减肥而减餐,主食只食生冷水果、蔬菜使饮食营养不足导致气血不足,寒凝于胞宫,肝肾亏损。虽有血块、经色暗等瘀血表现,但主要病机仍然是如前所述,故在治疗时不宜运用大剂量的活血化瘀止痛之药。应是据病机以补益肝肾为主,少许添加一二味活血温通之品即可,如艾叶、延胡索等,以期达到温经散寒养血的目的。后据睡眠欠佳加入酸枣仁、川芎,是取酸枣仁汤之意,以养心补肝肾而收功。

例3:童某,女,32岁。初诊:2016年7月18日。

患者自述痛经半年余,每于经期则小腹痛伴下坠感,经量少,色略暗,腰痛,偶有乳房胀,周期尚准,但经期时间略短,为3～4天。平素白带略多,色略黄,质略黏稠,有异味,时有小便短涩感。饮食正常,大便正常,每日1次,睡眠正常,体态较肥胖。舌质淡红、苔薄白腻,根厚腻,脉沉细缓弦。既往史无特殊。末次月经7月17日。治拟化湿健脾行气、佐补肝肾。

处方 ▶ 藿香10g,佩兰10g,炒苍术5g,白豆蔻3g(后下),炒薏苡仁15g,杏仁10g,黄柏5g,车前草15g,党参15g,茯苓20g,当归10g,川牛膝10g,木香10g,制香附10g,杜仲10g,续断10g,炙甘草3g,陈皮5g。7剂,煎服。

二诊 ▶ (7月25日):述药后痛经改善。舌质淡红、苔薄白腻,根腻厚苔已退。守原方去佩兰、白豆蔻、炒苍术,加炒白术10g、川芎5g。7剂,煎服。

三诊、四诊 ▶ 均按上方出入。

五诊 ▶ 述白带多已消失,无小便短涩感,要求续方治疗痛经。舌质淡红、苔薄白,脉沉细缓。调整处方:生黄芪30g,党参15g,茯苓10g,当归10g,杜仲10g,续断10g,菟丝子10g,藿香10g,鸡血藤30g,炒白术10g,桑寄生10g,乌药10g,炙甘草3g,姜半夏5g,陈皮5g,沙苑子10g。1个月剂量,煎服。

随访半年,无痛经发作。

按语 痛经一病有气滞血瘀,有寒湿凝滞,有气血虚弱,有肝肾亏损等病因病机。但此案患者有些特殊,其主要病机是湿热之邪下注,阻碍气机运行,导致不通则痛。只有给湿以出路,化湿祛湿则气机运行顺畅,气顺血和,痛可消除。一诊取三仁汤、三妙散等结合健脾扶肾之方,治疗后疼痛基本消失。二诊在湿邪大部去除后,继续养血健脾补肾,最后以归脾汤合二陈汤加味收功。因顾虑湿邪留恋,除了二陈汤以外,不停用藿香这味芳香化湿的药就是此意。

例4:潘某,女27岁。初诊:2000年11月2日。

患者自述无明显诱因近3个月出现痛经,行经前或经行当天出现腹痛、腰痛伴恶心,偶有呕吐,痛时面色苍白,四肢无力,冷感,小腹用热水袋热敷则舒适。一般腹痛 2 天可自行缓解,经色红伴少量血块,量中等,经期 6 天,周期尚准,饮食正常,大便略溏。近 3 个月每次痛经较难忍受,以至每次经期来潮都需请假而影响学习工作。末次月经 11 月 1 日。既往无特殊疾病史。舌质淡红、苔薄白,脉细略沉滑缓。据脉象、症状分析,本病机应是寒邪内停、凝滞胞宫所致。

处方 ▶ 党参 15 g,桂枝 3 g,当归 10 g,吴茱萸 3 g,川芎 5 g,姜半夏 5 g,陈皮 10 g,炒五灵脂 10 g(包煎),生蒲黄 10 g(包煎),炙甘草 3 g,淫羊藿 10 g,巴戟天 10 g。7 剂,煎服。

二诊 ▶ (11 月 29 日):述本次月经来潮仍有腹痛、恶心、呕吐,诸症同前,仅腹痛略减轻,较前没有太大的改变。舌质淡红、苔薄白,脉细沉略滑。细究之,患者告知今年夏季特别闷热而每日都吃冷饮或冰镇食物,基本不吃晚饭,仅食冰西瓜或冰绿豆汤等。这说明前方虽然辨证方向没错,但没有切中要害,用药如隔靴搔痒,温通散寒之力不足,故效果不明显。此乃胞宫为冰遏凉伏,寒凝冲任之脉,气血失调,运血不畅所致。上方加白芷 10 g、制附片 3 g(先煎)、干姜 5 g,去五灵脂、生蒲黄。7 剂,煎服。

三诊 ▶ (12 月 25 日):述本次月经来潮(末次月经 12 月 25 日)无腹痛、恶心、胃痛等情况,甚是喜悦,且大便正常已成形。要求继续服药以巩固疗效。舌、脉象同前。原方去干姜,加紫苏梗 10 g。10 剂,煎服。

随访 3 个月无痛经出现。

按语 本案属寒凝胞宫的病机,用药以温经汤为基础方。为何服药后没有效果或者效果不明显?乃是患者夏季恣意饮冰凉食物,且晚上基本不吃饭而以冰西瓜、冰绿豆代替。故此寒凝胞宫程度较重,常规的温经行气活血治法不足以改善病情,于是用四逆汤之大辛大热以温经散寒,如此则寒去经脉通畅,痛经愈也。

第三节　闭经病案

例 1:李某某,女,34 岁。初诊:2017 年 11 月 26 日。

患者自述近 3 年月经周期经常延迟 2～3 个月来潮,经常规检查均无明显异常,他处中西医治疗均无效,甚为苦恼,经人介绍来我处就诊。本次月经 3 个月

CA+CEBCAAAAAeS4f+z5+sJwBOAAAAAASUVORK5CYII=

CAAAAAElFTkSuQmCC

未来潮,伴右侧腰痛,饮食正常,大便溏,每日 2～3 次,睡眠欠佳,耳鸣,夜尿 2 次。既往月经来潮时,经常伴腰痛,量多无血块,色红,每次行经长达 20 余天。末次月经 8 月 6 日。既往有慢性鼻炎、高血压、皮肤湿疹病史。舌质淡红、苔薄白,脉滑沉细缓。

处方 ▶ 生黄芪 20 g,党参 10 g,炒白术 10 g,炒白芍 5 g,桃仁 5 g,熟地黄 15 g,当归 10 g,醋柴胡 5 g,陈皮 5 g,茯苓 10 g,鸡血藤 30 g,延胡索 10 g,川芎 10 g,川牛膝 10 g。7 剂,煎煮。

二诊 ▶ (12 月 3 日):述小腹有下坠感明显,但月经仍未来潮,诸症同前。阴道B超检查提示:子宫无异常,内膜厚 7 mm,卵巢无异常,尿 HCG 阴性。调整处方:生黄芪 30 g,党参 15 g,炒白术 10 g,川芎 10 g,熟地黄 15 g,当归 15 g,醋柴胡 5 g,川牛膝 10 g,茯苓 10 g,鸡血藤 30 g,延胡索 10 g,益母草 10 g,桃仁 5 g,陈皮 5 g。7 剂,煎服。

三诊 ▶ (12 月 10 日):述症同前,月经仍未来潮,畏寒肢冷。守原方加红花 3 g。7 剂,煎服。

四诊 ▶ (12 月 17 日):述药后月经于 14 日来潮,腰痛甚,量中等,色红无血块,大便溏,每日 2～3 次,伴小腹下坠感。舌、脉象同前。为预防其月经来潮时淋漓不净于下方中加入摄血之品:生黄芪 30 g,党参 15 g,川芎 5 g,熟地黄 15 g,当归 10 g,茯苓 10 g,炒白芍 5 g,炒白术 10 g,续断 10 g,菟丝子 10 g,狗脊 10 g,陈皮 5 g,六曲 10 g,生山楂 10 g,杜仲 10 g,仙鹤草 15 g,续断 10 g,炙甘草 3 g,阿胶 5 g(烊服)。7 剂,煎服。

五诊 ▶ (2018 年 1 月 7 日):述药后月经经期 6 天,未出现淋漓不净现象,小腹下坠感减轻,大便溏,每日 1～2 次。舌质淡红、苔薄白,脉滑细沉缓。上方去仙鹤草、炒白芍,加砂仁 3 g(后下),骨碎补 10 g。7 剂,煎服。

随后在此方基础上侧重补脾扶肾养血,患者服药近半年,月经周期均正常,未出现闭经,且无经期淋漓不净,大便基本正常,便溏消失,并于一年内怀孕。

按语 本案患者以闭经 3 月余就诊近 3 年时间,交替出现经期淋漓不净、经期 20 余天干净经西医检查无异常,治疗无效果,也曾服中药治疗均未取得效果。此病较为棘手,要么闭经、要么月经淋漓不净达 20 余天,患者颇为焦虑,综合四诊结果辨证为气血亏虚、肝肾不足。虽然其中患者自始至终均有脉象滑,最终还是舍脉取症,从全局把握补益肝肾、健脾益气血为主基调而取得成效。在前期治疗时虽然用了一些活血通经药，如桃仁、红花、延胡索、川芎等，但用量均不大，且中病即止，月经一来潮即停用；再者结合现代医学检查手段也判断出不宜过早、大量运用活血通经药，过早运用也无效，这是值得我们临床医生注意的。

例2：孙某某，女，42岁。初诊：2008年8月15日。

患者自述平素月经均按期而至，但近2个月来，因忙于其子女高考填报志愿等问题突然停经2个月，饮食正常，大便正常，平素月经量中等，色淡红，无痛经，无血块。刻下患者乳房略胀，睡眠欠佳。末次月经6月29日。既往无特殊疾病史。血HCG正常，排除妊娠；B超检查提示子宫附件均正常，子宫内膜厚8mm。舌质红、苔薄白、脉沉细滑。

处方 ▶ 生黄芪30g，党参15g，炒白术10g，茯苓10g，当归10g，玫瑰花5g，川芎10g，鸡血藤30g，熟地黄15g，杜仲10g，炒白芍5g，制香附5g，炙甘草3g，陈皮5g。7剂，煎服。

二诊 （8月26日）：述睡眠改善，月经未来潮，余症同前。守原方去白芍，加合欢皮10g、郁金5g。7剂，煎服。

三诊 ▶ （9月6日）：述月经于9月1日来潮，但腹痛，且伴少量血块，经色正常，量中等。其前述病史时提及无血块、无腹痛，观其舌、脉象也没有瘀血迹象，思考再三认为有寒凝血瘀的可能，遂在原方上进行加减。上方加白芷10g、淫羊藿10g、艾叶10g。服2个月，如月经来潮则停服。

随访半年未出现停经。

按语 因纠结于子女填报高考志愿等烦心事，为此患者停经2月余。除有肝郁气滞的症状外，还有肝肾不足之象，因此在首诊中除用疏肝理气解郁之品外，还重点予以补益脾气扶肾。二诊时睡眠已有改善，但月经未行，重点再予疏肝解郁之药。三诊时月经已来潮，量、色均正常，出现少量血块伴腹痛，从表面上看应属瘀血，而笔者为何考虑属寒凝？理由如下：①就诊时正值夏季，南方夏季很炎热，大量冰凉饮食以及使用空调是常见状态。②虽然年年如此过夏季生活，但其平素月经期无血块、腹痛，没有瘀血，据此分析，认为是外寒内侵、凝滞气血经脉所致，故用药时侧重加白芷、艾叶、淫羊藿，以温经散寒、行气止痛。

例 3：尤某某，女，46 岁。初诊：2018 年 7 月 25 日。

患者自述停经 4 个月，平素月经周期、经量、经色均正常。刻下患者乏力，头晕，体形较为肥胖，饮食正常，大便正常，但解时有不爽感，每日 1 次，睡眠正常。既往无特殊疾病史。舌质淡红、苔薄白腻，脉沉细缓略滑。血常规、肝肾功能、性激素、HCG 均正常。B 超检查提示子宫附件等均正常，子宫内膜厚 8 mm，回声分布均匀。

处方 ▶ 藿香 10 g，佩兰 15 g，石菖蒲 10 g，炒苍术 5 g，杏仁 10 g，豆蔻 3 g（后下），生薏苡仁 15 g，厚朴 5 g，制半夏 5 g，白茅根 15 g，当归 10 g，生黄芪 30 g，党参 15 g，川芎 5 g，陈皮 5 g，炒白术 10 g，杜仲 10 g，川牛膝 10 g。7 剂，煎服。

二诊 ▶（8 月 5 日）：述药后无不适，月经未来潮，自觉大便不爽改善。舌、脉象同前。守原方加茯苓 20 g。7 剂，煎服。

三诊 ▶（8 月 15 日）：述 8 月 13 日月经来潮，经色正常，但经量较以前减少，其余正常，大便不爽感消失。舌质淡红、苔薄白，腻苔已消失。守原方去川牛膝，加熟地黄 15 g。服 1 个月。

随访半年一切正常，月经每次均按时来潮。

> **按语** "肥人多痰"，体形胖加之平素运动少，则易出现闭经，本案患者较为典型。从其症状综合来看，一者痰湿较重，阻滞经脉任脉，致气血不通；二者已入更年期致气血不足，从其主诉乏力、头晕，以及舌质淡红，脉沉细缓可证实。故其病机为痰湿内阻，经脉不通，气血亏虚，经水断流。治疗上采用芳香化湿，燥湿化痰，健脾补肾以养血，共奏化痰湿、补脾肾之功。

例 4：韩某，女，26 岁。初诊：2001 年 6 月 27 日。

患者自述经常闭经。月经周期常推迟 2～3 个月不来潮，需服西药或活血化瘀中药方能行经，经行量少，色暗红。近期因情绪不佳，本次月经又推迟 1 月余未来潮，伴有乳房胀痛不适，碰擦到衣服便有疼痛；口干苦，饮食欠佳，大便略溏，每日 2 次；睡眠多梦易醒，烦躁易怒。末次月经 5 月 15 日。既往无其他疾病史。在我院妇科门诊就诊排除妊娠。舌质淡红略有瘀点、苔薄白微腻，脉沉细缓弦。

处方 ▶ 炒柴胡 5 g，枳壳 10 g，炒白芍 5 g，炒白术 10 g，党参 10 g，当归 10 g，茯苓 20 g，薄荷 2 g（后下），玫瑰花 5 g，合欢皮 10 g，淮小麦 30 g，制香附 10 g，炒山栀 5 g，炙甘草 5 g，红枣 5 枚（自备），砂仁 3 g（后下）。7 剂，煎服。

二诊 ▶（7 月 8 日）：述月经未来潮，但口干苦、饮食欠佳、乳房不适均好转，烦躁易怒有所改善,大便仍溏且次数增至每日3~4次。舌质淡红、苔薄白腻加重,脉象同前。原方去薄荷、炒山栀,加淮山药15g、川芎5g、杜仲10g。7剂,煎服。

三诊▶(7月20日):述月经仍未来潮,小腹胀甚,伴腰下坠感,乳房又胀痛不适较前有所加重,睡眠改善,大便仍溏,但次数减少。舌质淡红,有少许瘀点,苔薄白、腻苔减少,脉象同前。守方加川牛膝10g、鸡血藤30g。7剂,煎服。

四诊▶(7月29日):述本月26日月经来潮,量不多,色暗红伴少量血块,小腹胀、乳房胀均明显减轻,自觉情绪较稳定,纳食正常,大便仍溏,每日2次。舌质淡红、苔薄白有少许瘀点,脉象同前,但滑象和缓。调整处方:炒柴胡5g,枳壳10g,乌药10g,制香附5g,生黄芪30g,党参15g,当归10g,炒白术10g,茯苓20g,炒淮山15g,杜仲10g,怀牛膝10g,续断10g,菟丝子10g,合欢皮10g,淮小麦30g,炙甘草5g,枸杞10g,鸡血藤30g,熟地黄15g,山楂10g,红枣5枚(自备)。服1~2个月,并注意调节情绪,每日取玫瑰花5g、茉莉花5g泡饮。

随访半年,月经按期而至,且量正常。

按语 本案患者肝郁气滞的病机很明确,但其同时又有脾肾不足的表现,并不是教科书上所讲的分型如肝郁气滞或者气滞血瘀那样单纯,而是一个复杂重叠的病机。因此,该患者在闭经的同时伴有月经量少、睡眠多梦、大便溏、乏力等心脾两虚的征象,也有烦躁易怒、乳房胀痛的肝郁实证。首诊使用兼具益气健脾和疏肝理气的汤方后,发现患者服药后大便次数增加,舌苔白腻加重的现象,所以在二诊后去除苦寒伤脾的栀子、辛凉的薄荷,加用淮山、杜仲等药,目的为了平衡疏肝解郁和益气健脾权重。以后根据患者病情的不同变化,调整用药的方向,集补脾肾、疏肝郁、益气血于一体,如此达到了治疗的最终目的。另外为调整患者情绪,让其保持心情舒畅,还介绍了花类茶泡饮,以达到疏肝解郁的效果,在临床实践中很有效果。

第四节　带下病案

例1:陈某,女,38岁。初诊:2017年5月8日。

患者自述白带多伴腰酸乏力3个月。原有慢性盆腔炎,近几个月白带多,异味重,带如水样,色不黄,同时伴有小腹胀痛,阴部痒热辣感,尿频、尿急,尿后有热辣不适感,腿软;晨起口苦,咽不适,纳食欠佳,反胃,大便干结,每日1次,睡眠尚可。末次月经 2017 年 4 月 25 日。既往有青霉素过敏史。舌质淡红、苔薄白,脉沉细缓。

处方 ▶ 荆芥 10 g,藿香 10 g,紫苏梗 10 g,白芷 10 g,菝葜 5 g,茯苓 10 g,车前草 20 g,苍术 5 g,乌药 10 g,黄芪 10 g,蛇床子 10 g,炒白术 10 g,生山药 20 g,陈皮 10 g,六曲 10 g。7 剂,煎服。

二诊 ▶ 述白带有所减少,口苦、咽不适改善,胃部不适,纳食欠佳,余症同前。舌、脉象同前。调整处方:荆芥 10 g,紫苏梗 10 g,白芷 10 g,茯苓 10 g,生黄芪 20 g,党参 10 g,炒白术 10 g,杜仲 10 g,制香附 10 g,木香 10 g,乌药 10 g,车前草 20 g,炒山药 30 g,生黄柏 5 g,苍术 5 g,炒柴胡 5 g,六曲 10 g,陈皮 10 g。7 剂,煎服。

三诊 ▶ 述药后白带多继续好转,胃部不适略有改善,纳食改善,阴部仍有痒、热辣感。舌、脉象同前。守原方去黄柏、苍术、柴胡,加大血藤 10 g、当归 10 g、茯苓皮 10 g、地肤子 10 g。7 剂,煎服。

四诊 ▶ 述诸症继续好转,腹痛、腹胀消失,但阴部仍有痒、热辣感。舌质淡红、苔薄白,脉沉细缓略弦。改方:生黄芪 30 g,茯苓 20 g,党参 20 g,杜仲 20 g,炒白术 10 g,制香附 10 g,荆芥 10 g,炒山药 30 g,当归 10 g,续断 10 g,菟丝子 10 g,紫苏叶 10 g,白芷 10 g,地肤子 10 g,白鲜皮 10 g,炒菝葜 10 g,防风 5 g,炙甘草 3 g。14 剂,煎服。

随访 2 个月,症状已痊愈,未复发。

> **按语** 本案患者除了白带量多以外,尚有反胃,咽不适,腹痛,阴部痒、热辣感,尿频等症状。看似热象偏重,但从其舌质淡红,脉沉细缓,乏力腰酸来看则属脾肾不足。因此在治疗时是补益为主,还是清热为主,很是纠结。笔者考虑患者病程较长,虚证为主,重用补益药味,而清热药仅用 2 味(菝葜、车前草)。患者药后白带量多有所改善,其他症状也随着白带量的减少而逐渐缓解。笔者始终遵循此思路处方用药,最后取得满意的疗效。

例 2:林某,女,43 岁。初诊:1998 年 9 月 23 日。

患者自述腰酸、乏力、白带量多 1 年余,有心脏病、心律不齐史。常觉心悸、胸闷,服抗心律失常西药。近 1 年来出现白带量多,有异味,呈豆渣状,身重,腰酸、腰足冷,畏寒,乏力,喜叹气,头晕头痛,听力下降,纳食正常,大便略干结,每日 1 次,睡眠正常。曾在西医妇科治疗 2 月余无效,又在他医处服中药 2 个月无效而转诊于我处求治。刻下患者除胸闷、心悸外,诸症同前,下身不痒、不痛。末次月经1998年9月10日。舌质暗红、苔薄白,脉沉细缓。

处方▶ 生黄芪30g,党参20g,炒山药30g,菟丝子10g,炒白术10g,升麻5g,炒米仁30g,当归10g,酸枣仁10g,川牛膝10g,杜仲10g,鸡血藤30g,荆芥10g,炒柴胡5g,炒苍术5g,白茅根15g,桑寄生10g,陈皮5g。7剂,煎服。

二诊▶ 述药后无明显不适。舌、脉象同前。守原方去桑寄生,加萆薢10g。7剂,煎服。

三诊▶ 经2次治疗后白带量多、异味、呈豆渣状均明显改善,腰足冷、畏寒也有所改善。患者心中甚喜,要求巩固治疗。舌、脉象同前,舌暗仍有。原方去苍术,加川芎5g、淫羊藿10g。14剂善后。

随访1个月,诸症均消,无再发,白带恢复正常。

> **按语** 本案患者白带异常1年余,经中西医治疗效果不佳。细分析该患者原有心脏病、心律失常,常年服药(包括中西药),已属亏虚无疑,加之乏力、腰酸、腰足冷、畏寒,脾肾阳气不足已昭然显现,结合白带量多,呈豆渣状,辨证为心脾肾亏虚、湿邪内停下注,治拟补益心脾、温肾利湿。则不止带而带下自愈;阳气复则腰足冷改善。前医治疗效果不佳则是被带下呈豆渣状伴异味所迷惑,予以大量清热解毒摄带药。此类药多属性苦寒,苦寒则更伤脾肾之阳,无以运化水湿,则湿更重,带下更多,这些都由于是没能正确辨证,用药偏颇所致。

第五节　胎漏病案

例1:王某,女,26岁。初诊:1989年12月5日。

患者自述妊娠40天,小腹不适,阴道有少量出血,色暗呈咖啡色,伴腰酸不适,恶心,背不适。饮食欠佳,大便略干结,睡眠尚可。曾于1年前怀孕1月余后出现阴道流血而流产,此为第2次怀孕,既往无特殊疾病史。舌质红、苔薄白,脉沉细缓滑。治拟健脾扶肾安胎、佐以清热。

处方▶ 生黄芪20g,党参10g,炒白术10g,淮山15g,桑寄生10g,续断10g,杜仲10g,狗脊10g,紫苏梗10g,砂仁5g(后下),黄芩5g,陈皮5g,熟地黄12g,仙鹤草10g,侧柏叶炭10g,藕节炭10g。5剂,煎服。嘱卧床休息。

二诊▶ 述阴道流血已停,仍有小腹不适,背不适,腰酸。舌、脉象同前。守原方去侧柏叶炭、藕节炭,加菟丝子10g。5剂,煎服。

三诊 ▶ 述病情稳定,大便干结改善,仍有腰酸不适,背不适,饮食欠佳。舌、脉象同前。守原方加枸杞10g,去仙鹤草。5剂,煎服。

四诊 ▶ 患者近日又阴道流血,伴有小腹下坠感,缘于患者近1周视情况稳定去上班工作了,1周后又出现出血情况。舌质红、苔薄白,脉沉细滑略数。原方去枸杞,加阿胶10g(烊服)、仙鹤草15g、侧柏叶炭10g、荆芥炭10g。5剂,煎服。并嘱患者休息,不要去上班。

五诊 ▶ 述服药后阴道流血已停止,小腹仍有下坠感,饮食正常,大便正常。舌、脉象同前。守原方去侧柏叶炭、荆芥炭、仙鹤草,加沙苑子10g。5剂,煎服。

六诊 ▶ 经过上述治疗,加上患者配合在家卧床休息,目前病情稳定,略有腰酸,无其他任何不适。舌红、苔薄白,脉沉细滑。调整处方:生黄芪30g,党参10g,炒白术10g,淮山15g,桑寄生10g,续断10g,杜仲10g,熟地黄12g,狗脊10g,砂仁5g(后下),黄芩5g,阿胶10g(烊服),菟丝子10g,沙苑子10g,陈皮5g,炙甘草3g。14剂,煎服。嘱2周后停药。

随访患者足月顺产1女婴,母女均平安。

> **按语** 现代医学的"先兆流产"与中医的"胎漏""胎动不安"病症基本符合。一般认为是冲任两脉不足,不能养胎所致。因此治疗多以补益脾肾、养血固摄冲任为主。本案患者已是第2次怀孕(第1次怀孕1个多月后自然流产),故此次怀孕心情紧张,曾由家属请一名中医诊治,该医生建议用红参等温宫安胎。因患者平素与我较熟,直接就诊于我,未服那位医生所开的药剂。据其症状及舌、脉象,笔者认为其是气血亏虚、热伏于内,不宜暖宫安胎之药及红参。因考虑首先患者无畏寒、肢冷、尿频、便溏、腰膝酸冷等宫寒之症;再者,流血色暗红,呈咖啡色,大便干结,舌质红等属热伏于内,予健脾扶肾安胎、佐以清热法治疗,清热仅仅使用少量的黄芩,并自始至终用之。药后果然流血止住,胎得以保护;后因患者自觉情况稳定,再次上班劳累又出现阴道流血等2次先兆流产迹象,笔者以原方添加止血凉血药外,还加入阿胶,结果阴道出血停止,保住孕胎,最后得以顺利产下一小孩。此处的阿胶除了有养血止血的功能外,还有安胎之功效。《神农本草经》云:"主心腹,内崩……女子下血安胎",不得不谨记也!

例2:郑某,女,35岁。初诊:1998年5月7日。

患者自述怀孕 4 个月，因工作忙碌未休息好，于 5 月 1 日阴道流血，曾在某医院妇产科就诊，诊为"先兆流产"，经治疗效果不显。刻下患者阴道少量流血，色鲜红，伴有小腹隐痛不适，腰酸下坠感，饮食正常，大便正常。体形略肥胖，既往无特殊病史，仅有高脂血症史。舌质淡红、苔薄白略腻，脉沉细缓略滑。治拟健脾扶肾安胎。

处方 ▶ 生黄芪 30 g，党参 15 g，炒白术 10 g，续断 10 g，熟地黄 15 g，炒白芍 5 g，砂仁 5 g(后下)，桑寄生 10 g，菟丝子 10 g，淮山 15 g，杜仲 10 g，阿胶 10 g(烊服)，仙鹤草 15 g，炙甘草 3 g，糯米 15 g(自备)，荆芥炭 10 g。5 剂，煎服。嘱其绝对卧床休息。

二诊 ▶ 述药后阴道流血已止，仍有腰酸下坠、小腹不适感，饮食正常，大便正常。舌淡红、苔薄白略腻，脉沉细缓略滑。守原方去糯米、荆芥炭，加藿香 10 g、紫苏梗 10 g。5 剂，煎服。

三诊 ▶ 述服药后小腹不适、腰下坠感消失，仍有腰酸。舌质淡红、苔薄白，腻苔已除，脉沉细缓滑。守原方去藿香、仙鹤草，加枸杞 10 g。服 2 周，并嘱卧床休息。

随访未再出现阴道流血，并于当年顺产一男婴，母子均健康。

> **按语** 本案先兆流产属过度劳累伤及气血胞宫，致冲任不固，再者孕妇年龄偏大，肝肾不足，故除了阴道流血外还有小腹胀不适、腰酸下坠感等症状，因此在治疗上除了止血以外，尚需治其本，即补益肝肾，方能达到安胎的目的。选用《景岳全书》中的泰山磐石散合寿胎丸加减，去掉有活血伤胎之川芎、当归等药；二诊时患者阴道流血已停止，但其脾虚、内有湿邪的问题没有解决，虽然没有症状，但舌苔白腻较明显，为避免该汤方之滋腻有碍脾运的弊端，但又不能不用熟地黄，故去掉糯米、荆芥炭，加用具有化湿芳香又有安胎作用的藿香、紫苏梗，使其脾健运、湿去除，而胎安矣；最后以补益肝肾、固护冲任安胎而收功。

例3：郑某，女，34 岁。初诊：2000 年 6 月 10 日。

患者自述已流产 3 次，每次妊娠至 5 月余即发生流产。至今未生育，经多方治疗无效，甚为烦恼。本次又怀孕 2 月余，甚是紧张，经人介绍来我处就诊。刻下患者无不适，饮食正常，大便正常，睡眠正常。患者体形中等，是豆腐作坊的老板，无须干体力活，没有接触任何放射、辐射及毒物史等。既往无任何特殊疾病史。平素月经规则。舌质淡红、苔薄白，脉沉细缓滑有力。治拟健脾扶肾为主。

　　处方 ▶ 生黄芪 30 g,党参 15 g,炒白术 10 g,升麻 5 g,续断 10 g,杜仲 10 g,菟丝子 10 g,桑寄生 10 g,熟地黄 15 g,砂仁 5 g(后下),阿胶 10 g,紫苏梗 10 g,陈皮 5 g,淮山药 15 g,炙甘草 3 g,淮小麦 20 g,红枣 5 枚(自备)。5 剂,煎服。

　　二诊 ▶ 述服药后无任何不适,紧张情绪有所缓解,已无烦躁了。守原方去陈皮,加酸枣仁 10 g。5 剂,煎服。嘱其尽量多休息,避免干体力重活。

　　三诊 ▶ 述服药后身体无任何不适,饮食正常,睡眠正常,大便正常。舌质淡红、苔薄白,脉沉细缓滑。守上方去淮小麦,加沙苑子 10 g。半个月剂量。

　　后期一直以本方为主,服用至妊娠结束,顺产一男婴,家人甚欢喜。

> **按语**　本案患者之先兆流产属于晚期先兆流产,既往流产已达 3 次,属习惯性流产范畴。无任何先兆及诱因,流产的孕周也几乎完全相同,这在我几十年的临床工作当中,在治疗先兆流产近百例中仅此一例。因其流产下来的胎儿外观无异常,已能辨别性别,因此对患者及其家属的打击非常大,常人难以接受。患者就诊时的语言和眼神所表达的对成功生育的渴望令我终生难忘。该孕妇限于经济条件未进行深入检查,那几次流产的原因无法确定。其饮食、睡眠、大便、月经均正常,无接触化工毒物及放射、辐射性物质,无重体力劳作。中医四诊后,未见内热、宫寒、外伤,难以辨证。笔者认为只有肝肾不足、气血不足、冲任不固才会出现胎漏。故以此方向,治拟补中益气、补益肝肾、补益冲任,采用补中益气汤合寿胎丸加减。首次服用 5 剂无任何不适,则以此方药守方治疗整个妊娠期,最后顺产一男婴而收功。

第六节　妊娠恶阻病案

　　例 1:刘某,女,25 岁。初诊:1996 年 8 月 7 日。

　　患者自述妊娠 2 月余,在妊娠 1 个月后即出现恶心、呕吐,不能进食。开始尚能喝点稀饭,到最后连喝水都恶心、呕吐,甚至吐出黄绿色胆汁,闻到茶饭气味或炒菜油味则呕吐更甚,不得已住院治疗,由于检查发现尿酮体阳性,邀我会诊。刻下患者少气懒言,声音低微,面色㿠白,消瘦,呕声频频,但未见呕吐物。家人代述自出现呕吐后就很少进食,体重下降 2 kg,睡眠欠佳,口干,口淡无味,腹部不胀,大便数日 1 次,且量少,有时稍能进食 1～2 口西瓜汁,多则立即呕吐不止,无发热等。舌质淡红、苔薄白湿润,脉沉细缓滑。

处方 1 ▶ 紫苏叶 10g,党参 10g,炒白术 10g,茯苓 10g,砂仁 5g(后下),黄连 1g,佛手 10g,藿香 10g。3 剂,煎服,少许频频饮服。

处方 2 ▶ 紫苏叶 10g,藿香 10g,佩兰 10g,砂仁 5g,豆蔻 5g,香菜 1 把。3 剂,煮沸 5~6 分钟倒入带嘴茶壶内,待药香味从茶壶嘴溢出时闻之。

复诊 ▶ 服 3 剂药后,症状明显减轻,已有食欲,但不敢多吃,多食则胃部不适,伴少许恶心,但未呕吐,睡眠改善。舌、脉象同前。已见成效,乘胜追击,上方口服药再加炒谷芽 20g、香橼 10g,3 剂。随访 1 周未再呕吐,已能正常进食。

> **按语** 本案患者妊娠呕吐剧烈,已出现酸中毒症状,此乃因冲任之脉气逆上冲,致胃失和降、脾虚失运。严重者可致流产,甚至危及孕妇生命。治拟和胃健脾、宽中安胎。处方 2 是学习沪上名中医朱小南先生治妊娠呕吐的方法,但药味随病情加减。

例 2:万某,女,23 岁。初诊:2001 年 3 月 6 日。

患者自述妊娠 1 月余,伴恶心呕吐 2 周,不能进食,进食则呕吐,直至吐出黄色胆汁才歇停,闻及菜、肉、鱼等气味则呕吐更甚,经住院治疗仍未见好转,邀我会诊。刻下患者仍嗳气频频,唉声叹气,呻吟不断,且伴胃部不适、热灼感,但又不敢进食,口干略苦,大便数日未解,说话声音尚可,躺卧床上辗转不断。患者平素性情较急躁,此次妊娠呕吐则脾气更坏,抱怨声不断,睡眠欠佳。舌质红、苔薄略干,脉沉细弦滑缓。

处方 ▶ 炒柴胡 5g,黄芩 3g,紫苏叶 5g,炒白芍 5g,砂仁 5g(后下),姜竹茹 5g,枳壳 5g,玫瑰花 3g,淮山药 10g。3 剂,配以少许姜汁少量频频服。

复诊 ▶ 药后恶心呕吐、心情不适明显好转,亦能进少量半流质食物,睡眠改善。原方加杜仲 10g、续断 10g、淮小麦 20g,去姜汁。3 剂,服法同前。

随访 1 周未再出现呕吐现象,已能正常进食,嘱其加强营养,保持心情舒畅。

> **按语** 此案患者为妊娠后肝胃不和,导致胃气上逆,病势较重,已成滴水不进、进则呕吐态势,且静脉输液对症治疗后效果不佳,急需迅速改善呕吐症状才不至于出现如流产等并发症。笔者予疏肝和胃安胎之法治疗,结果呕吐得以缓解,其他症状也随之消失。一般妊娠期恶阻,都会自行缓解。建议饮食清淡可口,挑选符合孕妇口味的食物,或者少食多餐等,加之安排好休息,

通常几周后可自行缓解，基本上不用药物治疗。而上述2例严重者则需服药治疗，否则一旦出现酸中毒、脱水等会导致流产，甚至危及孕妇生命，需及时处理，切勿拖延。

第七节 产后疾病案

1. 产后尿潴留

例1：李某，女，24岁。初诊：1996年11月3日。

患者自述于1996年10月31日顺产后出现无法排尿，曾先后采用水滴声引导排尿、针灸足三里、膀胱区热敷、按摩等手段，均完全无效。无奈只得导尿，并请我会诊。刻下患者满面愁容，叹气，口略干，纳食正常，但不敢饮水，乏力，大便正常，乳汁分泌正常，下腹不适，偶有胀感，因插有导尿管故无膀胱区胀不适感，也无尿意。舌质淡红、苔薄白，脉沉细缓。

处方 ▶ 生黄芪30g，党参15g，炒白术10g，茯苓15g，当归10g，升麻5g，枳壳10g，车前子10g(研末冲服)，王不留行10g，炒柴胡5g，通草6g，桑寄生10g，川牛膝10g，陈皮5g，炙甘草3g，火麻仁15g。3剂，煎服。嘱其在服药后第2天开始尝试拔除导尿管。

复诊 ▶ 药后第2天下午拔除导尿管后能自行解尿，但有滴沥不尽、艰涩感，小腹胀，大便软，解时痛快。舌、脉象同前。嘱其多饮水，原方基础上加白茅根15g。3剂，煎服。

随访得知服复诊药后已能自行解小便，无艰涩感等，病告痊愈。

按语 本案患者产后尿潴留，采用多种手段都无效的情况下请中医会诊。从辨证角度看是产后伤及元气，虽然是顺产，但气血已伤，不足以推动膀胱气化。治拟补中益气、通利小便，并加润肠通便之火麻仁，使解大便时即可带动尿意，故服药2天后拔除导尿管能自行解尿，在复诊服药后诸症消失，小便恢复正常。产后尿潴留的原因很多，主要有产道撕裂损伤、会阴侧切伤等，这些会导致患者小便时疼痛，反射性引起小便解不出；因难产时产程过长，胎儿头部压迫膀胱时间过长导致膀胱麻痹，从而出现解不出小便的现象。

一般医生采用新斯的明足三里穴位注射或肌内注射，或热敷膀胱区等措施，但有时效果不理想，如结合中医辨证治疗则收效很好，如产道撕裂伤可用活血化瘀，小便无力可用补中益气等，均可达到满意疗效，这是笔者在临床几十年治疗此类疾病的体会。

例2：纪某，女，27岁。初诊：1998年3月6日。

患者自述于1998年3月2日自然分娩后，次日小便不能自行解出，无尿意，伴小腹胀，曾予膀胱区热敷按摩，新斯的明足三里穴位注射和肌内注射等治疗无效，只能插导尿管，并请我会诊。刻下患者会阴部胀痛不适（因会阴侧切术后），无尿意，小腹不胀，纳食正常，口略干不苦，大便2日未解，已哺乳，乳汁充足，乳房不胀。舌质红、苔薄白，脉细弦略沉。治拟益气活血通淋。

处方 ▶ 生黄芪30g，党参15g，当归10g，桃仁10g，炒白术10g，茯苓15g，川芎10g，赤芍10g，白茅根15g，王不留行10g，鸡血藤20g，车前草20g，通草6g，大血藤10g，陈皮5g，炙甘草5g。3剂，煎服，嘱服药后可缓慢拔除导尿管。

复诊 ▶ 药后第2天，自行拔除导尿管后逐渐有了尿意，但解时费力，且有会阴部疼痛不适感，大便已解不干。舌、脉象同前。守原方去赤芍，加延胡索10g、熟地黄15g。3剂，煎服。

随访1周患者小便能自行排出且顺畅，无尿痛、尿不尽等现象，临床告愈。

按语 本案患者顺产后小便潴留，是因为会阴侧切术后疼痛造成的，考虑有损伤及瘀血的情况，予方中加入活血化瘀之药，基本上采用四物汤合活血化瘀之药，使其补而不滋腻，活血化瘀而不伤及脾胃，瘀血去而小便通；复诊去赤芍，改用延胡索，是遵循"产后宜温"的原则而为之。

2. 产后发热

李某，女，25岁。初诊：1997年8月6日。

患者自述剖宫产后第2天发热，体温高达39℃，经抗病毒、抗生素静脉治疗2天无效，仍然发热，现已发热3天，请我会诊。刻下患者仍发热略恶风寒，头痛，周身酸痛，乏力，已进食半流质，纳谷不馨，口不干、不苦，无咳嗽、咳痰，大便未解，小便正常，腹软不痛，恶露不多，红色，无异味。已矢气，睡眠欠佳，乳房不胀不痛，有少量乳汁分泌。舌质红、苔薄白腻，脉浮数。查阅其住院病历，血常规、尿常规及肝肾功能均正常。细问之其手术后感觉冷,全身颤抖,此乃受寒邪所致,治拟疏风解表、散寒益气。

处方 ▶ 荆芥 10 g,防风 10 g,紫苏叶 10 g,藿香 10 g,白芷 10 g,川芎 5 g,党参 10 g,炒白术 10 g,茯苓 10 g,羌活 5 g,白茅根 10 g,炙甘草 3 g,木香 5 g,焦山楂 10 g,生姜 1 片(自备)。3 剂,煎服。

复诊 ▶ 药后第 1 天体温下降,3 剂药后体温已恢复正常。目前乏力,食欲欠佳,大便仅解 1 次,量少,余正常。舌质淡红、苔薄白,腻苔已退,脉缓细。治拟健脾益气、和胃。调整处方:生黄芪 15 g,党参 10 g,炒白术 10 g,茯苓 10 g,炒淮山药 10 g,砂仁 3 g(后下),杜仲 10 g,续断 10 g,木香 5 g,陈皮 5 g,焦山楂 10 g,当归 10 g,藿香 10 g,紫苏梗 5 g。3 剂,煎服。

随访 1 周无任何不适。

> **按语** 产后发热有多种因素,随着医疗科学技术的进步及人民生活水平的提高,产后感染(产褥感染)等导致的发热已很少见,但乳腺炎或胎盘组织少许残留(瘀血)导致的发热仍时有发生。本案患者则是夏季在手术室手术时因吹空调后出现的发热,采取疏风解表的方法解决了发热。目前因吹空调,感受寒邪所致的发热属于普遍现象,应多加防范。

3. 缺 乳

例 1:叶某,女,28 岁。初诊:1999 年 3 月 6 日。

患者自述产后 1 周乳汁分泌很少,家人采用食补,如炖猪蹄、喝通草汤等办法,乳汁仍然很少,故来我处就诊。刻下患者乳房略有胀感,不痛,乳汁少而稠,色淡黄,纳食尚可,但口苦无味,心情不佳,大便略干,每日 1 次,睡眠欠佳,此为顺产第 2 胎,前 1 胎未出现乳汁少现象。舌质红、苔薄白,脉弦缓略沉。治拟疏肝理气、健脾养血。

处方 ▶ 炒柴胡 5 g,合欢皮 10 g,枳壳 10 g,炒白芍 10 g,当归 10 g,玫瑰花 5 g,生黄芪 30 g,党参 10 g,炒白术 10 g,茯苓 15 g,王不留行 10 g,通草 6 g,熟地黄 12 g,香附 5 g,合欢花 5 g,茉莉花 5 g(自备),炙甘草 3 g,青皮 5 g。3 剂,煎服。

二诊 ▶ 述乳房胀感消失,乳汁分泌较前多且质稠改善,仍有口苦,睡眠欠佳,心情不佳。舌、脉象同前。守原方去青皮,加香橼 5 g、佛手 5 g。5 剂,煎服,嘱多食鱼、肉等优质蛋白质食物。

三诊▶乳汁分泌量继续增多，口苦已愈，仍睡眠欠佳，心情不开朗，大便已正常。舌质红、苔薄白，脉弦缓略沉。守原方去通草，改合欢皮20g，加厚朴花5g。5剂，煎服。嘱半个月后再服5剂，并嘱保持乐观情绪。

1个月后随访，乳汁已分泌正常。

> 按语 本案患者乳汁分泌缺少，是因二胎仍是女孩，婆家闲言碎语多，致产妇心情压抑，闷闷不乐，肝气郁结所致。故除了采用疏肝解郁的治法外，还有意识地多用了些花类药物，以畅疏肝气、条达抑郁之气，经脉气机壅滞解除，则乳汁分泌正常；同时嘱其自我调整情绪，保持心情舒畅，乐观面对人生等，如此则可达到治疗效果，此属笔者经验之谈。

例2：刘某，女，25岁。初诊：2003年10月15日。

患者自述产后10余天，乳汁很少，根本不够婴儿吃，只好加些奶粉补充。进食通草炖鲫鱼汤则乳汁分泌多些，停了则又如原来一样少。刻下患者面色㿠白，说话时少气无力，纳食欠佳，口淡无味，双乳不胀，乳汁少，质清稀，大便量少，每2日1次，睡眠欠佳。剖宫产一男婴，出血不多，恶露少，暗红色。舌质淡红、苔薄白，脉沉细缓。

处方▶生黄芪20g，党参15g，熟地黄12g，当归10g，茯苓15g，淮山药15g，炒白术10g，杜仲10g，砂仁5g(后下)，续断10g，王不留行10g，炮山甲5g，陈皮5g，通草6g，菟丝子10g，生山楂10g，猪蹄1个(自备)。5剂，煎服。

二诊▶药后乳房已有胀感，且乳汁分泌开始增多，纳食改善，进食时有味道，但睡眠仍欠佳。舌、脉象同前。守原方加合欢皮20g、酸枣仁10g、猪蹄1个(自备)。5剂，煎服。嘱其尽量多进食肉、蛋、鱼、虾等优质蛋白质。

三诊▶治疗后诸症明显好转，乳汁分泌明显增多并且浓稠，基本能满足婴儿需要量，很少需加服奶粉，效不更方，照上述方药再续服1周，然后每半个月以上方服1周即可。

> 按语 《傅青主女科》云："乳乃气血之所化而成也，无血固不能生乳汁，无气亦不能生乳汁……新产之妇，血已大亏，血本自顾不暇，又何能以化乳？"说明产妇分娩伤及气血，致气血亏虚，则无以生成乳汁，加之又不能进食多少营养，则更使乳汁分泌减少，所以该患者吃些营养(炖鱼汤)则乳汁多些，停之

则乳汁分泌减少,故采用大补气血、补益脾胃,使之脾胃功能健运,水谷精微吸收,则气血旺盛,乳汁自然足矣。

4. 产后自汗

周某,女,27 岁。初诊:2001 年 11 月 5 日。

患者自述顺产后 1 周余,每天出汗,需换几套内衣,汗出后有恶风感,进食或下床活动时则汗出更甚,自觉疲惫异常,有恐惧感;纳食正常,口略渴,大便正常,每日 1 次,睡眠正常,睡眠时无汗出,乳汁略少,恶露少,暗红色,曾自服玉屏风散,但效果不佳,转而就诊于我。舌质淡红、苔薄白,舌体边缘齿痕较多,脉沉细缓。

处方 ▶ 生黄芪 30 g,党参 15 g,炒白术 10 g,茯苓 15 g,炒淮山 15 g,五味子 5 g,酸枣仁 10 g,防风 5 g,白茅根 15 g,煅牡蛎 15 g(先煎),煅龙骨 15 g(先煎),杜仲 10 g,续断 10 g,当归 10 g,桂枝 5 g,炒白芍 5 g,红枣 5 枚(自备),生姜 1 片(自备)。3 剂,煎服。

复诊 汗出明显减少,且无恶风感觉,口已不渴,原有的恐惧感随之消失。舌、脉象同前。守原方去五味子,加熟地黄 12 g、菟丝子 10 g。5 剂,煎服。

随访 1 周,无汗多之症,病已告愈。

按语 妇人产后,气血极度耗伤,此时卫气、中气均已不足,易致卫阳不固、腠理不实,故身自汗出。若是无睡眠出汗,属于中医学"自汗"的范畴,此时宜补益中气、固护卫表,养血则是正治;患者为一产妇,自汗病机相对较复杂,单纯固表止汗则效果不一定好,所以该患者自服玉屏风散无效。笔者从益气养血、调和营卫入手,佐以养心,补中益气汤与桂枝汤、玉屏风散合方而治之,故取得满意疗效。

第八节 不孕病案

例1:郑某,女,28 岁。初诊:1997 年 4 月 6 日。

患者自述婚后 5 年未孕。一直有正常性生活,未采取避孕措施,丈夫检查各项指标均正常。已经当地医院中西医治疗仍未怀孕,故就诊于我。刻下患者体形不胖不瘦,性格稍内向,不善言语。纳食正常,大小便正常,睡眠正常;月经规则,周期略推后 3～5 天,经期 5～7 天,经量中等,色红,偶有血块,经期有下腹坠胀痛,小腹冷感,腰冷明显,偶有经期乳房胀痛。末次月经 1997 年 4 月 2 日。既往无任何基础疾病史。舌质淡红、苔薄白,脉沉细缓。

处方 ▶ 生黄芪 20 g,党参 15 g,炒白术 10 g,茯苓 10 g,当归 10 g,熟地黄 15 g,炒白芍 5 g,炒柴胡 5 g,合欢皮 10 g,菟丝子 10 g,杜仲 10 g,续断 10 g,枸杞 10 g,淫羊藿 10 g,陈皮 5 g,炙甘草 5 g。5 剂,煎服。

二诊 ▶ 药后无不适,仅胃胀。守原方加砂仁 5 g(后下)、艾叶 10 g。14 剂,煎服。

三诊 ▶ 服药后无不适,近日因受凉腹痛,便溏,每日 1～3 次,稍有恶心。舌质淡红、苔薄白微腻,脉沉细缓。改处方:藿香 10 g,紫苏梗 10 g,厚朴 5 g,防风 10 g,白芷 10 g,茯苓 10 g,六曲 10 g,炒白术 10 g,荆芥 10 g,炒谷芽 10 g。3 剂。另:仍予二诊处方嘱其回当地取药,待腹痛、便溏愈后,如无不适,继服二诊处方直至怀孕为止。2 个月后患者特意到我门诊告知已怀孕,甚喜甚喜。

> **按语** 本案无特殊之处,患者及其丈夫在各大医院检查结果均为正常,但为什么他医治疗无效呢? 笔者认为应从女性的生理机制去认识,即月经周期略延迟(虽说属正常范围)、小腹冷、腰冷等症,此属肾气亏虚,冲任不充沛,则无以受孕。清代陈士铎著《石室秘录》云:"胞胎之脉,所以受物者也,暖则生物,而冷则杀物矣。"加之几年未孕,性格内敛,势必有肝郁之病机隐藏,故在温补肾阳、填补冲任之时,也不忘使用疏肝解郁之药。

例 2:浦某,女,27 岁。初诊:2009 年 7 月 6 日。

患者自述有正常性生活 3 年未孕,有多囊卵巢综合征史。其丈夫各项检查均正常。曾在本市三级中医院治疗无效。刻下患者口略腻,纳食正常,大便略溏,解时较费力,每日 1 次,睡眠正常,但经常乏力,耐力不够,月经不规则,周期常推迟 1～2 周,经量中等,色淡红,无血块,小腹及腰有下坠感,小腹冷,热水袋热敷后则觉舒适,平素性格略急躁。体形中等,末次月经 2009 年 6 月 30 日。舌质淡红、苔薄白腻,脉沉细缓略滑。

处方 ▶ 藿香 10 g,佩兰 10 g,杏仁 10 g,白豆蔻 5 g(后下),炒米仁 15 g,石菖蒲 10 g,郁金 5 g,厚朴 5 g,姜半夏 5 g,党参 15 g,炒白术 10 g,茯苓 10 g,白茅根 15 g,泽泻 10 g,杜仲 10 g,续断 10 g。7 剂,煎服。

二诊▶ 口黏腻改善，大便仍溏，但解时不费力，余无不适。舌质淡红、苔薄白腻，脉沉细缓略滑。守原方去郁金，加白芷10g。7剂，煎服。

三诊▶ 口黏腻、大便溏已愈，仍感乏力。舌质淡红、苔薄白，腻苔已退，脉沉细缓。调整处方：藿香10g，紫苏梗10g，生黄芪30g，党参15g，炒白术10g，茯苓10g，姜半夏5g，当归10g，续断10g，杜仲10g，淫羊藿10g，菟丝子10g，巴戟天10g，桑寄生10g，陈皮5g，炙甘草3g。7剂，煎服。

四诊▶ 服药后无不适，饮食、睡眠、大便均正常，上方去藿香、紫苏梗，加郁金5g，熟地黄15g。7剂，煎服。

随后在上方基础上去姜半夏，加重扶肾养血之品，半年后告知怀孕，并于次年顺产一男婴，全家甚是喜悦，赠送婴儿照片一张存为纪念。

> **按语** 多囊卵巢综合征极易引起不孕，是难治性疾病。笔者治疗多例的经验体会是：①不必考虑治疗多囊卵巢综合征，因为此病不易治疗，且有些药物可能对受孕有影响；②按中医辨证论治思维治病用药，有是证用是药，不被现代医学的病名所束缚；③耐心告知患者：治疗是一个长期过程，要有信心坚持服中药，使患者产生较好的依从性。本案患者就是坚持服中药数月后成功怀孕的。

例3：张某，女，30岁。初诊：2013年5月10日。

患者自述已婚，正常性生活7年未孕。经包括服用中药等多方治疗未怀孕。其丈夫身体健康。刻下患者饮食正常，大便正常，睡眠佳，平时乏力，嗜睡感明显，平时月经量少，暗红色，偶有痛经，小腹胀，月经周期不规则，经常延后2周以上。末次月经2013年4月28日。既往有左侧卵巢囊肿史。舌质淡暗红、苔薄白，脉沉细弦。

处方▶ 炒柴胡5g，枳壳10g，炒白芍5g，生黄芪30g，党参15g，当归10g，炒白术10g，茯苓10g，熟地黄15g，川芎5g，杜仲10g，菟丝子10g，枸杞10g，鸡血藤30g，升麻5g，台乌药10g，怀牛膝10g，陈皮5g，炙甘草3g。7剂，煎服。

二诊▶ 述药后嗜睡感改善，不觉乏力。舌、脉象同前。守原方去枳壳、台乌药，加阿胶5g（烊服）。7剂，煎服。

三诊▶ 述前方服后无不适。舌、脉象同前。守原方加砂仁3g（后下）。7剂，煎服。并嘱其如无不适，则此方怀牛膝改用5g，一直服用此方直至怀孕为止。

3个月后患者告知已怀孕,于次年顺产一男婴。

> **按语** 该案患者系结婚7年未孕,且经中西医治疗无效,查看前医治疗处方,大部分是补肾滋肾之药。笔者认为该患者除了肾精不足、气血亏虚外,还有瘀血的问题,从其月经周期延后、经量少、经色暗、舌质淡暗红可佐证。因此,在补益脾肾、填精养血治法外,笔者还加用了活血化瘀的药,如川芎、鸡血藤、牛膝、当归等,改善其瘀血,起到调整月经、补益冲任、滋养胞脉的作用,如此治疗数月后,终使患者顺利怀孕。因此,治疗不孕不能单纯地补益气血、补肾养精,应注意辨证施治,宫寒则温、瘀血则通、肝郁则疏等,何愁不怀孕?另外,对于有瘀血症的不孕患者如何在应用活血化瘀药的同时避免造成流产风险?笔者的体会是:①有瘀血症、舌象、脉象者可用,但不能用破血化瘀之药,如红花、莪术、䗪虫等;②用活血药时宜量少,取药性缓者为好;③中病即止,药随症转,而用其他方法继续治疗不孕。

第九节 脏躁病案

1. 脏躁

例1:左某,女,57岁。初诊:2015年11月6日。

患者家属代述患者近半年睡眠欠佳,精神恍惚,时欲悲哭,哈欠频作,纳食欠佳,时有口黏略干,饮食无味,时有腹胀,大便略黏滞,每日1次,小便略有热感。已于10年前绝经。舌淡红、苔薄白略腻,脉沉细缓略弦。家属补充病史,半年前患者独子因病去世,悲伤至此。曾邀亲朋好友劝解、开导及中西医治疗效不显,故到我处求治。

处方 ▶ 炒柴胡5g,炒枳实5g,炒白术10g,炒白芍5g,姜半夏5g,茯苓15g,党参10g,玫瑰花5g,合欢花5g,茉莉花5g(自备),藿香10g,佩兰10g,石菖蒲10g,郁金5g,淮小麦30g,陈皮10g,炙甘草5g,大枣5枚(自备)。7剂,煎服。

二诊 ▶ 患者及其家属述服药后情绪略为稳定,腹胀、口黏、饮食无味明显改善,余症同前。舌、脉象同前,但腻苔减少。守原方去茉莉花,加龙骨15g(先煎)、白茅根15g。7剂,煎服。

三诊 ▶ 服药后病情继续好转,情绪稳定,无欲悲哭现象,大便黏滞不爽,小便热感均消失。舌苔薄白，已无腻苔，脉象同前。守原方去佩兰、石菖蒲、白茅根，加酸枣仁10 g。7剂，煎服。

四诊 ▶ 近日因受邻居刺激，病情略有反复，睡眠欠佳，腹胀，时欲悲哭，纳食正常，大便正常。舌、脉象同前。守初诊方去佩兰，加厚朴花5 g。7剂，煎服。

五诊 ▶ 患者及其家属述服药后精神面貌改善，情绪稳定，睡眠仍欠佳。舌淡红、苔薄白，脉沉细缓。按三诊处方改淮小麦40 g，加紫石英20 g（先煎）。7剂，煎服。

该方守方1月余，病告愈。

> **按语** "脏躁"一病，病因较多，类似于现代西医"更年期综合征"，与体内性激素水平失衡直接相关。也有一些属于精神类疾病等，由外界不良因素刺激所致。中医治疗仍然需要辨证施治。"脏躁症"不可简单地以甘麦大枣汤、百合地黄汤直接套用治疗。本案患者是因中年丧子导致精神刺激患病，虽然经中西医治疗，但效果均不明显。从其纳食欠佳，口黏，腹胀，大便黏滞不爽，舌苔薄白腻，可判断有痰湿内停；时欲悲哭、哈气频作等说明肝气失于疏泄；睡眠欠佳，精神恍惚，谓之心神不安、心神失守。治拟疏肝解郁、化痰安神。选择四逆散、二陈汤、甘麦大枣汤及石菖蒲、郁金。此两药有取开窍化痰的菖蒲郁金汤之意，同时又选择一些花类药物，取开郁之意。如此，经过一段时间的治疗，收到了令人满意的疗效。

例2：张某，女，52岁。初诊：2000年7月8日。

患者及其家属共同叙述患者心情烦躁，易怒，时欲悲哭，喜怒无常约持续半年，伴口苦、口干，纳食欠佳，大便略干结，睡眠欠佳，有时彻夜难眠，手足心发热。绝经3年。家人被患者烦扰整天不得安宁，尤其是其丈夫更是时常深叹气，无奈摇头，令人怜惜。已在多家医院就诊，诊断为"更年期综合征"。舌质红、苔薄白略干，脉沉细弦略数。

处方 ▶ 丹皮5 g，生山栀5 g，炒柴胡5 g，枳实5 g，生白芍5 g，百合5 g，生地黄10 g，生龙骨15 g（先煎），珍珠母15 g（先煎），当归10 g，茯苓20 g，茯神20 g，薄荷3 g（后下），五味子5 g，知母5 g，炙甘草3 g。5剂，煎服。

二诊 ▶ 述口苦、口干、大便干结改善，仍有心情烦躁等上述症状。舌、脉象同前。守原方加酸枣仁10 g、五味子5 g，生地黄改15 g，生白芍改10 g。5剂，煎服。

三诊 ▶ 自觉心情烦躁欲哭很少，心情舒畅了，尤其是入夜已能安睡，手足心热感也减轻了，饮食也有滋味了，纳食量增加。舌质红、苔薄白已不干，脉沉细缓略弦。其丈夫说这几天是近半年来少有的安静与愉悦，守原方，7剂，煎服。

四诊▶ 患者自行就诊，未让家人陪同。自述诸症继续改善，夜间睡眠安稳，已能睡5小时，但多梦。舌质红、苔薄白，脉沉细缓略弦。守原方去丹皮、生山栀，加生山楂10g、合欢皮20g。连服半个月善后。

随访2个月未再出现情绪失控、烦躁现象。

按语　本案患者是一典型的更年期综合征，喜怒无常，时常与家人吵闹等。根据这些症状笔者认为是肝火上炎、心火亢奋、肾水被扰所致。予丹栀逍遥散合百合地黄汤加味，以疏肝、降心火、滋肾水。一诊后仅有口苦口干、大便干结改善，而没有情绪等的变化，在加大滋肾养心的方药剂量，添加酸枣仁、五味子两药后，睡眠、心烦欲悲哭改善，守方不变。四诊时患者能自行来院复诊，说明疗效有很大的起色。后据睡眠多梦及饮食问题处方稍做调整，去丹皮、山栀，以防其过于苦寒生燥而收功。

2. 其他（更年期综合征）

李某，女，53岁。初诊：2002年11月20日。

患者自述近半年潮热，汗出，心悸，易怒，伴睡眠欠佳，难入睡；潮热时，面潮红，有烘热感，随之汗出如雨，汗后则潮热缓解，2～3小时后又重复出现，如此反复甚为苦恼，曾被西医确诊为"更年期综合征"，予性激素类药物治疗，服药时有效，停药后复发。因担心长期服用激素类药物的不良反应，故转诊中医求治于我。刻下患者潮热面红，额头上、颈脖处汗出略多，头发有湿润感觉，口干，纳食正常，大便正常。舌质红、苔薄白，脉沉细略数。

处方▶ 生黄芪20g，防风5g，炒白术10g，女贞子10g，墨旱莲10g，煅龙骨15g（先煎），煅牡蛎15g（先煎），五味子5g，淮小麦30g，陈皮5g，夜交藤30g，知母5g，黄柏5g，淫羊藿10g，酸枣仁10g，炙甘草5g。5剂，煎服。

二诊▶ 汗出略有改善，能入睡，但易醒。舌、脉象同前。守原方加银柴胡10g、糯稻根15g。14剂，煎服。

三诊▶ 经过2周治疗，潮热、出汗均明显好转，口干仍有。舌、脉象同前。原方去淫羊藿，加生白芍5g。7剂，煎服。

四诊▶ 潮热、出汗、睡眠均大为改善，谓之病已去十之七九。舌、脉象同前。

守原方去黄柏,加党参 10 g。10 剂,煎服。

2 周后随访,已基本无潮热、多汗现象,偶有睡眠欠佳,余正常,病已告愈。

按语 女性更年期综合征一般不需要药物治疗,患者基本能耐受,症状能自行缓解。但也有一部分人出现潮热、汗出、易怒、失眠、情绪不稳定等较严重症状,且不能自行缓解,需要及时跟进治疗包括药物干预。本案患者就诊时潮热、出汗,其头部、颜面部及颈脖处汗出如雨,甚是令人惊讶,伴有睡眠欠佳,易怒。辨证为肾阴不足、虚火上亢、心神被扰,予二至丸、玉屏风、酸枣仁汤合用之,取得满意疗效。目前,在治疗更年期综合征时有一种固定套路,不加辨证即用二仙汤治疗,其实这是走入了误区。中医对包括更年期综合征的治疗必须因人、因地、因时辨证论治。临床实践证明,只有如此才能取得较圆满的疗效,而主张"一病一方"显然不符合临床治疗规律。

第十节 其他杂症病案

1. 黄体破裂

郭某,女,31 岁。初诊:2018 年 11 月 8 日。

患者因卵巢黄体破裂出现小腹痛而于 2018 年 10 月 25 日妇科急诊收治入院。住院后经对症保守治疗,各项生命体征平稳,于 11 月 8 日请我会诊,目的是消除腹腔积血及附件包块(血肿)。刻下患者左侧小腹不适,伴胀,左下腹可触及包块,纳食尚可,大便略溏,每日 2~3 次,平素性急易怒。末次月经 2018 年 10 月 28 日。腹部超声检查提示:左下腹有 1 包块,大小 50 mm×60 mm,直肠窝积液 40 mm。舌质淡红、苔薄白腻,脉弦细数。

处方 ▶ 藿香 10 g,佩兰 10 g,石菖蒲 5 g,杏仁 10 g,紫苏叶 10 g,茯苓 20 g,郁金 5 g,合欢皮 10 g,玫瑰花 5 g,生黄芪 20 g,党参 10 g,炒白术 10 g,炒柴胡 10 g,炒薏苡仁 15 g,豆蔻 3 g(后下),泽泻 10 g,延胡索 10 g,六曲炭 10 g,炒谷芽 10 g。7 剂,煎服。

二诊 ▶ 药后腹胀消失,大便溏改善,先干后略溏,每日 1~2 次,舌质淡红、苔薄白微腻,脉象同前。调整处方:藿香 10 g,紫苏叶 10 g,茯苓 20 g,郁金 5 g,生黄芪 20 g,党参 10 g,炒白术 10 g,炒柴胡 5 g,炒薏苡仁 15 g,延胡索 10 g,石菖蒲

5 g,制半夏 10 g,乌药 10 g,桃仁 5 g,川牛膝 5 g,六曲 10 g,炒谷芽 10 g,陈皮 5 g。14 剂,煎服。

三诊 ▶ 药后无不适,腹胀已消,纳食正常,大便正常,每日 1 次。舌质淡红、苔薄白微腻,脉沉细弦缓。超声检查提示:子宫、附件无异常,直肠窝无积液。守原方去桃仁、川牛膝、延胡索,加淮山药 15 g、杜仲 10 g。7 剂善后,煎服。

> **按语** 本案患者虽然是妇科黄体破裂行保守治疗,要求清除腹腔内积血、血肿,但从中医角度看虽有离经之血即瘀血,却不是单纯的瘀血。因为从患者的症状、舌象、脉象看,还有湿邪内停、肝气郁结的病机存在,如腹胀、便溏、易怒、舌苔腻白、脉弦数等。故治拟化痰湿、疏肝郁为主,活血化瘀为辅。因此,首诊处方注重化痰湿、疏肝郁,活血祛瘀的药只用 1~2 味;二诊患者腹胀消除,便溏改善,大便次数减少,湿邪已去大半,药随证转,侧重于活血化瘀、佐以化痰益气疏肝;三诊复查超声结果提示腹腔积血及血肿已消。说明在临床诊治工作中按中医思维去实践,一定会收到好的疗效。

2. 阴吹

例 1:陈某,女,68 岁。初诊:2015 年 12 月 22 日。

患者自述近期自觉有气从阴道排出,同时伴有腰酸、腿软、乏力,睡眠欠佳、多梦,四肢冷畏寒,大便溏,每 3 日 1 次,纳食正常。舌质红、苔薄白,脉沉细缓。

处方 ▶ 生黄芪 20 g,党参 10 g,炒白术 10 g,茯苓 10 g,杜仲 10 g,续断 10 g,狗脊 10 g,升麻 15 g,熟地黄 15 g,桑寄生 15 g,沙苑子 10 g,鸡血藤 20 g,首乌藤 30 g,合欢皮 20 g,陈皮 5 g,炙甘草 5 g。7 剂,煎服。

二诊 ▶ 述阴道有气排出及睡眠明显改善。舌、脉象同前。守原方加伸筋草 15 g、丹参 5 g。7 剂,煎服。

三诊 ▶ 述阴道排气基本消失,腰酸腿软、肢冷也有改善,诸症好转。守原方去丹参,加菟丝子 10 g。14 剂善后。

随访 1 年阴道排气未再出现。

> **按语** 阴道排气,中医谓之"阴吹",此病临床多见。有些是专有此症状就诊,有些则是就诊其他病时顺便告之。本症首载于《金匮要略·妇人杂病

脉证并治》。仲景云："胃气下泄，阴吹而正喧，此谷气之实也，膏发煎导之。"该病病机为胃肠燥结、腑气不畅，以致浊气下泄，而发生阴中出气有声之症；另外，还有中气下陷、肝气郁结、饮停中焦及肾气亏损等病机病症；而本案患者属中气下陷、肾气亏虚。因此在治疗时除了升提中气以外，还应补益先天之本——肾，此时主要是以补益肾之阳气为主，并加用熟地黄以填精生髓，精髓强盛则肾也强矣。不用当归则是考虑患者大便溏，每日 3 次之故。二诊兼顾经络，故用舒经通络之品，但总的基调仍是补脾益肾。因此，收到良好的疗效。

例 2：张某，女，47 岁。初诊：2017 年 12 月 10 日。

患者自觉阴道有气往外排出 1 月余，频频出气，甚为苦恼，无异常分泌物排出。平素月经量少。刻下患者胃胀，畏寒不适，嗳气，脘闷，纳呆，恶心，心悸，腰酸且畏寒，受凉时易腹泻，时有便溏，夹有黏液，每日 1 次。面色无华，贫血面容，下肢无浮肿。末次月经 2017 年 12 月 2 日。既往有子宫肌瘤手术史、慢性肾功能不全病史、慢性胃炎、贫血史。舌质淡红、苔薄白、脉沉细缓。

处方 ► 生黄芪 30 g，党参 15 g，炒白术 10 g，茯苓 10 g，炒米仁 15 g，干姜 3 g，炒山药 15 g，杜仲 20 g，续断 10 g，姜半夏 5 g，木香 10 g，砂仁 3 g（后下），乌药 10 g，骨碎补 10 g，紫苏叶 10 g，菟丝子 10 g，炒谷芽 10 g，炙甘草 3 g。7 剂，煎服。

二诊 ► 治疗期间在外院腹部 CT 检查提示：肝、胆、脾、胰均未见异常。胃肠镜检查也未发现异常情况。服药后无不适，阴道排气频率减少，嗳气、胃胀、恶心、脘闷均改善。舌、脉象同前。守原方去炒米仁，加厚朴 5 g、陈皮 5 g。7 剂，煎服。

三诊 ► 经过 2 周中药治疗后，阴道排气现象基本消失，纳食改善，胃胀、脘闷已消，仅有腰酸、畏寒。舌、脉象同前。守上方加藿香 10 g。14 剂善后，煎服。

随访 1 个月，阴道排气现象未再出现，后转为服中药治疗慢性肾功能不全。

按语　本案患者除有"阴吹"病症外，还有慢性肾功能不全及慢性胃病、贫血等基础疾病。整体状况较差，治疗起来较为棘手，但其总的病机是脾肾亏虚、阳气不足。只要抓住总的病机，其他问题就能迎刃而解。因此，集香砂六君子、理中丸和菟丝子丸等补肾阳之品为一体，综合治疗，而不是单纯补中益气治"阴吹"。脾胃和，阳气足，肾气充沛，则"阴吹"、胃胀、脘闷等均可痊愈。此处的半夏是和胃宽中止呕,虽有降逆作用,但不必顾忌其下行的功能是否对治疗"阴吹"有影响。与前例相比,虽然都有脾肾不足,但本案基础疾病较多,全身状况不佳,无论是胃、脾、心、肾都有不足,不能单纯治某一脏腑以图解决问题;其二,补中益气方法在此使用不适宜,因从患者恶心、嗳气、脘闷、纳呆之症来看,症不对方;加之有胃胀、畏寒,已明确无误告之中焦虚寒、胃失和降;其三,如此一来则必须全盘考虑病机,也就有了温中健脾、和胃降逆、补益肾阳总治则;另外不用升麻之升提中气,而用半夏之降逆,一者是前述胃失和降,致恶心、嗳气诸症明示;二者是半夏除了和胃降逆之外,还有二陈汤之意,即"通和胃气之意",这也是在学习了民国时期有"南张北施"之称的金陵著名中医张简斋先生学术思想后灵活运用的。前例虽然年龄偏大,也有脾胃不足和肾气亏虚的一面,但总体上没有各个脏器的亏损(即器质性病变),因此,治疗起来较为简单些。

第六章 男科病临证

第一节 淋证病案

1. 前 列 腺 炎

李某,男,17 岁,高中学生。初诊:1994 年 5 月 8 日。

患者自述尿频、尿急 1 周,每节课都要申请上厕所 7～8 次,因怕被同学、老师嘲笑,苦恼异常,曾在泌尿外科治疗。查尿常规:尿蛋白阴性,红细胞 0～2/HP,白细胞 5～6/HP,诊断为急性前列腺炎,予口服氧氟沙星胶囊 1 周后,仍尿频、尿急而就诊于我。刻下患者略有排尿灼热感,尿频、尿急,尿滴沥不尽,会阴部不适,不能久坐,显得坐立不安,口略干,纳食正常,大便正常。舌质淡红、苔薄白,脉弦略数。患者在整个就诊过程中上厕所 4 次,情绪焦躁不安。辨证为肝郁气滞、下焦湿热,治拟疏肝解郁、利湿清热、佐以健脾。

处方 ► 炒柴胡 5 g,炒白芍 5 g,枳壳 10 g,郁金 5 g,当归 10 g,苦参 10 g,乌药 10 g,金钱草 15 g,通草 5 g,茯苓 15 g,炒白术 10 g,生龙骨 15 g(先煎),生牡蛎 15 g(先煎),浙贝母 10 g,橘核 15 g,合欢皮 10 g,制香附 10 g,生甘草 3 g。7 剂,煎服。

二诊 ► 述心烦、会阴部不适改善,但仍有尿频、尿急、尿不适感。舌、脉象同前。守原方去通草。7 剂,煎服。

三诊 ► 述诸症继续好转。舌、脉象同前。原方去苦参、郁金,加熟地黄 15 g,川牛膝 10 g。7 剂,煎服。

四诊 ► 患者坐立不安、情绪焦躁消失,仅有些尿频及会阴部不适,已能坚持上完一节课再上厕所,口已不干。舌质淡红、苔薄白,脉弦略缓细。调整处方:炒柴胡5g,枳壳10g,炒白芍5g,乌药10g,生牡蛎15g(先煎),橘核15g,制香附10g,熟地黄15g,生黄柏5g,白茅根15g,生甘草3g,川楝子5g,青皮10g,金樱子10g,芡实10g,鸡血藤30g。7剂,煎服。

随访半年未复发,次年考取自己理想的大学。

按语 本案为青少年发育阶段出现急性前列腺炎,究其原因是缺乏从正常渠道获取性知识,而那些涉黄书刊、网上不良性宣传导致前列腺经常处于充血状态,形成急性前列腺炎,而常规抗生素治疗后未见明显效果,加之有情绪上的波动,故在治疗时从疏肝解郁入手,配以清利下焦,选用逍遥散为主方,合当归贝母苦参丸加减,并加用镇静之品。药后患者症状逐渐减轻,最后从年轻气盛、相火易妄动的角度思考,而调整治疗为疏肝滋肾法收官。《内经·上古天真论》云:"二八,肾气盛,天癸至……"故在滋肾之时只用1~2味滋肾之药,在于取其意,而不是大剂量用之,以免损害肾阳,抑制男孩的性发育,此点在临床上尤需注意。

2. 慢 性 前 列 腺 炎

欧某,男,32岁。初诊:2017年5月17日。

患者自述尿频、尿急2月余。经其他中医治疗2月余无效。刻下患者仍尿频、尿急、滴沥不尽、腰酸、乏力、小腹及会阴部不适,胀感明显,阴囊潮湿伴热胀感,经常大便溏稀,每日1~2次,便后有腹空的感觉。服前医中药后大便次数增多,且有腹痛凉感。舌质淡红、苔薄白,脉沉细缓。尿常规检查正常。超声检查提示前列腺无异常。查看他医处方大多为清热利湿、活血之药,如金钱草、海金沙、萆薢、虎杖、荔枝核、乌药、石苇、小蓟、北沙参、蜈蚣、蒲公英、延胡索、败酱草等。该病证属脾气亏虚、肾气不固。

处方 生黄芪30g,党参15g,炒白术10g,茯苓20g,炒薏苡仁20g,乌药10g,煅牡蛎15g(先煎),橘核20g(打碎),荔枝核10g,制香附10g,川楝子5g,小茴香3g,芦根20g,白茅根15g,陈皮10g,杜仲10g,续断10g,炒谷芽20g。7剂,煎服。

二诊 述诸症改善,尤其是尿频、尿急及会阴部不适胀感改善明显,是近2个月来最舒服的1周。守原方续服7剂,煎服。

三诊 ▶ 述诸症继续好转,大便成形,每日 1 次,无阴囊潮湿感、热胀感,仅有尿滴沥不尽感及腰酸乏力。舌、脉象同前。守原方去川楝子、荔枝核、橘核、小茴香,加木香 10 g、川牛膝 10 g、菟丝子 10 g、覆盆子 10 g。7 剂,煎服。

四诊 ▶ 述诸症基本消失,仅有腰酸乏力。舌、脉象同前。予五子衍宗丸合四君子汤善后,并嘱其不饮酒,多活动。

按语　前列腺炎有急性和慢性之分,急性期多见于青壮年,且来势凶猛可伴有发热、尿频、尿急等,尿常规检查可见白细胞。一般情况下,大多到中医科就诊的慢性前列腺疾病患者,是在泌尿科诊治无效后求诊的。本案患者经中医治疗 2 个月仍无效,为什么?从前医处方得知其是按清热利湿、解毒、活血、通络法治疗,依据是尿频、尿急,阴囊潮湿,热胀感的实证,而忽视了腰酸乏力,经常大便溏稀,便后有腹空的感觉,以及舌质淡、苔薄白,脉沉细缓这些脾气亏虚、肾气不足的虚证,导致治疗后出现大便次数增多,且有腹痛凉感,这些已提示了前述治疗方向有误,可惜前医没有变换治法,因此治疗近 2 个月无效。笔者严格从辨证论治的原则出发,通过健脾益气、扶肾的治疗很快收到效果,一诊后患者自述是近 2 个月来最舒服的时候,说明辨证思路正确才会有此疗效,后守方治疗,病情得以缓解。可见,学好中医的基础理论并正确运用是非常重要的。

3. 前列腺肥大

邢某,男,71 岁。初诊:1998 年 4 月 12 日。

患者自述尿滴沥不尽,近 2 个月出现尿滴沥不尽,尿等待时间长,夜尿频,达 4～5 次,以致影响睡眠,曾在泌尿外科及中医院服中药治疗,疗效不显而来我处就诊。刻下患者尿滴沥不尽,有尿涩感,小便量少,小腹胀甚,尿等待时间长,由于每次用力屏气解尿又导致腹股沟斜疝发生,夜尿次数多达 4～5 次,致睡眠欠佳,甚为苦恼,纳食正常,口略干,不敢多饮水,大便正常。既往有前列腺疾病史。舌质红、苔薄白,脉弦缓。治拟益气扶肾、佐以行气通淋。

处方 ▶ 生黄芪 20 g,党参 15 g,当归 10 g,炒白术 10 g,茯苓 20 g,淮山药 15 g,熟地黄 15 g,王不留行 10 g,木香 10 g,杜仲 10 g,川牛膝 10 g,陈皮 10 g,生牡蛎 15 g(先煎),炒柴胡 5 g,乌药 10 g,桑寄生 10 g,金樱子 10 g,炙甘草 5 g。7 剂,煎服。

二诊 ▶ 服药后尿等待、小腹胀、尿滴沥不尽均改善，夜尿仍频，余同前。守方去淮山药、金樱子，加杏仁 10g、桑叶 10g。7 剂，煎服。

三诊 ▶ 诸症继续好转，小便时尿畅快感明显，夜尿仍频。守原方去炒柴胡、桑寄生，加金樱子 15g、芡实 10g。7 剂，煎服。

四诊 ▶ 夜尿次数明显减少，每夜 2～3 次，尿滴沥不尽，尿等待时间长，小腹胀等症均改善。舌质红、苔薄白，脉弦缓。上方去炒柴胡，加香附 10g。14 剂善后，煎服。

> **按语** 本案患者为良性前列腺增生症，属老年男性的常见病。通常情况下医生会建议口服保列治等西药，再加热水坐浴等可缓解。严重者会因尿潴留使用导尿管治疗，部分选择前列腺手术解决问题；轻症者可以通过口服中药取得一定效果。该案从中医角度辨证属高年肾气不足、膀胱气化不利、脾气亏损，故尿滴沥不尽，尿等待时间长，而屏气努力解尿又引发疝气，属中气下陷的表现，夜尿频则是肾阳气不足、不能固涩下焦之故。治拟益气扶肾、行气通淋。二诊后症状有所缓解，在此基础上加宣发肺气之品，取"提壶揭盖"之意，药后患者尿畅快感明显；最后通过固肾收涩改善夜尿频而收功。此案前期治疗以通利为主，后期治疗则以收涩固肾为主。一边通利，一边收涩，表面看似矛盾，实际上从病机角度看又是一致的。即：通利是因为肾气亏损、膀胱气化不利、小便滴沥不尽、尿等待时间长，而采用补肾通利；收涩也是肾气不足不能固涩小便，则夜尿频多，此时补肾固涩，使夜尿多改善。

4. 慢性前列腺炎尿频滴沥不尽

陆某，男，36 岁。初诊：2001 年 4 月 6 日。

患者自述因打麻将久坐后，近期出现尿频、尿滴沥不尽，伴会阴部不适，睾丸不适，凉胀感，尿无力，夜尿 2～3 次，腰酸乏力，纳食欠佳，口苦，大便干结，睡眠欠佳，乏力，无发热畏寒、腹痛等。舌质淡红、苔薄白干，脉沉细缓弦。既往有慢性前列腺炎病史。治拟健脾温肾行气。

处方 ▶ 生黄芪 30g，党参 20g，炒白术 10g，茯苓 10g，香附 10g，川牛膝 10g，制半夏 5g，续断 10g，杜仲 20g，桑寄生 10g，牡蛎 15g(先煎)，合欢皮 20g，乌药 10g，金樱子 10g，芡实 10g，陈皮 5g，炒莱菔子 15g，黄芩 5g，小茴香 5g。7 剂，煎服。

二诊 ▶ 述药后口苦、大便干结、睾丸不适凉胀感稍有改善。舌、脉象同前。原方去续断、桑寄生、莱菔子，加橘核 20 g、肉桂 2 g（后下）、当归 10 g。7 剂，煎服。

三诊 ▶ 患者已无口苦，睾丸不适凉胀感、会阴部不适感明显改善，睡眠较前好转。守原方续服 7 剂。

四诊 ▶ 述诸症好转明显，原有的前列腺症状基本消失。守原方去肉桂、黄芩，加青皮 10 g。7 剂善后，煎服。

> **按语** 前列腺炎据症状大都有尿频、尿热等尿路刺激症状，一般情况下多属于湿热下注下焦，通常按清利下焦湿热的治疗原则选方用药，疗效也较好，对待每一个病例仍需辨证论治，不可千篇一律的。本案患者的临床表现不是湿热下注，其病机是下焦寒凝气滞，故有会阴部不适、睾丸凉胀不适、尿无力、夜尿频等，但其又有热的一面，如口苦、大便干结，说其是寒热错杂也未尝不可。因此，在治疗上既要温散下焦行气通滞，又要兼顾口苦、大便干结等，温经通络行气散寒是该患者治法的关键，故在二诊时加重温经散寒之品。考虑地处南方，四月天气已转热，故温散寒邪之品用量不大，症状改善后在善后方中去除温燥之药肉桂。足厥阴肝经络于阴器，在治疗此类疾病时注意加些行气疏肝之药，则疗效更好。本案病机属寒凝气滞，故加青皮较为贴切。青皮，性微温，有行（破）气疏肝之功，符合本案病机寒凝气滞，而具温通之功。

5. 前列腺肥大尿滴沥

潘某，男，64 岁。初诊：2017 年 4 月 28 日。

患者自述尿频、尿急半年，每 1～2 分钟即小便一次，坐立不安，伴尿滴沥不尽，左侧腹股沟及会阴部隐痛，且有胀感；觉阴茎冷感，腰酸，口中痰涎多，纳食正常，大便尚可，睡眠欠佳，年轻时性生活频繁。平素冬季膝关节以下畏寒冷，夏季不喜用空调。舌质淡红、苔薄白腻，脉沉细数弦。在他医处服中药治疗 2 月余无效，转诊于我。查看前医处方均为清热利湿解毒之药，如石膏、黄柏、滑石、龙胆草、败酱草之类，而此病实为寒湿聚于下焦所致。

处方 ▶ 藿香 15 g，佩兰 15 g，石菖蒲 15 g，杏仁 10 g，生薏苡仁 15 g，豆蔻 3 g（后下），乌药 10 g，炒苍术 5 g，党参 10 g，炒白术 10 g，茯苓 20 g，芦根 10 g，厚朴

5g,炒柴胡 5g,枳壳 10g,香附 10g,杜仲 10g,金樱子 10g,甘草 3g。7 剂,煎服。

二诊 ► 述尿频明显改善,半小时至 1 小时小便 1 次。舌质淡红、苔薄白腻,脉同前。守原方加肉桂 1g(后下)、黄柏 5g、小茴香 5g,去枳壳、厚朴。7 剂,煎服。

三诊 ► 通过 2 周治疗,尿频基本改善,约 3 小时小便 1 次,腹股沟及会阴部隐痛、阴茎冷感均消失,仅睡眠欠佳,口中痰涎多改善不明显。舌苔薄白腻已转正常。改六君子汤合五子衍宗丸加减善后。

按语 年龄大的男性,前列腺肥大导致尿滴沥不尽等不适症状是常见现象,但本案患者尿频、尿急的严重程度则较少见,几乎每 1～2 分钟就小便 1 次,确实令人烦恼,而前医只因患者的前列腺肥大之尿频、尿急以为是湿热下注,便机械应用一大堆清热解毒利尿之药,由于未作辨证论治处方,所以治疗 2 月余无效。本病岂是湿热下注一式一方? 我曾反复对学生讲,中医是讲究辨证的,且是在运用中医理论的基础上正确辨证施治的。从本案症状阴茎冷感,冬季膝关节以下畏寒,夏季不喜用空调,口中痰涎多,舌苔薄白腻等不难判断该病的病机是寒湿聚于下焦,致气化不利,失于机枢,故有尿频、尿急等。以芳香化湿、温补下焦、佐以疏肝的方法治疗后,复诊即已见效,小便能延至半小时至 1 小时才解,说明诊疗思路是正确的,加重温补下焦助膀胱气化之品后,则疗效更加明显,可达每 3 小时小便 1 次,属基本正常了。由此说明按中医的思维去辨证施治,临床往往取效,反之则没有疗效。

6. 前列腺常规检查指标异常

赵某,男,69 岁。初诊:2015 年 10 月 31 日。

患者自述平素有慢性前列腺肥大史,近期体检发现总前列腺特异性抗原(t-PSA)、游离前列腺特异性抗原(f-PSA)升高,分别为 t-PSA 9ng/ml(正常值范围 0～4ng/ml),f-PSA 3ng/ml(正常值范围 0～0.9ng/ml)。患者因恐惧前列腺穿刺术而来我处就诊。刻下患者尿等待时间略长,小便无力,小腹偶有胀不适感,夜尿 2 次,腰膝酸软,略有乏力疲劳感,纳食正常,大便略黏不爽,每日 1 次。舌质淡红、苔薄白略腻,脉沉细缓。治拟益气化湿、扶肾。

处方 ► 生黄芪 30g,党参 15g,炒白术 10g,茯苓 10g,当归 10g,升麻 5g,藿香 10g,佩兰 10g,石菖蒲 10g,厚朴 5g,苍术 5g,陈皮 5g,乌药 10g,川牛膝

10 g,生米仁 15 g,盐黄柏 5 g。7 剂,煎服。

二诊 ▶ 小腹略胀、大便黏滞不爽改善,舌苔薄腻改善,余同前。守原方 7 剂,煎服。

三诊 ▶ 诸证药后继续改善,已无大便黏滞不爽,乏力改善明显。舌质淡红、苔薄白,脉沉细缓。守原方去苍术、厚朴、石菖蒲、盐黄柏、佩兰,加杜仲 10 g、桑寄生 10 g、狗脊 10 g、金樱子 10 g、牡蛎 15 g(先煎)、浙贝母 10 g。7 剂,煎服。

四诊 ▶ 上方加入扶肾软坚散结之品后尿等待时间长及小便无力、腰膝酸软基本消失。再守原方 7 剂。

五诊 ▶ 复查 t-PSA 5 ng/ml,f-PSA 1 ng/ml。患者心情舒畅,满面喜悦。舌、脉象无大的变化。守上方 20 剂,研成粉末,煎服善后,每日 2 次(服 40 天)。

> **按语** 本案患者前列腺疾病症状不是特别严重,只是在检查前列腺特异性抗原时发现异常升高,给患者带来了不小的心理压力,又不愿行前列腺穿刺检查,故来我处就诊。据临床症状及舌、脉象,确定给予益气化湿、扶肾法治疗。在症状缓解后,依据前列腺肥大、增生的现象,在治疗后期选取软坚散结之品加入方药中,如此一来则疾病向愈,检查指标得以改善。笔者认为要重视前列腺疾病的现代生化检查,知晓其临床意义,把化验结果作为四诊的材料,但不为其束缚,不为处理某项生化指标而开具中药,仍然按中医理论去辨证施治。本案巧用四诊、辨证用药,收到了满意的效果。

7. 前列腺肥大

王某,男,75 岁。初诊:2005 年 11 月 6 日。

患者自述近 1 周因尿解不出而住某二甲医院泌尿外科行插导尿管术,目前仍保留导尿管,小便不能自控。患者不愿手术治疗而就诊于我。刻下患者小腹略胀不适,因插导尿管自觉会阴部不适,纳食正常,大便略干结,每日 1 次,腰酸乏力,睡眠欠佳。舌质红、苔薄白,脉沉细略弦缓。既往有慢性前列腺炎、慢性前列腺肥大、高血压病史。治拟行气软坚扶肾。

处方 ▶ 乌药 15 g,木香 10 g,炒柴胡 5 g,枳实 10 g,炒白芍 5 g,王不留行 15 g,生牡蛎 15 g(先煎),浙贝母 10 g,玄参 10 g,琥珀粉 2 g(冲服),制大黄 5 g(后下),杏仁 10 g,桑叶 15 g,川牛膝 10 g,续断 10 g,车前子 20 g。5 剂,煎服。

二诊 ▶ 药后第 4 天拔除导尿管后尿已能自行解出，但滴沥不尽感明显，小腹略胀，尤以夜间明显，纳食正常，大便干结改善，余症同前。舌质红、苔薄白，脉沉细略弦缓。守原方去制大黄，加杜仲 15 g、桔梗 5 g、延胡索 10 g，改琥珀粉 3 g（冲服）。5 剂，煎服。

三诊 ▶ 上方从宣肺活血扶肾三方面加重药力，患者服药后小便滴沥不尽、小腹胀均改善，自觉每次小便都基本上能解干净，要求继续巩固治疗，以二诊方 15 剂善后，随访半年未复发。

> **按语** 　老年男性的尿潴留往往由老年性前列腺肥大引发，需插导尿管解决。老年患者反复插导尿管后极易引起尿路感染，非常痛苦。许多患者最后行前列腺切除术才能解决尿闭的问题。因此，早期尿潴留积极治疗，可有效缓解尿不出等的痛苦。前列腺肥大可辨证施用活血化瘀、软坚散结等治法。本案患者因无瘀血症状，而未用活血化瘀方法。据小腹胀，大便干结，尿癃闭，脉沉细弦，舌质红，苔薄白，而辨为气滞热结、肾气亏损，治拟行气软坚散结、清热扶肾，并加用宣肺之法，此处有"提壶揭盖"之意。二诊有效后加重扶肾宣肺通淋之药，使拔除导尿管之后的小便滴沥不尽症状得以明显改善，癃闭得到解除。在此要注意，无论是哪种原因导致的尿潴留，在治疗立法上都要注意适当选用扶肾的药物，或温补肾阳或滋补肾阴，据辨证而用之。因为此时的患者大多已届高龄，肾之阴阳已不足矣。

8. 前列腺肥大致尿失禁

马某，男，85 岁。初诊：2015 年 11 月 6 日。

患者自述尿失禁伴肉眼血尿 2 周，曾于 5 年前行膀胱癌手术，术后身体状况良好，但近 2 周出现尿憋不住、尿失禁，时常遗在裤子上，以至不敢出门散步，伴肉眼血尿，眼睑晨起浮肿，午后下肢浮肿，夜尿 3～4 次，睡眠尚可，纳食欠佳，大便正常。自认为是照顾生病卧床的老伴劳累所致，经西医治疗 2 周无效。超声检查提示：前列腺增生，未见其他异常，残余尿量多约 200 ml。尿常规：蛋白阴性，红细胞满视野，白细胞 5～7/HP；患者家属认为年龄较大，不愿做膀胱镜、输尿管镜等进一步检查，故求治于我。刻下患者舌质淡红、苔薄白，脉沉细缓。既往有心脏病、心房缺损修补术史。据证分析乃劳累致中气下陷、血不循脉络，治拟补中益气扶肾。

处方▶ 生黄芪30g,党参15g,炒白术10g,茯苓10g,升麻5g,当归10g,杜仲10g,续断10g,桑寄生10g,覆盆子10g,牛膝10g,泽泻10g,牡蛎15g(先煎),金樱子10g,芡实10g,陈皮5g,炒谷芽10g,炙甘草3g,小蓟草15g。7剂,煎服。

二诊▶ 述纳食改善,尿失禁减轻,余症同前。舌、脉象同前。守方加白茅根15g。7剂,煎服。

三诊▶ 述诸症大减,已无肉眼血尿,下肢浮肿已消退,已敢外出散步,未发生尿失禁。舌、脉象同前。上方去牡蛎、小蓟草、泽泻,加菟丝子10g、乌药10g。14剂善后,煎服。随访半年无异常。

> **按语**　本案高龄患者虽然5年前行膀胱癌手术,但一直情况稳定,无尿失禁、肉眼血尿及尿频等现象,而近期出现尿失禁、肉眼血尿,尽管患者没有做进一步的侵入性检查以确诊,仍然可推测其病变部位或是在膀胱或是在前列腺,而从中医角度辨证属劳累过度导致气血亏虚、脾肾不足。肾气不足无以固摄致膀胱失约,故有尿失禁、夜尿多;水湿泛滥则下肢浮肿,责之于脾气亏损,出现饮食欠佳,尿失禁,失于统血,血不循脉络,则肉眼血尿。因此,治则上选定补中益气扶肾法,以补中益气汤为主,加杜仲、续断、桑寄生等补肾扶肾之品,佐以凉血止血药,经过2周的治疗,病情明显改善,已敢出门散步,最后达到症状消失、生活如常的目的。
>
> 笔者认为对于一些年龄较大、身体条件不能耐受创伤性检查、不接受手术、化疗的患者,在运用中医药治疗时,首先考虑如何提高患者的生活质量而不单纯强调病灶的消除。若一味追求消除病灶,不适当地使用创伤性治疗措施,患者在忍受痛苦的情况下,最后疾病未必能得到控制,还落得人财两空,这是医患双方都不愿看到的结果。

9. 前列腺癌术后尿失禁

袁某,男,71岁。初诊:2016年10月24日。

患者因前列腺癌手术2个月后出现尿失禁而就诊。尿失禁症状以中午11点左右出现为甚,过了此时段则尿能憋住,尿失禁现象也少些,夜尿4次,伴腰酸乏力,睡眠欠佳,多梦,纳食正常,大便溏,每日1~3次,无尿痛尿热现象。既往有高血压病史。舌质淡红、苔薄白腻,脉沉细缓。已在多处中医治疗疗效不佳而就诊于我。考虑其为气虚湿阻。

处方 ▶ 藿香 10g,佩兰 10g,石菖蒲 10g,芦根 10g,白茅根 15g,杏仁 10g,生米仁 15g,泽泻 10g,生黄芪 20g,党参 10g,炒白术 10g,茯苓 10g,石见穿 10g,野葡萄藤 10g,陈皮 5g,炒谷芽 10g。7 剂,水煎服。

二诊 ▶ 大便溏略改善,舌苔薄白腻已退。守原方加白豆蔻 3g(后下)、菟丝子 10g,去石见穿、野葡萄藤。7 剂,煎服。

三诊 ▶ 大便已略成形,每日 1～2 次,舌苔正常,但尿失禁改善不明显,脉象同前。调整处方:生黄芪 30g,藿香 10g,党参 15g,炒白术 10g,茯苓 10g,升麻 5g,杜仲 10g,桑寄生 10g,桂枝 5g,猪苓 5g,金樱子 10g,芡实 10g,覆盆子 10g,合欢皮 20g,陈皮 5g,炒谷芽 10g,泽泻 10g。7 剂,煎服。

四诊 ▶ 述中午尿失禁憋不住症状改善明显,夜尿多也改善。舌、脉象同前。守方去藿香、泽泻,加当归 10g、猪苓 10g。7 剂,煎服。

五诊 ▶ 述中午尿憋不住症状继续好转,夜尿仅有 1 次。舌质淡红、苔薄白,脉沉细缓。守方加枸杞 10g、续断 10g。7 剂善后,煎服。

随访 3 个月,病情稳定,没有出现中午 11 点尿憋不住现象。

> **按语** 本案患者中午 11 点左右出现尿失禁憋不住,是在前列腺癌手术后 2 个月出现,说明与手术的关系不大,此其一;无尿痛、尿热,说明下焦无热象,此其二;结合舌、脉之象,以及夜尿多达 4 次,腰酸,便溏,年龄大等可以判断为虚证。另外,还有一点不容忽视,即还有湿的一面,从其舌苔白腻可看出。综上分析,确定健脾化湿为首诊的治法,或问之即有尿失禁又有虚为何不从补虚补肾角度治疗? 这是因为前面所述说的有湿邪存在,若补之则犯"闭门留寇"之错,使疾病复杂化。随着湿邪的消除,其主要症状尿憋不住、夜尿多,成为下一步的治疗重点。笔者认为患者每至中午 11 点左右即出现尿失禁憋不住,此时间点正好是阴阳交替之际,阳渐渐减弱,而阴渐渐来复,且患者原本就正气虚弱,脾肾阳气不足,故此时尿失禁,是符合病机的。依据此思路三诊时改方为补脾肾之阳,助膀胱气化,药后果然见效,3 次治疗后患者病愈。从整个治疗过程中可以得出启示:用中医中药治疗疾病,要遵循中医的理论,按中医辨证施治原则,有理有节,第一步治疗有效后依病机转换治法,就一定能取得意想不到的治疗效果。

第二节　阳痿、阳强病案

一、阴茎勃起异常

1. 阴茎异常勃起

吴某，男，32岁。已婚。初诊：2008年7月22日。

无明显诱因下近2个月阴茎异常勃起，尤其是在地铁车厢等公共场合，看见异性则阴茎勃起，性欲亢奋，几乎天天想同房。为此患者异常苦恼、尴尬，到三级医院泌尿科就诊多次无效，经人介绍来我处就诊。刻下患者口干，口腔易溃疡，面色正常，情绪较急躁，纳食正常，大小便正常，乏力，无尿频、尿急、尿痛等症。舌质红、苔薄白，脉沉细缓。治拟疏肝解郁。

处方 ▶ 炒柴胡5g，炒白芍5g，枳壳10g，炒栀子10g，桑叶10g，黄芩5g，车前草10g，生地黄10g，泽泻10g，醋五味子5g，玄参10g，生杜仲10g，茯苓10g，茵陈10g，牡丹皮10g，玫瑰花5g。7剂，煎服。

二诊 ▶ 上方治疗后疗效不明显。舌苔略白腻，脉象同前。调整处方：藿香10g，佩兰10g，杏仁10g，生米仁10g，白豆蔻3g（后下），芦根10g，炒栀子5g，生黄柏5g，川牛膝5g，茵陈10g，蒲公英10g，杜仲10g，滑石10g，石菖蒲5g，醋柴胡5g，射干10g。7剂，煎服。

三诊 ▶ 述仍胡思乱想，见异性阴茎易勃起，时有口腔溃疡发作。舌质红、苔薄白腻，脉沉细缓。守上方去佩兰、杏仁、豆蔻、栀子、蒲公英、滑石、射干，加知母10g、炒白芍5g、玫瑰花5g、茯苓20g、续断10g、郁金5g、甘草3g。7剂，煎服。

四诊 ▶ 患者复诊时面露喜色，症状明显好转，性幻想减轻，勃起次数减少。守原方加合欢皮10g。7剂，煎服。

之后，知母改5g，加熟地黄15g。守方半月后，去黄柏，知母，续服1周后，患者见异性已无阴茎勃起，无性幻想及每天均想同房等胡思乱想，口腔溃疡无发作，随访半年无异常。

> **按语** 性幻想、阴茎异常勃起一般多见于青少年期，而本案患者已婚，有正常的性生活，加之工作繁忙，通常不会出现此现象。结合患者平素易怒、

口腔易生溃疡等情况，首先从疏肝解郁、清泻肝火的角度去治疗，但服后无效，反添舌苔白腻，说明清泻肝火之苦寒药用后反致脾虚生湿；二诊时调整为芳香化湿、清利湿热的方法，服药后仍无效反见口腔溃疡发作，苔腻加重，至此则不得不另辟蹊径，从泻相火的途径入手，加用知母、黄柏，结果令人满意；三诊后阴茎勃起次数明显减少，随后效不更方，守方治疗后诸症悉除，口腔溃疡也随之而愈。试问为何首诊不用泻相火之方法？该患者无面色潮红，而有口腔溃疡，易怒，急躁，加之年龄已过三十，舌质红、苔薄白，似肝郁化火所致，此即"一叶障目"也。用疏肝解郁、清泻肝火之法无效后，才细细品味不应被年龄所束缚。患者性欲亢奋，异常勃起，其脉象沉细缓，口干，舌红，实为相火妄动之征，而非肝郁所致实火。故以知母、黄柏泻相火等得以痊愈。

2. 阴茎勃起不消

例1：张某，男，30岁。初诊：2015年1月12日。

患者自述近半年性生活时或早晨阴茎勃起不消，胀而不适，致使身心痛苦，睡眠欠佳，纳食正常，大便正常，腰酸凉，夜尿1次。既往有腹股沟斜疝手术史。舌质淡红、苔薄白腻，脉沉细缓。

处方 ▶ 炒柴胡5g，炒白芍10g，当归10g，炒白术10g，茯苓10g，薄荷5g（后下），藿香10g，佩兰10g，石菖蒲10g，郁金5g，芦根10g，乌药10g，合欢皮20g，淮小麦30g，丹参10g，夜交藤30g，木香5g，杜仲10g，生甘草3g。7剂，煎服。

二诊 ▶ 述阴茎勃起不消有所改善。舌、脉象同前。守原方7剂，煎服。

三诊 ▶ 患者满面笑容前来就诊，晨起阴茎勃起不消已缓解，即使性生活后也能回复正常状态。舌质淡红、苔腻已消，脉象同前。调整处方为参苓白术散加杜仲、续断、熟地黄、丹参、菟丝子。14剂，煎服。

按语　本案患者阴茎勃起不消，究其原因为肝气郁滞、湿邪内停所致。虽然患者的腰酸凉，脉沉细，舌质淡红等症状表现似乎是肾虚。复习《灵枢·经脉》云："肝足厥阴之脉，循股阴，入毛中，过阴器，抵小腹"，因此，患者疾病定位在肝是有依据的；再者患者年轻气盛，易出现肝气郁滞现象，而其腰酸凉，脉沉细，应该理解为阳气被湿邪抑遏、不得舒展所致，故采用疏肝解郁、佐以化湿的方法取得效果，也证明笔者的观点是正确的。

例2：严某，男，60岁。初诊：2017年8月23日。

患者自述近2个月出现入夜阴茎勃起不消、胀而难受，伴勃起时小便难解，尿频、尿急，夜尿5～6次，导致睡眠欠安，曾在市某名中医处就诊，服中药2月余，初服中药有效，随后又勃起不消，而就诊于我处。刻下患者仍入夜阴茎勃起不消，会阴部胀不适，服他医中药后大便不爽难解，但成形，易怒，担心夜尿多从下午开始即不敢饮水，饮食正常，无发热、畏寒等，患者为此甚是苦恼。舌质淡红、苔薄白、脉弦缓。既往有高血压、乙肝核心抗体阳性、前列腺肥大等病史。查看前医处方，一派苦寒泻肝火之药，结合患者舌、脉象分析，可知初服有效，后则无效。

处方 ▶ 炒柴胡5g，炒枳壳10g，郁金5g，炒白芍5g，生黄芪30g，王不留行10g，乌药10g，生牡蛎30g（先煎），木香10g，炒川楝子5g，橘核20g，荔枝核10g，陈皮5g，浙贝母10g，白茅根30g，生丹参10g，桑叶10g。7剂，煎服。

二诊 ▶ 药后无效，诸症同前，考虑患者年龄偏大，肾之阴阳已不足，去川楝子、桑叶，加香附10g，淫羊藿5g，知母5g，熟地黄15g，川牛膝10g。7剂，煎服。

三诊 ▶ 症状仍然无改善。原方去王不留行，加茯苓20g，生栀子5g，金樱子10g。7剂，煎服。

四诊 ▶ 药后诸症同前，没有一点起色。上方去郁金、木香、橘核、荔枝核。调整处方：炒柴胡5g，炒枳壳10g，炒白芍5g，生黄芪10g，乌药10g，生牡蛎30g（先煎），香附10g，浙贝母10g，生丹参15g，川牛膝10g，炒黄柏10g，茯苓20g，生栀子5g，金樱子10g，首乌藤30g，桂枝5g，合欢皮20g，陈皮5g。7剂，煎服。

五诊 ▶ 病情大有改善，夜间阴茎已不勃起，阴茎胀也有所改善，大便仍难解、费力，但成形，质软。舌、脉象同前。原方加党参10g、炒莱菔子15g。7剂，煎服。

六诊 ▶ 病情大为改善，阴茎夜间没有勃起现象，夜尿次数也减少为1～2次，说明病机、治法贴切。守原方巩固治疗2周，后随访3个月未见异常。

按语 本案临床并不多见，一者年龄略大，二者入夜异常勃起持续长达2个多月，三者又经某名中医诊治2个月之久，效果不佳，可谓难治性疾病。前医为何治疗初有效而后又无效呢？因患者初期可能确有实火之证，所以用那位名中医的清泻肝火、苦寒清热之品确实有效。以后当患者尿频、尿急，但不尿热;夜尿多,但大便不干结,口不干苦时,肝之实火基本消退,故再服泻肝苦寒之方当然无效了。辗转到我处时,经对病症、舌象、脉象的分析后,首先从疏肝解郁、补气行气、软坚入手,无效后,又从年龄偏大,肾之阴阳不足转而补之仍无效,三诊下来病情毫无起色。这不得不重新调整思路,重新认识疾病了。首先病位在肝和肾,《灵枢·经脉》云:"肝足厥阴之脉……循股阴……环阴器,抵小腹……""是动则病腰痛不可以俯仰,丈夫㿗疝……是主肝所生病者……遗溺,闭癃。"肾开窍于前后二阴,故病位也在肾。那么病机为何?如前所述无肝经火热,二、三诊均用知母、熟地、淫羊藿双调肾之阴阳,且加用川牛膝以苦泄下降,引血下行以降上之火,仍然无效,毫无起色。细究之,肾之阴不足不明显,无燥邪在体内,因此知母、熟地在此处反而属于"画蛇添足",况且知母虽有滋阴作用,但偏于清泻肺火、滋润肺阴,《本草纲目》谓"下则润肾燥而滋阴,上则清肺金而泻火。"从另一方面提示该病机是肝气郁结、肾之相火妄动,而不是肝肾阴虚导致的。故在四诊时黄芪减为10 g,遵"气有余便是火",防补气太过而为火;去知母、熟地、淫羊藿,改用黄柏以制相火,桂枝温膀胱之气以助膀胱气化,制约夜尿多,如此一变则病情大有改善,最后以此立法巩固治之而愈。

二、 阴茎不能勃起

陈某,男,53岁。初诊:2018年8月12日。

患者自述无明显诱因阴茎不能勃起2年余,夜间及晨起均不能勃起,导致无法进行夫妻生活,产生家庭矛盾,心情不佳,曾自购药物及多方就诊,中西医治疗无效。刻下患者身疲乏力,语音低怯,情绪低落,纳食正常,大便正常,睡眠欠佳。舌质暗红、苔薄白略湿润,齿痕多,脉沉细缓弦。

处方 ▶ 生黄芪30 g,党参15 g,炒白术10 g,茯苓20 g,当归10 g,川芎5 g,菟丝子10 g,熟地黄15 g,巴戟天10 g,骨碎补10 g,陈皮5 g,鸡血藤30 g,合欢皮10 g,狗脊10 g,炙甘草3 g,续断10 g,杜仲20 g。7剂,煎服。

二诊 ▶ 述药后无明显不适。舌、脉象同前。于上方加淫羊藿10 g、郁金5 g、丹参5 g。7剂,煎服。据其舌暗红考虑体内有瘀血所停而用丹参、郁金。

三诊 ▶ 述阴茎勃起不明显,诸症同前。守上方去郁金,加韭菜子10 g。14剂,煎服。

四诊 ▶ 患者喜悦之情溢于言表，阴茎已稍许能勃起，并能同房。守原方加蜈蚣1条、玫瑰花5g，去丹参、鸡血藤。14剂，煎服。

五诊 ▶ 述夜间及晨起均有勃起，且能正常同房。患者信心倍增。舌淡暗红、苔薄白，边有齿痕，脉象同前。守原方去玫瑰花，加郁金5g。14剂，煎服。

随访2个月，所有情况均正常。

> **按语**　本案患者病程长达2年之久，经中西医医治疗均无效，查看前医所用方药，大多为补肾阳、兴阳举痿方药，其中不乏贵重之品，如鹿茸、黄狗肾、海马、海狗肾等，如此治疗是不辨证，只知补肾壮阳一法。其实对于阳痿，举而不坚病，不单只有肾阳不足一说，只要没有外伤和器质性病变，一般情况下都有向愈的可能，治疗上有补肾助阳、疏肝解郁、化湿清热等，应视具体病情辨证施治。笔者20世纪90年代初治愈一新婚2个月不能行房事的案例。新婚年轻男子因性生活无能被逼离婚，那个年代在农村娶一媳妇花费很大，离婚会让男方承受巨大损失，因此十分沮丧。笔者采用疏肝解郁的方法给予治疗。结果1周后即能正常行房事，婚姻得以维持。故在治疗此类疾病时要时刻记住疏肝一法。回过头来分析本案，其既有肾气不足、脾气亏虚的一面，如乏力，语音低怯，舌苔薄白，齿痕多；又有肝气郁结、心神失养的一面，如情绪低落，睡眠不佳，脉弦；还有瘀血的表现，即舌质淡暗。因此在治疗上以补益脾肾为主要原则，采用补后天以养先天，侧重于补先天之肾，脾肾双补，并贯穿始终；兼顾疏肝解郁、活血祛瘀，在用补肾药时也只是温润缓补，而不是燥热峻补，只有在前3诊效不佳时才用甘温之药韭菜子10g；故在四诊时病情已见起色，随后只是略加疏肝解郁之药予以巩固，如玫瑰花、郁金之类，于平缓之中收到疗效。

第三节　外肾（睾丸）病及杂症病案

一、外肾（睾丸）病

1. 睾丸冷

陈某，男，38岁。初诊：2017年5月14日。

患者自觉睾丸寒凉感 1 年多。曾在几家医院检查未发现异常情况,也曾服过中药,但效果不佳,于今日就诊于我。刻下患者腰腿酸乏力,嗜睡,口腔异味,纳食正常,睡眠正常,夜尿 1～2 次,大便略溏,每日 1 次,肢冷,周身时觉畏寒,面色晦暗。既往有乙肝"小三阳"、肝内胆管结石等病史。舌质淡红、苔薄白,脉沉细缓。

处方▶ 生黄芪 30 g,党参 15 g,炒白术 10 g,茯苓 20 g,乌药 10 g,防风 10 g,补骨脂 10 g,陈皮 10 g,杜仲 20 g,桑寄生 10 g,狗脊 10 g,淫羊藿 10 g,木香 10 g,制香附 10 g,巴戟天 10 g,姜半夏 5 g,菟丝子 10 g,肉苁蓉 10 g,鹿角霜 10 g。7 剂,煎服。

二诊▶ 述仅大便略有改善,仍为先干后溏。舌、脉象同前。守原方去防风、木香,加熟地黄 15 g。7 剂,煎服。

三诊▶ 述药后已有身热温暖感。守方不变,续服 7 剂。

四诊▶ 经过前 3 次治疗,睾丸寒凉感明显改善,有温暖感,且肢冷、嗜睡也有所改善,大便已成形,每日 1 次,身畏寒已消。舌、脉象同前。守原方去鹿角霜,加鸡血藤 30 g。14 剂,煎服。

五诊▶ 睾丸寒凉感基本消失,唯觉腰腿酸、乏力。上方去补骨脂。7 剂,烘干打粉,冲服,每次 3 g,每日 2 次。

后因其他病就诊于我,告知睾丸已无寒凉感,一切正常。

按语 本案患者就诊时已是南方 5 月份,天气已转暖,气温 20～25℃,按常理应该不会睾丸寒凉、身畏寒等,且患者已有一年病程及治疗时间,因此属于较难治的一类疾病。该患者又有乙肝"小三阳",给治疗带来了一定的麻烦和难度,笔者在治疗时不选大辛大热之药,不用附子、干姜、细辛之品,一者天气较热;二者该类药物很可能损伤肝脏,诱发肝病;三者取甘温平缓之剂有利于久病的长期治疗,治疗过程中取得少许疗效后,即把鹿角霜换掉,考虑到不可温热太过伤阴、不可温热太过伤肝。虽然说它是血肉有情之品,性较缓和,但毕竟是属温热之药,中途加熟地黄,是取张景岳"善补阳者,必于阴中求阳,则阳得阴助而生化无穷"之意,结果显效。

2. 睾 丸 痛

汤某,男,68 岁。初诊:2008 年 1 月 16 日。

患者自述无明显诱因近 1 周出现双侧睾丸疼痛伴尿憋不住,尿道口痛、痒,夜尿 3～5 次,无力难解,等待时间长;饮食正常,大便干结、难解,腰酸乏力,多汗,耳鸣。超声检查提示:双侧睾丸无异常,附睾无异常,前列腺增生。既往有糖尿病、高血压、心脏病、乙肝"小三阳"等病史。舌质红、苔薄白腻,脉沉细缓。

处方 藿香 20 g,川牛膝 5 g,杜仲 20 g,续断 10 g,制香附 10 g,火麻仁 15 g,炒莱菔子 20 g,生牡蛎 15 g(先煎),浙贝母 10 g,乌药 10 g,生黄芪 30 g,陈皮 5 g,桂枝 3 g,泽泻 10 g,猪苓 10 g,橘核 20 g(盐炒),炒王不留行 10 g,磁石 15 g(先煎),石菖蒲 10 g,浮小麦 30 g。7 剂,煎服。

二诊 述睾丸疼痛明显减轻,多汗、大便干难解也改善,尿憋不住的现象也有所好转。舌苔腻变薄,脉象同前。调整处方:藿香 20 g,川牛膝 10 g,杜仲 20 g,续断 10 g,制香附 10 g,浙贝母 10 g,乌药 10 g,生黄芪 30 g,陈皮 5 g,泽泻 10 g,炒王不留行 10 g,石菖蒲 10 g,白前 10 g,紫苏叶 10 g,白芷 10 g,百部 10 g,木香 10 g,六曲 10 g。7 剂,煎服。

三诊 述睾丸疼痛基本消失,目前仅有夜尿多、腰酸乏力,余症悉除。舌质淡红、苔薄白,脉沉细缓。调整处方:生黄芪 30 g,党参 15 g,炒白术 10 g,茯苓 15 g,乌药 10 g,金樱子 10 g,芡实 10 g,杜仲 10 g,续断 10 g,川牛膝 5 g,鸡血藤 30 g,丹参 10 g,陈皮 5 g,郁金 5 g,鸡内金 10 g,佛手 10 g。7 剂善后,煎服。

按语 本案患者睾丸疼痛在排除了占位等情况后予以中药治疗。首先治拟化湿行气益肾,药后睾丸疼痛明显减轻,其他如多汗、耳鸣等症状也减轻;遂调整处方行气益肾、佐以宣肺,此有"提壶揭盖"之意,主要是考虑夜尿多难解无力,等待时间长,后果然见效。最后以扶肾益气方而善后。

二、杂症病

1. 精囊炎

郑某,男,32 岁。初诊:2018 年 10 月 11 日。

2018 年 4 月 9 日发现精液带血就诊某三级医院泌尿外科,治疗无效;改诊中医治疗 3 个月,无效。精神压力大,经人介绍就诊于我。刻下患者仍精液带血甚至全程排出血色精液,排精后尿道不适,小溲淋漓不尽伴有尿热。平日尿道、会阴和小腹不适,双侧睾丸胀痛、凉;四肢凉,纳食正常,大便正常,腰酸易怒,焦躁不安。舌质红、苔薄白腻，脉沉细缓弦。增强 CT 检查提示：右侧精囊腺管扭曲伴少量内出血，符合精囊炎表现。

处方 ▶ 藿香 10 g，佩兰 10 g，杏仁 10 g，生米仁 15 g，白豆蔻 3 g（后下），厚朴 5 g，延胡索 10 g，郁金 5 g，炒柴胡 5 g，炒白芍 5 g，橘核 20 g，香附 10 g，乌药 10 g，白茅根 15 g，合欢皮 20 g，杜仲 10 g，木香 10 g，炒枳壳 10 g。7 剂，煎服。

二诊 ▶ 述诸症同前无变化。守原方加石菖蒲 10 g。7 剂，煎服。

三诊 ▶ 经过 2 周治疗，舌苔腻已退，仍有尿热，手淫时仍有血精，但颜色已由原来的鲜红色转为暗红，笔者认为属陈旧性出血。守原方去杏仁、米仁、豆蔻、厚朴、郁金，加续断 10 g、川牛膝 10 g、仙鹤草 15 g、侧柏叶炭 10 g、藕节炭 10 g、王不留行 10 g、小蓟 30 g、生大蓟 15 g。7 剂，煎服。

四诊 ▶ 因休息不好又出现血精，先一段为正常精液，后一段为血精，精液排出后小便有热感，仍有睾丸疼痛，但已不冷。舌质淡红、苔薄白腻，脉象同前。嘱其禁欲一段时间，不能每周都排精。

处方 ▶ 藿香 10 g，炒柴胡 5 g，炒枳壳 10 g，橘核 20 g，制香附 10 g，乌药 10 g，白茅根 15 g，杜仲 10 g，续断 10 g，川牛膝 10 g，仙鹤草 15 g，侧柏叶炭 10 g，小蓟 30 g，生大蓟 15 g，炒五灵脂 10 g（包煎），生蒲黄 10 g（包煎），苦参 10 g，荔枝核 10 g，浙贝母 10 g，滑石 10 g。7 剂，煎服。

五诊 ▶ 述睾丸疼痛明显减轻。舌质淡红、苔薄白微腻，脉象同前。守原方服半个月。

六诊 ▶ 述前方治疗后无任何不适，睾丸疼痛消失，已无尿热症状，偶有尿道不适，但不注意则无任何不适，纳食正常，大便正常。舌质淡红、苔薄白，脉沉细缓。原方去藿香、五灵脂、蒲黄、滑石，加狗脊 10 g、桑寄生 10 g、熟地黄 15 g。14 剂善后。

1 个月后随访一切正常，已无血精。又随访 2 个月，一切正常。

按语 精囊炎属难治性疾病，中西医药治疗手段不多，疗效也不太理想，且易反复，治疗起来很棘手。本案患者辨证属寒湿内停下焦、肝气郁结，故有睾丸胀痛、冷凉，会阴和小腹不适，四肢凉，脾气易怒，焦躁不安，舌苔白腻。患者就诊时情绪不稳定，经中西医治疗数月无效，故此时首先安慰患者，告知病情的复杂性，使其情绪稳定，配合治疗。初诊该患者时，其异常烦躁，每周都手淫排精看是否出现血精，这不利于精囊炎的治疗，故在四诊时告诫他不能如此频繁排精，患者听从了劝告。正确对症治疗后，终于使疾病好转。此可理解为处方外的治疗措施吧。

2. 遗精

黄某，男，70岁。初诊：2016年11月14日。

患者自述在无明显诱因下于近1个月出现遗精，每周1次，很是烦恼，伴腰酸乏力，足畏寒，口干，饮食正常，大便溏，每日1～2次，睡眠正常。患者体形消瘦，既往有胃出血史。舌质淡红、苔光剥，根白厚腻，脉沉细弦略数。此乃脾虚湿阻、肾气不足导致精液不固，治拟芳香化湿、健脾扶肾法。

处方 ▶ 藿香10g，佩兰10g，石菖蒲10g，芦根10g，苍术5g，党参10g，茯苓10g，生薏苡仁15g，炒山药10g，六神曲10g，杜仲10g，续断10g，炙甘草3g，狗脊10g，郁金5g，泽泻10g。7剂，煎服。

二诊 ▶ 症同前，考虑湿邪日久恐药力不够，去泽泻、郁金，加紫苏梗10g、王不留行10g。7剂，煎服。

三诊 ▶ 药后1周未出现遗精，且舌后根腻苔转薄，大便略成形，每日1次，湿邪衰其大半，加乌梅10g、天花粉10g、金樱子10g。7剂，煎服。

四诊 ▶ 口干改善明显，大便基本成形，三诊至今已2周未出现遗精了。舌根腻苔已退，前苔仍光剥，脉沉细缓略弦。湿邪已除，调整治疗方向以补肾摄精为主。上方去佩兰、苍术、王不留行、石菖蒲、芦根，加煅牡蛎15g、芡实10g、五味子5g。

处方 ▶ 藿香10g，党参10g，茯苓10g，生薏苡仁15g，炒山药10g，杜仲10g，续断10g，狗脊10g，煅牡蛎15g，芡实10g，金樱子10g，乌梅10g，天花粉10g，五味子5g，紫苏梗10g，菟丝子10g。7剂，煎服。

五诊 ▶ 足已不畏寒，诸症继续好转，已有近1个月未遗精。舌前略有薄白苔，根厚腻苔已除，脉沉细缓略弦。守原方去藿香、煅牡蛎，加覆盆子10g。服半个月。

后随访2个月未出现遗精。

按语 《素问·六节藏象论》云："肾者，主蛰，封藏之本，精之处也"。遗精一证有君相火动、心肾不交；也有肾虚滑脱、精关不固等，故不能单纯归于肾,临床宜详细辨之。明代龚信《古今医鉴·遗精》云:"夫梦遗精滑者,世人多作肾虚治……殊不知此证多属脾胃,饮食厚味,痰火湿热之人多有之。"《景岳全书·遗精篇》云:"有因用心思索过度辄遗者,此中气有不足,心脾之虚陷也"。本案结合年龄及症状,应属肾虚精不固所致。因其睡眠正常,似属无梦而遗精,符合古人"无梦属肾虚"之说,"肾不虚则精不滑",此其一;其大便溏,口干,舌前无苔光剥,根厚白腻,应是湿邪内阻,津不上承,脾失健运所致,脾虚也有之,此其二;故化湿健脾方法要结合进去,不能单纯认为只有肾虚的一面。因此本案治疗之初采取芳香化湿、健脾扶肾的方法,而不是简单地补肾收涩,否则易"闭门留寇",导致病情变化,待湿邪基本除去之后,再加用收涩之法,如此才能获得事半功倍之效。

第七章 急症疾病临证

第一节 外科急症病案

1. 肠梗阻

例1：伍某，男，58岁。初诊：2015年11月12日。

患者自述腹胀、腹痛恶心1周。3周前于某三级医院行肾囊肿微创手术，1周后出现后腹腔积液，再行输尿管修补术，之后出现腹胀、腹痛、恶心，并加重1周，经外院住院治疗（包括胃肠减压、灌肠）等无效，拟诊粘连性肠梗阻，动员其再次手术。患者平素经常就诊于我，对我很信任，故签字自动出院来我处就诊。刻下患者精神委靡，痛苦面容，手捧腹部，呻吟不止。家属代诉仍然腹胀、腹痛，嗳气频频，恶心乏力，无矢气，三日未解大便，但昨日大便1次，略溏量少，饮食欠佳，睡眠欠佳。身畏寒，触摸腹部胀软，不喜按。舌质淡红、苔薄白根白腻，脉沉细缓略弦。外院血常规检查：白细胞 24×10^9/L；中性粒细胞0.768；淋巴细胞0.232；肾功能检查：血肌酐 $82 \mu mol/L$，尿素氮 $6.1 mmol/L$；血钾 $3.7 mmol/L$；尿常规检查：蛋白－，白细胞＋，红细胞＋＋＋。腹部CT检查提示：小肠扩张，腹腔无积液。诊断为粘连性肠梗阻，治拟化湿行气、降逆通腑。

处方 ▷ 藿香10g，紫苏梗10g，白芷10g，党参10g，茯苓10g，炒白术10g，厚朴10g，大腹皮10g，代赭石15g，旋覆花10g，制半夏10g，苍术5g，酒制大黄5g，乌药10g，枳实10g，木香15g，炒谷芽20g。2剂，煎服。

二诊 ▷ （11月14日）：药后当晚11点左右频频矢气，便溏5~6次，腹痛、腹胀略减轻，恶心、呕吐改善，顿觉人舒适，精神爽。目前仍略腹胀，但已不痛，恶心、呕吐、嗳气均无。舌质淡红、苔薄白略腻,脉弦细缓。药效已显,症缓解。守原方去大黄、旋覆花、代赭石,加佩兰 10 g,白豆蔻 3 g(后下),石菖蒲 10 g,骨碎补 10 g。3 剂,煎服。

三诊 ▶ (11 月 17 日):大便溏已改善,每日 1 次,饮食正常,无腹胀、腹痛,仅有夜间肠鸣甚。舌质淡红、苔薄白根略腻,脉细弦缓。守上方加香附 10 g、杜仲 10 g。3 剂善后,煎服。

> **按语** 本案患者因肾囊肿微创手术后输尿管损伤行 2 次手术修补后出现粘连性肠梗阻,经用各种保守治疗手段无效后来我处就诊。对于此类肠梗阻,外科鉴于手术治疗可能再次发生肠梗阻,故不主张再次手术。笔者依据腹痛、腹胀、恶心、呕吐、嗳气,纳食欠佳,无矢气,大便溏,身畏寒,舌苔根白腻,脉沉细缓。辨证为脾胃气虚。湿浊中阻,腑气不通,不通则痛,而立化湿行气通腑法,集平胃散、四君子汤、小承气汤、代赭石汤于一方,且不用生大黄,改用制大黄,意在 2 次手术后体质已弱,缓泻以免伤及正气;二诊时腑气已通,但湿浊之邪仍在,且属于突出地位,故去大黄、旋覆花、代赭石;加重化湿之力,如白豆蔻、佩兰、石菖蒲等,使湿邪去,腑气通畅,疾病向愈。笔者体会:在治疗粘连性肠梗阻时,不能一见梗阻不通就用大小承气汤,应该根据具体的病症用药,即有是证用是药。

例 2:杨某,女,54 岁。初诊:1985 年 7 月 10 日。

患者自述因腹痛、无大便 3 天入住某二级医院外科,被诊为粘连性肠梗阻,有腹部手术史,经外科治疗如胃肠减压、禁食等无效。刻下患者痛苦面容,卧床呻吟不断,口干口苦,腹胀腹痛,便秘近 1 周,无矢气,无发热、畏寒,无恶心、呕吐,腹胀腹软,无腹肌板样强直。舌质红、苔薄干,脉弦略数。治拟行气通腑泄热。

处方 ▶ 生大黄 10 g(后下),芒硝 10 g(分 2 次冲服),枳实 10 g,厚朴 10 g,炒柴胡 5 g,制香附 10 g,郁金 10 g,生谷芽 10 g,延胡索 10 g,炙甘草 3 g。2 剂,煎服,嘱其少许频频服。

复诊 ▶ 患者下午服药后,至半夜即出现肠鸣,大便 2 次,疼痛、腹胀随之减轻,感觉异常舒适,家属高兴得一大早将排出的大便拿至诊室让我查看,并询问是否要继续服药。观其大便为溏稀便,不成形,无燥屎,嘱其续服第 2 剂,并去芒硝,巩固之。后随访 1 周诸症无复发,并已出院。

按语　本案患者肠梗阻经辨证属金刃所伤，致腑气不通、肠中积滞。故不通则痛，其无发热、畏寒，无恶心、呕吐，说明无实邪、表邪，故立行气通腑、活血止痛法直捣肠腑。其后排出大便为溏稀状也说明无大热、无燥屎、无实邪，但大承气汤仍属适应范围，其中还有一小插曲，会诊时外科主任看我年纪轻轻，怕有万一不测，嘱咐我开中药时一定要小心谨慎，担心服药后出现肠穿孔。此乃西医对中医药缺乏了解所致。

例3：某女，72岁。初诊：1999年11月5日。

患者自述腹胀、腹痛、便秘5天，诊断为粘连性肠梗阻，已住外科治疗。因无外科手术指征，而请我会诊。刻下患者腹胀、腹痛、便秘5天，时嗳气，表情痛苦，但腹胀、腹痛尚可忍受，无发热、畏寒，纳食欠佳，口略干，已按外科要求禁食、禁水。腹部触诊略胀，腹软，无腹肌板样强直。患者既往有帕金森病史。舌质淡红、苔薄白干，脉沉细缓略弦。证属气虚腑气不通，治拟益气通腑、行气通滞。

处方　炒柴胡10g，党参10g，炒白术10g，茯苓15g，枳实10g，生大黄10g（后下），芒硝5g（分二次冲服），厚朴10g，炙甘草3g，生黄芪15g，陈皮10g。2剂，煎服，每日1次。

复诊　患者服2剂后腹部开始松动，腹胀减轻，矢气频频，并于服完2剂后解大便1次、质软，精神转佳，无腹胀、腹痛。舌质淡红、苔薄白，苔已不干，脉沉细缓。此腑气已通，津液当自生，考虑患者年事已高，需巩固治疗一段时间。在原方基础上去芒硝、生大黄。调整处方：制大黄5g，厚朴5g，生黄芪20g，佛手10g，炒米仁15g，淮山药15g，生山楂10g。5剂善后，煎服。

按语　本案肠梗阻患者为老年妇女，有帕金森病史，外科诊断为粘连性肠梗阻，不选择外科手术治疗。笔者从中医学角度认为患者是老年人，气血已亏虚，运行不畅，则气机阻滞，腑气不通，不通则痛，气机紊乱，诸症蜂起；再者，需结合患者既往有帕金森病病史，该病目前病因不明，其临床表现除静止性震颤、运动迟缓、肌强直和姿势步态障碍外，也可伴有抑郁、便秘、睡眠障碍等非运动症状。中医诊治时，也应充分考虑帕金森病也是便秘的病因之一，用药不仅泄下通腑治标，也需益气健脾利于通滞排便。总之，中医师除了掌握中医理论还要对西医理论及疾病的诊断有所了解，时刻跟踪掌握现代医学的发展方向，为我所用，不至于落伍。

例 4：某男，48 岁。初诊：2001 年 7 月 26 日。

患者自述腹胀、腹痛住院，诊断为粘连性肠梗阻。住院 3 天来未解大便，腹胀、腹痛，呻吟不止，曾有胃部手术史，因保守治疗效果不佳，遂请我会诊。刻下患者腹胀、腹痛，呻吟不止，痛苦面容，又因天气炎热出汗不止。腹部膨隆，叩之如鼓。拒按，触之腹部皮肤紧绷，且伴皮肤发亮，腹胀难忍不愿翻身。患者双手自抱腹部边呻吟边述腹胀欲死，痛而无矢气，无大便，口略干，不思饮。舌质红、苔薄略干，脉细弦略数略弱。治拟通腑行气、佐以活血。

处方 ▶ 生大黄 10 g（后下），芒硝 10 g（分 2 次冲服），枳实 10 g，厚朴 10 g，桃仁 10 g，赤芍 10 g，炙甘草 5 g。1 剂，煎服。

复诊 ▶（7 月 27 日）：述药后已有肠鸣、矢气，随后即大便，先为干结燥屎，后成形，共解大便 2 次，至半夜则腹胀渐消，腹痛渐止。已无呻吟，触诊其腹已软，较之昨日腹大如鼓完全判若两人。舌质淡红、苔薄干，脉沉弦缓。上方去芒硝，加生地 15 g。续服 1 剂善后。

> **按语**　本案患者被诊为粘连性肠梗阻，又有胃部手术史，因此外科不主张手术治疗而采用保守治疗。会诊时患者表情痛苦，腹胀大如鼓，非常人所能体会，其实证显而易见，但其脉象不太支持实证，除了弦数外，略显较弱，此时据证用药、舍脉求证显得格外重要。因此，急用大承气汤泻下腑实，加入桃仁、赤芍以活血润肠通便，增强大承气汤的通腑作用，达到解除病苦，救急的目的。

例 5：某女，92 岁。初诊：2016 年 9 月 28 日晚。

无明显诱因出现腹胀、腹痛、无便 2 天，住沪某二级医院外科，经治疗 3 天仍腹痛、腹胀，无便，因暂无外科手术指征，加之为高龄老人、家属不同意手术等因素，外科行保守治疗，经人介绍请我会诊。刻下患者腹胀隐痛尚能忍受，口略干，流质饮食，无便 1 周，睡眠欠佳，腹软，腹部未见膨隆。患者平素也常有无便 2～3 天的现象，但从无持续 1 周的情况。舌质淡红、苔薄白，脉沉细略弦缓。辨证为气虚气滞、腑气不通。

处方 ▶ 党参 10 g，生黄芪 15 g，生大黄 5 g（后下），芒硝 5 g（冲服），厚朴 10 g，枳实 10 g，陈皮 10 g，木香 10 g，杏仁 10 g，茯苓 10 g。3 剂，煎服。

复诊 ▶ 在服 2 剂药无效后，考虑到患者年事已高，气虚为甚，电话嘱其家属加生晒参 10 g，煎水与中药同服；复诊时，患者仍未解大便，只有肠鸣，辘辘有声，偶有矢气,腹软,仍隐隐作痛。舌、脉象同前。原方去芒硝,续服 3 剂,药后仍无效。患者转院至某三级医院行手术治疗,确诊为粘连性肠梗阻。

按语 此为治疗粘连性肠梗阻无效之病例,今记录在此供同道参考,仁者见仁,智者见智,或许能从中汲取一些经验。笔者分析:①患者腹柔软不鼓胀,没有腹痛拒按,说明无腑实证。②根据患者脉象等考虑为气虚而致肠腑阻滞。③患者为高龄女性,脉象沉细,应该存在脾肾阳不足。因此,在处方加用人参后,患者症状稍见起色。因为患者是高龄老人,用药时不够大胆,加用温阳通便的治法也因患者转院而无法实施了。事后考虑如果加上一些温阳通便药则可能缓解肠梗阻,即采用益气温阳、行气通滞之法治疗,可能会有所收效。

2. 急性黄疸

徐某,女,62 岁。初诊:2007 年 4 月 26 日。

患者自述无明显诱因于 2 天前出现右胁疼痛,发热,伴恶心,背部不适,全身黄染,拟诊"急性胆囊炎、胆石症?"已在外院治疗 2 天。因拒绝住院治疗而来我处就诊。刻下患者仍有右胁疼痛,尚能忍受,无发热,但畏寒,精神欠佳,大便每 3 日 1 次,成形不干结,余症同前。既往有糖尿病、胆囊结晶史。眼巩膜黄染,全身皮肤黄染,腹略胀。舌质红、苔薄白腻,脉细沉缓弦。肝功能检查:谷丙转氨酶 493 U/L,谷草转氨酶 258 U/L,总胆红素 109 μmol/L,直接胆红素 42.65 μmol/L。血常规正常。我院 CT 检查提示:胆囊壁略厚。证属湿热内停、肝胆失于疏泄。

处方 ▶ 藿香 10 g,佩兰 10 g,茵陈 15 g,炒柴胡 5 g,枳壳 10 g,炒白芍 5 g,木香 10 g,香附 10 g,荆芥 10 g,防风 10 g,芦根 20 g,白茅根 15 g,车前子 20 g,郁金 15 g,制大黄 5 g,炒谷芽 20 g,炒苍术 5 g,土茯苓 15 g。7 剂,煎服。

二诊 ▶ (5 月 3 日):舌、脉象无大变化。肝功能检查:谷丙转氨酶 106 U/L,谷草转氨酶 36 U/L,总胆红素 27 μmol/L,直接胆红素 18 μmol/L,无不适,已见效。守原方去炒白芍,加王不留行 10 g。7 剂,煎服。

三诊 ▶ (5 月 11 日):舌质淡红、苔薄白腻,脉象同前。肝功能检查:谷丙转氨酶 28 U/L,谷草转氨酶 28 U/L,总胆红素 18.4 μmol/L,直接胆红素 11.0 μmol/L,肝功能指标均恢复正常,仍要求其按规定休息。原方加佛手 5 g、鸡骨草 10 g。7 剂,煎服。

> **按语** 本案患者为急性胆囊炎、胆石症引发的黄疸病。应患者所求,予中药治疗。经辨证后治拟化湿疏肝、通便,未采用常规大剂量清热解毒、利胆退黄之法,治疗 1 周后黄疸退去一半,且肝功能也逐渐恢复,2 周后全部正常,体现了中医治疗急症的长处。需要注意的是,如果患者疼痛加剧,黄疸加深,还是应劝患者就诊西医外科。

3. 阑尾炎术后包块不消

刘某,男,42 岁。初诊:2012 年 5 月 15 日。

患者自述于半个月前行阑尾切除术,出院后即出现右下腹隐痛不适,略胀,手可触及局部有 1 小包块,略有压痛。就诊于上次施行手术的科室。超声检查提示右侧腹腔有 1 个肿块,直径 10～12 cm,予抗生素静脉给药 10 天无效,而就诊于我。刻下患者右小腹隐痛不适,略胀,总觉腹部有物阻碍感,烦躁不安,饮食正常,口不干苦,大小便正常,无发热、畏寒等症状。舌质淡红、苔薄白,脉沉细缓略弦。此为金刃伤及气血筋络、瘀血结于内,治拟益气活血。

处方 ▶ 生黄芪 30 g,党参 15 g,炒白术 10 g,茯苓 20 g,赤芍 10 g,当归 10 g,炒柴胡 5 g,枳壳 10 g,五灵脂 10 g(包煎),生蒲黄 10 g,延胡索 15 g,乌药 10 g,莪术 10 g,生牡蛎 15 g(先煎),川芎 10 g,川牛膝 10 g,陈皮 5 g,炒谷芽 10 g。5 剂,煎服。

二诊 ▶ 述药后腹痛明显减轻,腹中有轻松感,纳食正常,大小便正常。效不更方,守方 5 剂,煎服。

三诊 ▶ 已无不适,复查超声提示腹腔正常,未见包块,以香砂六君子汤善后。

> **按语** 本案患者手术后血肿,小腹隐痛不适,如有物阻碍感,是属于金刃伤及气血筋络,瘀血内停所致。气血为之所伤,瘀阻于内腹形成的包块,岂是单凭抗菌消炎治疗能解决?果然静脉注射抗生素 10 天无任何效果,也属意料之中。气血为之所伤,必定亏虚,无以运行则形成瘀阻,不通则痛,故腹部隐痛。据舌、脉之象,治拟益气活血、补之消之,则瘀阻可通,气血可补,病则向愈。补中益气汤加上失笑散等治疗,取得了肿块消失而病愈的结果。

4. 急性乳腺炎

某女,28 岁。初诊:2001 年 5 月 20 日。

患者产后 1 周,出现左侧乳房泌乳不畅,略胀硬,次日乳房疼痛伴发热,体温达 39.2℃,就诊西医外科,予头孢类抗生素针剂静脉滴注 2 天,效不显,仍发热、畏寒,乳房胀热痛而就诊于我处。刻下患者表情痛苦,面部潮红,乳房胀痛,触之更甚,口干略苦,纳食尚可,大便干结,每 2 日 1 次。舌质红、苔薄略黄,脉弦略数。左乳房红肿硬,触之热烫感明显,治拟疏肝行气、活血散结。另加中药外敷。

处方 ▶ 炒柴胡 5 g,枳实 10 g,赤芍 15 g,郁金 10 g,制香附 10 g,木香 10 g,金银花 10 g,蒲公英 15 g,橘叶 10 g,忍冬藤 15 g,地丁草 10 g,野菊花 10 g,党参 10 g,茯苓 10 g,白茅根 15 g,炒白术 10 g,制大黄 5 g。3 剂,煎服。

外敷方 ▶ 生大黄 10 g,金银花 20 g,白芷 15 g,冰片 10 g,香附 20 g,败酱草 20 g。2 剂,研粉,醋调外敷。

复诊 ▶ 药后第 2 天发热已退,乳房胀痛减轻,大便已通。舌、脉象同前。口服原方去制大黄、白茅根、地丁草,再予 3 剂巩固;外敷药不用调整,继续使用。后患者家属因其他疾病到我处就诊,告知其已痊愈,免去开刀之苦。

> **按语** 产后乳腺炎属常见病,一般情况下抗生素治疗都可痊愈,有些患者则需要手术切开引流才能解决问题。该患者因西药治疗 2 天,表现为发热、畏寒,乳房红肿胀痛未减,故转而求治中医。据脉、舌象分析属于肝郁气滞、热毒内郁,予疏肝行气、活血散结药物内服,加用清热解毒之外敷药,内外合治,疗效较为明显。一般情况下笔者除了给予内服药外,都会再予药物外敷,可更迅速地取得较为满意的疗效。实际上许多病都可以采用内治和外治结合的方法,如关节病、皮肤病、慢性肾功能不全,等等。

5. 下肢脉管炎

某男,72 岁。初诊:2012 年 10 月 15 日。

患者自述原有脉管炎病史,近 1 个月发作,左下肢疼痛红肿,行走不便,在我院外科就诊,予以青霉素静脉滴注治疗 2 周效果不佳,就诊于我。刻下患者左下肢膝关节以下仍红肿,皮肤颜色略暗红,发亮,触摸之皮肤热、烫手。左下肢疼痛,热胀感,行走不便,纳食正常,大便正常,因疼痛受影响睡眠不佳,下肢抬高可缓解疼痛。舌质红、苔略黄干薄,脉沉细缓。辨证为毒邪内侵、经络瘀阻。

处方 ▶ 金银花 15 g,连翘 10 g,野菊花 15 g,忍冬藤 15 g,鸡血藤 30 g,赤芍 15 g,蒲公英 15 g,地龙 10 g,川牛膝 10 g,玄参 10 g,当归 10 g,生甘草 5 g,生大黄 5 g(后下),炒谷芽 20 g,络石藤 15 g。7 剂,煎服。

外用方 ▶ 生大黄 15 g,金银花 30 g,赤芍 20 g,败酱草 30 g。水煎煮后泡脚,每日 1 次。

二诊 ▶ 药后左下肢膝关节以下疼痛红肿胀明显缓解,睡眠因腿红肿痛减轻而改善,余症同前。舌质红、苔略黄但已不干,脉沉细缓。守原方加炒麦芽 20 g。7 剂,煎服;续用外用方泡脚。

三诊 ▶ 左下肢膝关节以下红肿基本消退,略感胀,余症尚可。舌质红、苔薄白,脉沉细缓。原方去络石藤、连翘、生大黄,加党参 10 g、茯苓 15 g、炒白术 10 g。7 剂善后,煎服。

> **按语** 本案患者经西医治疗 2 周无效,因疼痛难忍转而求治中医,其症有热、红、肿、痛、胀,符合热毒内侵的病机,正如《内经·素问》"诸病胕肿……皆属于火",故在治疗上要紧扣"热毒"二字,而取清热解毒大法为原则,佐以凉血通络之药,再配合外用方泡脚内病外治,如此才能取得疗效。脉管炎极易反复,病情缠绵,抵抗力下降或劳累等则易发作,因此在治疗取效后可适当加些益气通络、培扶正气之品,以巩固疗效。

6. 妇科盆腔炎致高热

朱某,女,45 岁。初诊:2019 年 3 月 13 日。

患者自述因下腹痛 1 天,以"腹痛待查,急性盆腔炎"住我院妇产科。入院后即发热,体温 38℃,纳食尚可,大小便正常。血常规检查:白细胞总数 19.23×10^9/L,中性粒细胞 0.898,淋巴细胞 0.071,C 反应蛋白 143.84 mg/L。阴道超声报告:左侧附件区内见无回声区,大小约 58 mm×47 mm×50 mm,形态规则,透声差,内见多条分隔,隔上可见血流信号,提示左侧附件囊性包块(卵巢脓肿可能)。随即给予 2 种抗生素静脉滴注 3 天,体温未下降,仍持续高热,最高达 40.3℃,患者时有说胡话现象。除抗感染外,又给予肛门塞吲哚美辛栓剂退热,苯巴比妥肌内注射镇静等对症治疗,于当日上午请我会诊。刻下患者精神欠佳,回答切题,畏寒或寒战后即出现发热,伴全身酸楚不适,每天下午发热,略感恶心,体温高时有胡言乱语现象,纳食正常,大小便正常,腹部有压痛及反跳痛,以左侧为甚。舌质淡红、苔薄白,脉细略缓。此乃少阳枢机不利,郁而发热。

处方 ► 生柴胡10g,黄芩5g,姜半夏5g,党参10g,炒白术10g,防风10g,苏叶10g,荆芥10,白茅根15g,炙甘草3g。7剂,冲服(此开具的中药处方为颗粒冲剂),故半小时后即可取药服用。

复诊 ► 患者服药后第2天体温开始下降,3天后体温降至正常。复查血常规:白细胞总数$16.58×10^9$/L,中性粒细胞0.813,淋巴细胞0.171,C反应蛋白55.48 mg/L。阴道超声检查提示:左侧附件囊性包块。因热已退,体温正常,余下的治疗仍由妇产科施行。

按语 本案患者高热达3天之久,并伴有腹痛,病史记录血常规异常,提示有细菌感染;阴道超声检查提示左侧附件囊性包块(卵巢脓肿可能),经2种抗生素联合静脉给药治疗3天,仍有高热且伴谵妄,此时该如何辨证施治?如果被这些检验数据、物理检查结果所束缚,而处方用药,其结果肯定是无效的。笔者认为应该回到中医基本理论上来思考、辨证,用中医的思维去辨识疾病、治疗疾病。从前面收集的信息,结合《伤寒论》96条云:"中风,往来寒热……或腹中痛……小柴胡汤主之";101条云:"伤寒中风,有柴胡证,但见一证便是,不必悉具"等,可知本病乃是太少两感,故在和解少阳的同时加疏风解表之药,如防风、荆芥、紫苏叶等,药症相符,故在药后第2天体温逐步缓慢下降,至第3天则体温完全正常,腹痛缓解。

第二节 内科急症病案

1. 发 热 不 退

某男,40岁。初诊:2009年5月25日。

患者因发热不退1周就诊。因淋雨后出现发热头痛,恶心,全身酸疼痛,而在西医内科就诊,经口服及静脉抗感染治疗,效果不佳,每至下午及晚上仍有发热,体温38.5～39℃,因不愿去三级医院西医治疗而就诊于我。刻下患者畏寒,头痛,鼻塞,周身酸楚,纳食尚可,不出汗,口不干渴,大便略溏,每日1～2次,便后痛减。舌质淡红、苔薄白腻,脉浮数略紧。此为风寒湿束表、郁而发热。

处方 ▶ 藿香 10 g，佩兰 10 g，荆芥 10 g，防风 10 g，杏仁 10 g，白豆蔻 3 g（后下），生米仁 15 g，茯苓 10 g，川芎 10 g，羌活 10 g，厚朴 5 g，白茅根 15 g，苍术 5 g，生姜 1 片（自备）。3 剂，煎服，每日 2 次。

复诊 ▶ 药后第 1 天体温即下降，至 3 剂服完后体温已转正常，仅有大便略溏不爽，余症均无。改方香砂六君子汤善后。

> **按语** 本案发热为淋雨后所致，5 月的南方天气乍暖还寒，水湿风寒共同犯表，郁而发热，加之西药静脉输注，使水湿犯体更甚，湿邪缠绵不愈，则为发热不退。《内经》云："湿胜则濡泻"，故大便溏，便后腹痛减。因此，以芳香化湿、疏风解表之法处方用药，取得热退身凉湿去之效。此外，笔者认为静脉输液可能是湿邪犯肌体的病因，在治疗用药时要有所顾及。

2. 眩晕、呕吐

吕某，女，58 岁。初诊：1999 年 5 月 18 日。

患者自述因眩晕、呕吐、不能起床 3 天而在某二级医院神经内科住院治疗，诊断为椎基底动脉供血不足，颈椎病。入院治疗 2 周无效。患者只能平卧，不能翻身转侧，不能半卧位，不能坐起或下地行走，否则就会恶心呕吐、眩晕，饮食只能靠吸管进食半流质。通过友人介绍请我会诊。刻下患者平卧位，可说话，但少气懒言，不畏光，不能转头左顾右盼，不能翻身，纳食尚可，口不干苦，大便每 2 日 1 次，量少成形，小便正常，睡眠正常。舌质淡红、苔薄白微腻，脉沉细缓。治拟祛风通络补肾。

处方 ▶ 独活 10 g，桑寄生 10 g，熟地黄 15 g，防风 10 g，川芎 10 g，桑枝 10 g，葛根 15 g，钩藤 15 g（后下），当归 10 g，党参 10 g，炒白术 10 g，茯苓 20 g，杜仲 10 g，威灵仙 10 g，姜半夏 10 g，旋覆花 10 g（包煎），代赭石 15 g（先煎），炒谷芽 20 g。5 剂，煎服。

复诊 ▶ 述服上方第 3 剂后即能坐起饮食，且未出现恶心、呕吐。舌、脉象同前。守原方去旋覆花、代赭石，加川牛膝 10 g、焦山楂 10 g。5 剂善后，煎服。

患者在服完第 2 剂药后就出院了。

按语 本案虽不危及生命,但患者异常难受。家属、床位医生因没有有效手段使患者症状减轻而烦恼。笔者认为其眩晕、呕吐、动则呕吐甚,是风邪作祟,痰饮作祟,蔓延至周身,故治疗从祛风通络化痰,辅以降逆和胃入手,收到较明显的效果,解除了该患者的痛苦。

3. 产后发热

刘某,女,27岁。初诊:1998年7月15日。

患者剖宫产术后第3天,出现发热、畏寒,经西医治疗后无效,体温38.5～39℃,而请我会诊。刻下患者发热,略恶风寒,恶心,头痛,全身酸楚,口干渴,食欲正常,因手术后半流质饮食,故无大便排出,乳汁正常分泌,无乳房红肿胀痛,时值暑天,患者在空调房间盖棉被仍觉冷,触及周身皮肤热、烫手,无汗。舌质淡红、苔薄白腻,脉浮数。辨证为风寒外束、郁而发热,治拟疏风解表、佐以化湿益气。

处方▶ 荆芥10g,防风10g,紫苏叶10g,藿香10g,苍术5g,白芷5g,白茅根15g,茯苓10g,川芎5g,党参10g,炒白术10g,柴胡10g,生姜1片(自备)。3剂,煎服。

复诊▶ 患者服药后当天晚上热即退却一半,伴有微汗,身酸减轻,3剂后热已全退,仅有口干渴一症。舌苔腻薄已退,脉细和缓。取六君子汤加生山楂、乌梅少许善后。

按语 患者暑热天于手术室内行剖宫产术,遇空调冷风,加之生产后大伤元气,使风寒犯卫表而致病,出现发热、头痛、畏寒、周身酸痛,暑天多挟湿,故发热缠绵不愈。唯有解表疏风,使邪有出路,又因为"产后多虚",伤及元气,故斟酌加些益气之品,如党参、白术等;依据其全身酸楚、舌苔白腻等挟湿现象,再配以化湿之品。如此治疗后则热退身凉,病愈。此类发热急症中医若辨证准确则效果非常理想。

4. 产后尿闭

张某,女,32岁。初诊:1995年10月5日。

患者自述产后小便不能自解5天。患者因自然顺产后第2天即小便不能自解,需插导尿管排尿,以缓解小腹胀。他医曾予中药口服、足三里穴位注射、放水声刺激等方法,仍不能自解小便。患者异常痛苦,经友人介绍邀我会诊。刻下患者小腹时有胀不适,时有尿意但无法自行小便。目前仍插导尿管维持排尿,口不干苦,饮食正常,大便正常。无发热、畏寒,乳房不胀,乳汁分泌正常,恶露排出正常。舌质淡红、苔薄白,脉沉细缓。查看前医处方,乃是些活血通淋之方药。此属于生产后伤及气血,气血亏虚,膀胱无以气化,无力排便。治拟补中益气、扶肾通淋。

处方 ▶ 生晒参 5 g(另炖),生黄芪 30 g,炒白术 10 g,茯苓 20 g,当归 10 g,升麻 5 g,炒柴胡 5 g,川芎 5 g,车前子 15 g(研粉末冲服),川牛膝 10 g,杜仲 10 g,通草 6 g,陈皮 5 g,生山楂 10 g,王不留行 10 g,炙甘草 5 g。3 剂,煎服。

复诊 ▶ 服第 2 剂药后已自行拔除导尿管,虽有小腹胀,但能自行解少许小便;第 3 剂药后,则可完全自行解小便,已无小腹胀,偶有小便艰涩感,但不明显。舌、脉象同前,守原方去王不留行、车前子,加续断 10 g、熟地黄 15 g。3 剂善后,煎服。

> **按语** 本案患者小便不能自行解出,究其原因乃是产后气血大伤,膀胱气化不利。前医只知通淋、活血,不知还有补益气血一说,估计其认为是产后必有瘀血。患者无力解小便,虽有腹胀,但舌、脉、症均不支持瘀血一说,何来瘀血症? 因此,在临床实践中要灵活据证用药,不被条条框框约束,不囿于成见,才能取得好的疗效。方中用生晒参大补元气,加上黄芪、当归、白术、茯苓、杜仲等补益脾肾、补气生血,故效果明显。

🌿 5. 呃逆 🌿

段某,男,34 岁。初诊:2000 年 6 月 16 日。

患者自述 2 周前淋雨后呃逆不止,昼夜不休,甚是痛苦,曾经中医及针灸治疗,只能暂时缓解 1～2 小时,随后又呃逆如前。经友人介绍来我处就诊。刻下患者呃逆声频频,连绵不断,叙述病情时说话不连贯,常被呃逆打断,口略干,纳食正常,但饮食时呃逆会减少发作频率或停顿少许时间,大小便正常。舌质淡红、苔薄白腻,脉沉细缓滑。此乃湿邪外侵、阻碍中焦,导致气机升降紊乱失常,胃气上逆,故昼夜不得休。治拟疏风化湿、和胃降逆。

处方 ▶ 藿香 15 g,佩兰 15 g,杏仁 10 g,白豆蔻 5 g(后下),炒米仁 30 g,厚朴

10 g,紫苏叶 10 g,姜半夏 10 g,通草 5 g,白茅根 15 g,党参 10 g,炒白术 10 g,代赭石 20 g(先煎),旋覆花 10 g(包煎),茯苓 20 g,石菖蒲 10 g。3 剂,煎服。

复诊▶ 述服药后呃逆明显缓解,至第 3 剂服完则基本上没有呃逆,只是在饭后出现少许。舌、脉象同前。守原方去代赭石、旋覆花,加郁金 5 g。3 剂善后,煎服。

> **按语** 呃逆一证,大体上分为寒证与热证,虚证与实证。如是偶然发作,则一般情况症状较轻,稍加治疗或不用药都可痊愈。本案患者症状较为严重,虽然没有器质性病变,但严重影响患者的生活、工作。患者发病的诱因是淋雨,从前医治疗无效则可知辨证有失误,没有考虑到湿邪为患,盲目用降胃逆之药,故可想而知是没有效果的。中医治病,关键之一就是寻找致病的病因,因于风寒者则疏风散寒,因于虚者则补益,因于热毒者则清热解毒,等等。

6. 孕妇带状疱疹疼痛

某女,25 岁。初诊:2009 年 11 月 5 日。

患者自述右侧腰臀部带状疱疹 5 天,已在我院皮肤科治疗。因已怀孕只予外用药喷昔洛韦乳膏和炉甘石洗剂治疗,没有给予口服药,疼痛没有得到有效缓解。因疼痛不休,难以忍受而就诊于我。刻下患者仍疼痛,右侧腰臀部皮肤火辣疼痛,可见少许小疹子及水泡,患者边叙述病情边呻吟,且头部不断出汗,时拿毛巾擦拭,可知疼痛的厉害程度,纳食欠佳,大便略干结,睡眠欠佳。妊娠 8 个月。舌质红、苔薄白腻,脉滑略数。证属风毒外侵,治拟疏风解毒、佐以安胎,并用外敷药。

处方▶ 荆芥 10 g,防风 5 g,茯苓皮 10 g,金银花 10 g,桑白皮 10 g,桑叶 10 g,连翘 10 g,杜仲 10 g,生黄芪 15 g,续断 10 g,桑寄生 10 g,黄芩 5 g,藿香 10 g,砂仁 5 g(后下),生甘草 5 g,炒谷芽 10 g。3 剂,煎服。

外用方▶ 丹皮 10 g,金银花 15 g,冰片 10 g,地丁草 15 g,蒲公英 20 g。六神丸 1 支,研粉,醋调外敷疼痛处,每日 1 次。

复诊▶ 疼痛明显缓解,已能入睡,皮肤外观已无明显新的疱疹发出,部分皮疹已结痂。舌质淡红、苔薄白,脉滑略数。处方减黄芩,续服 3 剂;续用外用方,1 周后痊愈。

按语 本案患者正处带状疱疹急性发作期疼痛异常,患者就诊时呻吟不断,且头部直冒汗,当时已是深秋凉爽时,可想疼痛之剧烈的程度。因是孕妇,皮肤科只给予外用药,对于缓解疼痛几乎无效。笔者接诊后以清热解毒、疏风安胎法治疗,并结合外用药,使疼痛很快得到缓解,其效神速,体现出中医治疗该病症可兼顾安全性和有效性的特点。

第八章 儿科病临证

第一节 小儿时疫病案

1. 麻疹

范某,男,1 岁 4 个月。初诊:1996 年 3 月 10 日。

母代述患儿发热 5 天,体温达 39℃,哭闹不安,已用抗生素无效。纳食佳,大便略干结。刻下患儿气急,面色红,眼泪汪汪,流涕,头面部皮肤已隐现疹子,耳郭后也可见少许疹子,全身及下肢皮肤光洁无疹,口腔内可见柯氏斑。舌质红、苔薄白,指纹淡紫于风关。

处方 ▶ 荆芥 5 g,升麻 5 g,浮萍 5 g,葛根 5 g,芦根 10 g,前胡 5 g,蝉衣 5 g,赤芍 5 g,生谷芽 10 g。1 剂,煎服。

二诊 ▶ 药后疹子已出至全身,唯下肢隐约可见少许疹子,此为顺利出疹,颈后较好。守上方再予 1 剂,煎服。

三诊 ▶ 疹子已出齐,下肢及后背均见疹子,色泽鲜红,体温已下降,但仍有 37.8℃。舌质红、苔薄白,指纹淡紫于风关,无咳嗽、咳痰,气急已缓和,无涕泪流出,饮食正常,大便已解,略溏。调整处方:上方加桑叶 5 g,连翘 5 g,去前胡、赤芍,2 剂,煎服。

四诊 ▶ 体温正常,头面部疹子已开始结痂、脱屑,纳食正常,大便正常,能正常玩耍。舌质红、苔薄白,指纹淡紫于风关。调整处方:党参 5 g,炒白术 5 g,茯苓 5 g,生米仁 10 g,麦冬 5 g,石斛 5 g,北沙参 5 g,生山楂 10 g,炒谷芽 10 g。3 剂善后。

按语 20 世纪 90 年代初期,在一些小城市及农村孩子中尚有零散的麻疹出现,但在大中城市已绝迹。此案是笔者在家乡工作时接诊的麻疹病例,因诊断明确且出疹较顺利,患儿也无肺炎等并发症,故经过解表透疹、活血凉血治疗后,患儿很快热退身凉,疹子出齐,后期按照常规予以养阴健脾益气而收功。如遇高热合并肺炎等热毒闭肺急重症时,仍应按中医治则,辨证论治,切勿滥用辛燥之品,此是先人之经验,切记。

2. 水痘

例1:李某,男,5岁。初诊:1995 年 10 月 5 日。

母代述患儿近几天全身皮肤可见水泡,略瘙痒,伴低热(37.8℃),流涕,略咳嗽、咳痰,纳食欠佳,大便略干结,小便略黄。刻下患者咽不充血,扁桃体正常。胸腹部有许多疱疹,有零星已结痂,疹疱透亮不混浊。舌质红、苔薄白腻,脉沉细略数。

处方 ▶ 金银花 5g,野菊花 5g,地丁草 10g,连翘 5g,土茯苓 5g,芦根 10g,蒲公英 10g,茯苓 10g,生栀子 5g,生谷芽 10g。2 剂,煎服。

二诊 ▶ 药后热已退,大便干结已改善,仍有少许咳嗽,纳食欠佳。舌质淡红、苔薄白腻,脉沉细缓。守原方去生栀子,加生薏苡仁 10g、桑叶 10g、莱菔子 10g。2 剂,煎服。

三诊 ▶ 患儿已无新的疱疹出现,全身皮肤大部分疱疹已结痂,精神可,已无咳嗽,纳食略欠佳。舌质淡红、苔白薄,脉沉细缓。调整处方:金银花 5g,土茯苓 5g,党参 5g,炒白术 5g,茯苓 5g,淮山药 10g,生薏苡仁 10g,莱菔子 5g,石斛 5g,生谷麦芽(各)10g。3 剂善后。

按语 水痘属急性传染性疾病,传染性极强,20 世纪 80、90 年代很常见,尤其是中小城市及农村,在学校、幼儿园等人员聚集的地方极易传播,有时整个班级被传染,但大部分患儿都病情轻微。低热、咳嗽、哭闹不安、纳食欠佳症状,经用疏风解表、化湿解毒等法治疗,大都能痊愈。本病贵在早期即予中药治疗,往往能收到较好的疗效;再者治疗时除了注重清热解毒外,尚需注意湿邪的治疗,此为经验之谈,供读者参考。

例2：王某，女，4岁。初诊：1996年5月10日。

患儿已被确诊为水痘，并住院治疗，周身见痘已4天，伴高热不退，达39.2℃，邀笔者会诊。刻下患儿精神欠佳，痘疱清澈透亮，流涕，略咳嗽，饮食欠佳，大便略溏，每日2～3次。舌质赤红、苔薄白少，脉数细。治拟清热解毒、利湿凉血。

处方 ▶ 金银花10g，蒲公英10g，石膏15g，野菊花10g，连翘10g，芦根15g，地丁草10g，薄荷3g(后下)，赤芍10g，茯苓10g，生谷芽10g，浙贝母5g。1剂，煎服。

二诊 ▶ 药后体温已较昨日下降，但仍有38℃。余症同前。毒热稍降，予前方加丹皮5g。1剂，煎服。

三诊 ▶ 今日体温已降至正常，纳食已有改善，大便仍溏，每日1～2次，已有小部分水痘结痂，舌质红但色已不深赤、苔少薄，脉细缓。调整处方：太子参10g，炒白术10g，茯苓10g，生薏苡仁10g，炒山药10g，砂仁3g(后下)，北沙参5g，焦山楂10g，六曲炭10g，陈皮5g，泽泻5g，生谷麦芽(各)10g。5剂，煎服。

按语　本案患者水痘属病情较重，高热不退，热势鸱张，热毒炽盛，故精神萎靡，舌质红赤、少苔，脉数。此时宜急解热毒并凉血方能解围，故首选五味消毒饮合白虎汤之意加用石膏，予凉血之赤芍；二诊热度渐退，但仍有余火之势，故加丹皮以加重凉血之举；药后热毒去除，火势已灭，故转调理脾胃佐以顾护津液为主，防邪去后阴津损伤而收功。

3. 流行性腮腺炎（痄腮）

例1：张某，女，6岁。初诊：1989年4月10日。

母代述患儿右耳郭疼痛2天，并肿大，偶有哭闹不适，纳食正常，偶有呕吐，无发热、腹泻、腹痛等。查右耳郭肿、略红，触之疼而哭叫。舌质红、苔薄白，脉细数。此为腮腺炎。

处方 ▶ 银花10g，连翘5g，牛蒡子5g，大青叶5g，板蓝根10g，黄芩5g，炒柴胡5g，升麻3g，薄荷3g(后下)，马勃5g，生甘草3g，赤芍5g。3剂，煎服。

复诊 ▶ 药后肿痛消失，并未引起对侧(左侧)腮腺红肿，患儿一切如常，以调理脾胃、佐以肃清余邪善后。调整处方：太子参10g，炒白术10g，茯苓10g，炒淮山10g，砂仁3g(后下)，大青叶10g，连翘5g，生谷麦(各)10g，生山楂10g。

3剂,煎服。

例2:刘某,男,5岁。初诊:1990年5月12日。

母代述患儿左侧耳郭红肿已有3天,伴右侧耳郭红肿1天。患儿哭闹,述疼痛,饮食欠佳,大便干结,每日1次,伴发热2天,体温达39℃,已在综合性医院小儿科治疗。患儿刻下仍有发热,体温38.7℃,精神欠佳,喜饮水,可见右侧睾丸红肿,触之疼痛,考虑合并睾丸炎症(右侧)。舌质红、苔薄白,脉细数。

处方 ▶ 黄连5g,黄芩5g,生栀子5g,生大黄2g(后下),银花15g,连翘10g,牛蒡子5g,生地黄10g,蒲公英10g,板蓝根10g,赤芍10g,橘核10g(打碎),川楝子3g,炒柴胡5g,生谷芽10g。2剂,煎服。

二诊 ▶ 药后体温开始下降,至服药2剂后体温大致正常。患儿精神佳,仅呕吐1次,大便已软,每日1次,两侧耳郭腮腺附近触之仅有轻微疼痛。右侧睾丸触之轻微疼痛,但已无红肿;左侧睾丸正常,无红肿触痛。饮食欠佳。舌质红、苔薄白,脉细缓。上方去生山栀、黄连、生大黄,加地丁草10g、生山楂10g、生麦芽10g。2剂,煎服。

三诊 ▶ 患儿体温正常,两侧腮腺正常,无触痛、红肿。睾丸两侧正常,无触痛。饮食尚可,大便正常,精神佳。舌质红、苔薄白,脉细缓。调整处方:太子参15g,炒白术10g,茯苓10g,生米仁10g,生淮山10g,北沙参5g,生山楂10g,天花粉10g,生谷麦芽(各)10g,石斛5g,生甘草3g。3剂善后,煎服。

随访2周无不适。

至 15 g,并用川楝子、橘核以散结行气止痛,治疗睪丸炎。笔者认为并发睪丸炎时应积极治疗,加大用药剂量,及时扭转病情,否则极易引起不育症,对患儿今后的成长、身心健康有很大影响。为了预防合并腮腺炎性脑膜炎的发生,宜及早应用凉血解毒之药,使热毒之邪被有效压制、祛除。本案一诊单刀直入予清热解毒凉血而不顾及其他,如患儿的脾胃、饮食、中药口感等,二诊后体温得以正常,大便干结改善,热毒之焰被扼制住,故病情得以迅速向愈。

❧ 4. 黄疸型肝炎 ❧

例 1:王某,男,8 岁。初诊:1998 年 10 月 26 日。

母代述患儿食欲欠佳,面部皮肤黄、尿黄 7 天,伴恶心,便溏,每日 2 次,精神欠佳。在某二级医院诊断为甲型肝炎(简称甲肝),并收住传染科,经治疗未见明显起色,反增腹胀,食欲欠佳,不思食,大便溏,每日 2～3 次,面部及身体皮肤黄染,色泽明亮,巩膜黄染。舌质淡红、苔薄白微腻,脉细数。肝功能检查:谷丙转氨酶 520 U/L,谷草转氨酶 400 U/L,总胆红素 80 μmol/L,直接胆红素 56 μmol/L。

处方 ▶ 藿香 10 g,佩兰 10 g,杏仁 10 g,生薏苡仁 15 g,白豆蔻 3 g(后下),茵陈 15 g,生栀子 10 g,白茅根 15 g,车前草 15 g,苍术 5 g,厚朴 5 g,姜半夏 5 g,黄柏 5 g,炒谷芽 10 g,陈皮 10 g。3 剂,煎服。

二诊 ▶ 药后患儿腹胀明显减轻,并已索要食物吃,大便溏略改善,每日 2～3 次。舌、脉象同前。守原方加茜草 10 g。3 剂,煎服。

三诊 ▶ 患儿食欲明显改善,已能正常进食,饭量同生病前一样,腹已不胀,皮肤黄、小便黄明显改善,大便略成形,每日 2 次。舌苔薄腻白减轻,脉细缓。原方加生山楂 15 g。3 剂,煎服。

四诊 ▶ 药后诸症继续改善,已无不适,饮食正常,大便正常成形,每日 1 次,皮肤黄染已退,尿已不黄。舌质淡红、苔薄白,脉细缓。肝功能检查:谷丙转氨酶 100 U/L,谷草转氨酶 60 U/L,总胆红素 35 μmol/L,直接胆红素 15 μmol/L。守原方去苍术、生栀子、姜半夏,加炒白术 10 g、茯苓 10 g、土茯苓 10 g。5 剂,煎服。

随后以此方治疗 1 周后,肝功能恢复正常,患儿无不适,随访 1 个月无异常。

按语 小儿甲肝如果及时治疗一般预后较好,但如果是乙肝或丙肝则治疗周期较长且易复发，主要是乙肝、丙肝致病特点所决定的。回到本案，乃是湿热熏蒸、脾胃运化失调、三焦气机阻滞所致。据症状本案是湿重于热，黄染鲜明，色泽光亮，诊为阳黄，予三仁汤、茵陈蒿汤加味，化湿清热、醒脾和胃；二诊后食欲明显改善，腹胀减轻，说明湿邪开始减退，至四诊时肝功能异常指标已恢复大半，据症状、舌象、脉象湿邪已除去大部分，故去苍术、半夏、栀子以防苦燥伤阴，加健脾之白术、茯苓、土茯苓，其中土茯苓尚有利湿之功，有用于扫清余湿邪之意；另外在后续治疗中加茜草、生山楂2味药，则是取活血之意，此乃中医学家关幼波先生之治疗肝病的临床经验。

例2：周某，男，10岁。初诊：1995年5月11日。

母代述患儿因皮肤黄，乏力，精神委靡，食欲欠佳，口渴，尿黄色深如浓茶，在某医院儿科被诊为甲肝而收入传染科住院1周。因腹胀，未解大便3天，西药疗效不佳，而求治于我。刻下患儿腹胀不适，食欲欠佳，乏力，精神欠佳，全身皮肤及目黄染，色泽鲜黄，触及腹部胀鼓感明显。舌质红、苔薄黄干，脉细弦。

处方 ▶ 生大黄10g（后下），茵陈15g，生栀子10g，火麻仁10g，丹皮10g，白茅根15g，厚朴10g，枳实5g，黄连5g，黄芩10g，黄柏10g。3剂，煎服。

二诊 ▶ 述药后当晚即解大便2次，全为燥屎，干结而硬，次日晨起即索要食物。目前食欲正常，精神佳，大便成形，略干结，每日1次，皮肤黄染仍有，尿黄赤，不似中药治疗前浓茶色，有明显改善。舌质红、苔薄黄干，脉细弦。守原方加生地15g，丹参15g，改白茅根30g。5剂，煎服。

三诊 ▶ 患儿精神佳，食欲正常，大便已正常，每日1~2次，小便黄明显改善，肝功能检查指标已大幅降低。刻下患儿皮肤黄染不明显，巩膜仍略黄。舌质红、苔薄已不黄干，脉细缓略弦。肝功能检查提示：谷丙转氨酶120U/L，谷草转氨酶87U/L，总胆红素30μmol/L，直接胆红素20μmol/L。此热毒已衰减大半，原方生大黄改用5g（后下），白茅根改用15g，去厚朴、火麻仁，加茯苓15g、金银花10g。7剂，煎服。

四诊 ▶ 患儿目前无不适，肝功能也基本正常，大便正常，每日1次。舌质红、苔薄白，脉细缓。调整处方：太子参15g，炒白术10g，茯苓15g，生米仁15g，生栀子5g，金银花10g，赤芍10g，生谷芽10g，炒白药10g，生甘草3g。7剂善后。

随访2个月无异常。

按语 本案患者属黄疸热毒偏重型,热毒内结,脾胃受损,运化失调,三焦气机阻滞,因此大便干结,3日不解,无食欲,腹胀,尿色深黄,此时宜用清热解毒为主的方法,使毒热之邪从体内尽快排出,故取茵陈蒿汤配合黄连解毒汤急攻之。针对其不大便3日且伴有腹胀、燥屎内结的现象,加厚朴、枳实而成小承气汤,以荡涤热结,助其他解毒清热药之功能,果然药后当晚即大便2次,且全为燥屎;在一诊后热势已减的情况下,仍守原方加清热凉血的生地、丹皮,增大白茅根剂量;这是考虑热毒势盛时已伤及阴津,防其动血而用之。二诊后复查肝功能,发现异常指标大幅下降,且患儿症状改善明显,但因热毒未完全祛除,故此时仍然服用大黄,只不过量已减少,这也是本案一特点,即自始至终选用大黄,量大用至量少,直到肝功能正常,而不是见大便一通就停用大黄。大黄清热凉血解毒、泻下攻积、利胆退黄等功效在本案展现完美,因此在治疗黄疸型肝炎热偏重时,通过调整剂量,活用大黄是一诀窍。

第二节 新生儿黄疸病案

例1:张某,男,1个月。初诊:1998年5月26日。

家属代述,孩子出生后一直有黄疸,皮肤、眼睛巩膜均黄,至今1个月。曾在西医儿科治疗,包括蓝光照射、停喂母乳等,未见明显效果。刻下患儿皮肤及巩膜黄,纳尚可,大便略溏,每日3～4次,小便黄,腹部软,但满胀,无发热、反应低下等症状。舌质淡红、苔薄白腻,指纹淡紫于风关。

处方 ▶ 茵陈10g,茯苓10g,猪苓10g,泽泻10g,生栀子5g,炒白术10g,苍术5g,厚朴5g,陈皮5g,生谷麦芽(各)10g,白茅根10g。5剂,煎服,多次饮服。

二诊 ▶ 皮肤及巩膜黄明显改善,小便黄改善,腹满胀改善,腹软。舌质淡红、苔薄白微腻,指纹淡紫于风关。效不更方,守原方5剂,煎法、喂法同前。

三诊 ▶ 皮肤及巩膜黄均消失,肤色正常,纳食正常,大便溏改善,每日2次,腹软不满胀。舌质淡红、苔薄白,指纹淡紫于风关。调整处方:党参5g,炒白术10g,茯苓10g,炒米仁15g,炒淮山10g,木香5g,焦山楂10g,焦六曲10g,白茅根10g,生麦谷芽(各)10g。10剂善后,煎法、喂法同前。

按语　新生儿黄疸,是一正常生理现象,一般在出生后 2～3 天即可出现。1 周内大部分婴儿都会自行消退,恢复正常,也无须治疗。但有一小部分婴儿则黄疸长时间不退,延绵 1 个月甚至几个月不退,这时就考虑是病理改变所致。有些是肝脏本身的疾病,有些则可能查不出原因,有些则可能是新生儿胆红素脑病(又称核黄疸),需要做一系列相关检查,排除病理性黄疸。先天性肝胆管堵塞也会出现黄疸,经相关检查可确诊。因此在接诊新生儿黄疸病例时一定要排除这些疾病,这样才不会误诊。本案新生儿黄疸时间较长,西医儿科治疗近 1 个月无效,转而就诊中医,据患儿的症状及舌、脉象辨证为脾虚湿邪内阻,郁而发黄;但患儿热象不明显,而是以湿邪内阻为主要表现,并伴有脾气亏虚之病机,故治拟健脾化湿、燥湿。药后收到较好效果,在黄疸全部退却后,脾虚症表现突出,故变换治疗原则改为健脾渗湿,且以健脾为主的善后治疗,以健固后天之本。

例 2:刘某,女,50 天。初诊:1997 年 11 月 5 日。

母亲代述患儿出生后第 3 天出现皮肤黄、眼睛黄,经中西医治疗效果不佳,做各项检查未找到原因,故就诊于我。刻下患儿皮肤、巩膜均黄染,色泽鲜艳明亮,纳可,大便略干结,每日 2～3 次,小便黄,腹略胀,患儿无哭闹,但常恶心泛吐,睡眠可。舌质红、苔薄略黄,指纹淡紫于风关。治拟疏肝利胆退黄。

处方 ▶ 茵陈 10 g,生大黄 5 g(后下),生山栀子 10 g,枳壳 5 g,炒柴胡 5 g,赤芍 10 g,木香 5 g,白茅根 10 g,郁金 10 g,黄柏 10 g,佛手 5 g,生谷芽 10 g。3剂,煎服。

二诊 ▶ 药后大便,每日 3～4 次,略溏小便黄减轻,皮肤及巩膜黄染减轻,患儿无哭闹不适,腹胀减轻。舌质红、苔薄略黄,指纹同前。守原方加车前草 10 g。3 剂,煎服。

三诊 ▶ 黄疸基本退清,皮肤、巩膜无黄染,小便清长,腹已不胀,大便略溏,每日 3～4 次,患儿无哭闹不适。改方:太子参 15 g,炒白术 5 g,茯苓 10 g,生山药10 g,生薏苡仁 10 g,车前草 10 g,郁金 5 g,佛手 10 g,生谷芽 10 g,香橼 10 g。5剂,煎服。

随访 3 周无异常。

> **按语** 本案新生儿黄疸时间略长，为1月余，虽经中西医治疗，但效果不明显，各项检查也未发现异常，因此可以排除病理性黄疸。从患儿黄疸色泽鲜亮明艳，可知为阳黄；其腹胀，大便干结，常恶心欲吐，可知为肝胆失于疏泄，湿热内困，肝脾不和，且热重于湿。故立疏肝利胆退黄之法，取茵陈蒿汤合栀子柏皮汤加减。热消湿除，则黄疸退却，后期出现大便溏，每日3~4次，说明脾胃虚的一面显现出来，此时变更治法，予健脾和胃、佐以疏肝，于平淡方药中取疗效，达到身体完全恢复的目的。

第三节 小儿肺系疾病案

1. 感冒

例1：饶某，女，6岁。初诊：1995年8月2日。

母代述患儿发热3天，体温高达39.8℃（肛表测量），伴哭闹，厌食，流涕，喷嚏，大便干结。曾在某三级医院儿科治疗，予抗病毒针剂及口服中成药（具体药名不详），并自服柴胡颗粒冲剂、板蓝根冲剂，疗效不显，仍然发热，且是高热，一般都在39℃以上，未出现抽搐等现象，其母带至我处就诊。刻下患儿仍然发热，唇红，流涕，喷嚏，偶有咳嗽，大便2日未解，咽部充血，扁桃体轻度肿大，无脓性分泌物附着，咽后壁可见大量淋巴滤泡。舌质红、苔薄白，脉细数。

处方 荆芥10g，防风10g，藿香10g，紫苏叶10g，白芷5g，柴胡5g，黄芩3g，白茅根10g，牛蒡子5g，银花5g，生甘草3g，生姜1片（自备）。3剂，煎服。

复诊 服3剂药后热已基本退却，大便已通，质软成形，每日1次，流涕，喷嚏已无，但饮食欠佳，仍不欲食，偶有咳嗽。咽部不充血，扁桃体不肿大，但咽后壁大量淋巴滤泡增生。舌质淡红、苔薄白，脉细缓。调整处方：紫苏叶10g，藿香10g，白芷5g，太子参10g，炒白术10g，茯苓10g，鸡内金10g，六曲10g，焦山楂10g，姜半夏5g，陈皮5g。3剂，煎服。

> **按语** 本案患者病机为风寒外束，郁而发热，实乃是夏季空调温度太低所致，此类发热一般较顽固，热不易退去。患者曾经中西药治疗，疗效不佳，实为外有风寒，内有郁热，上攻咽喉，寒热交织，在治疗上需外疏风寒，内清里

热,则邪有出路,疾病向愈。本案运用牛蒡子则是恰到好处,即可清里热、利咽喉,又有通便泄热之功,如果选用其他清热利咽之药则不具有通便的功能,因此在临床上选方用药要多角度思考。

例2:盛某,男,5岁。初诊:2007年9月12日。

母代述患儿发热、流涕、打喷嚏5天。偶有咳嗽,纳食欠佳,大便溏,每日1～2次;发热以下午为甚,体温可高达39℃,至半夜可自行退热,曾在某二级医院儿科治疗,予抗病毒西药及中药"炎琥宁注射液""清开灵注射液"静脉滴注治疗,无效。于今日来我处就诊。刻下患儿仍发热,全身皮肤灼手,干燥,无汗,呼吸稍急促,纳食正常,精神尚可,咽部轻度充血,扁桃体不肿大。舌质红、苔薄白,脉细略数。

处方 ▶ 紫苏叶10g,荆芥10g,防风5g,白芷5g,羌活5g,茯苓10g,炒白术10g,川芎5g,柴胡5g,前胡10g,白茅根15g,生山楂10g,生甘草3g,生姜1片(自备)。3剂,煎服。

复诊 ▶ 服药后发热已退,仍有轻微咳嗽,痰少,纳食改善,无流涕及喷嚏,大便正常。舌质淡红、苔薄白,脉细缓。调整处方:荆芥5g,防风5g,紫苏叶5g,白前5g,百部5g,枇杷叶10g,杏仁5g,姜半夏3g,桑叶5g,生姜1片(自备)。5剂,煎服。

药后咳嗽止,一切恢复正常,未再发热。

按语 本案患儿发热为感受风寒所致,加之西医儿科医生未辨证使用药性寒凉的中药针剂,对患儿病情而言是雪上加霜。凉遏郁表后,发热岂能退矣? 其身发热、流涕、喷嚏、纳食欠佳、便溏均可佐证。因此采用疏风散寒、解表健脾之法,使寒从表解,脾气健运,则热可退,脾胃功能恢复正常。

2. 慢性咽炎

徐某,女,8岁。初诊:1999年10月20日。

母代述患儿干咳5月余,近期加重,曾经中西医治疗无效,血常规检查未发现异常。胸部X线摄片提示未发现异常。经人介绍至我处就诊。刻下患儿仍有咳嗽,无痰,但从其咳嗽声音表浅判断病在咽喉部位,而不是在肺部。纳食正常,大便略稀溏,每日1～2次。问其有何不适,述咽痒,时欲做清嗓子动作。咽部检查:咽部充血明显,咽后壁有大量淋巴滤泡增生。舌质淡红、苔薄白,脉沉细缓。查看前医处方药,大都是宣肺止咳、润肺止咳利咽之药。

处方 ▶ 桂枝5g,炒白芍5g,荆芥10g,防风10g,紫苏叶10g,生黄芪15g,射干5g,炒白术10g,陈皮5g,生姜1片(自备),红枣5枚(自备)。5剂,煎服。

二诊 咳嗽明显减轻,食欲增强,大便仍略溏,每日1次。舌、脉象同前。守原方加茯苓15g,党参10g。5剂,煎服。

三诊 药后咳嗽基本消失,大便正常,每日1次,已成形;咽不痒,仔细观察亦无清嗓子动作,舌、脉象同前。守原方去射干、桂枝、芍药、荆芥、紫苏叶,加炒薏苡仁10g、炒山药10g、六曲10g。14剂善后,煎服。

随访半年未复发。

按语 急性和慢性咽炎一般的治法为清热利咽,大多能见效,但对顽固性咽炎则不一定有效。这就需要具体对待,根据病机辨证施治。本案患者病程半年,曾经中西医治疗无效,且有部分医者按肺疾治疗,采取润肺止咳、宣肺止咳、清肺止咳等,属盲目治疗。他们未按中医基本理论辨证论治,拘于肺部,思维受限。其实本案患者咳嗽即是我国著名中医耳鼻喉科学家干祖望先生谓之喉源性咳嗽,其特点、治疗方法可参考干祖望先生有关喉源性咳嗽的论述。本案例即是按干祖望先生的思路,而辨证为卫表不固、营卫不和,采用桂枝汤合玉屏风散加味治疗成功。在此对桂枝汤谈些个人体会,医圣仲景所创立的桂枝汤,不能简单理解为治疗太阳中风之有恶风寒、汗出、发热的病证,其还能治疗风寒湿身疼痛之痹症、过敏性鼻炎、咽炎、慢性胃炎、更年期多汗等。这些也能从《伤寒论》桂枝汤证的加减方中得以证明。只要符合桂枝汤证用之则效果显著,不必拘于现代医学病名。

3. 急性支气管炎

刘某,男,7岁。初诊:2010年4月8日。

父代述患儿咳嗽1月余。初始发热、咳嗽,3天后热退,但仍然咳嗽、咳痰,尤以夜间为甚,有时通宵咳嗽,痰多,咳出白痰、清稀。经市区某三级医院儿科治疗,中西药均用,效果不佳。胸部X线摄片提示支气管炎。历时1月余,今日就诊于我。刻下患儿仍然咳嗽,可闻及痰在喉咙间漉漉作响,精神尚可,纳食正常,大便略溏,每日1次,咽喉不痒,痰液容易咳出。舌质淡红、苔薄白,脉细缓略浮。

既往无特殊疾病史。

处方 ▶ 荆芥 10 g，紫苏梗 10 g，防风 10 g，白前 10 g，白芷 5 g，百部 10 g，枳壳 10 g，姜半夏 5 g，茯苓 10 g，陈皮 10 g，紫苏子 10 g，党参 5 g，炒白术 10 g，六曲 10 g，生姜 1 片（自备）。7 剂，煎服。

二诊 ▶ 服药后咳嗽明显减轻，夜间基本不咳嗽，但仍有痰多，痰色白等现象，纳食正常，大便略溏，每日 1～2 次。舌质淡红、苔薄白，脉细缓。效不更方，守原方党参加至 10 g，姜半夏加至 10 g，加白芥子 5 g。7 剂，煎服。

三诊 ▶ 经 2 周中药治疗后，咳嗽、咳痰明显好转，目前仅有少许咳嗽、咳痰，痰少色白，大便已成形，每日 1 次。舌质淡红、苔薄白，脉细缓。调整处方：党参 10 g，炒白术 10 g，茯苓 10 g，炒米仁 15 g，淮山药 10 g，枇杷叶 10 g，姜半夏 5 g，白前 10 g，百部 10 g，紫苏梗 10 g，陈皮 5 g，生甘草 3 g。7 剂善后，煎服。

随访咳嗽已愈，正常上学。

按语 本案患者病程 1 月余，中西医治疗均无效，咳嗽、咳痰持续不缓解，尤以夜间咳嗽为甚，痰色白量多。从症状、病机分析，仍属寒邪郁肺、痰阻肺络、肺失宣降所致。而观前医处方，大多以清肺化痰与散寒化痰中药合用，如麻黄、石膏、杏仁、浙贝、海蛤壳、海浮石、半夏等，全堆砌在一张处方中，也不知其是治寒痰、热痰？治寒邪、热邪？病机是寒痰？热痰？还是寒热错杂？谁多谁少？如此缺乏辨证，把所有化痰治肺的药堆砌在一张处方中，怎能有效？因此笔者据上述病机予荆芥、紫苏、防风、白芷疏风散寒，使肺卫之寒邪从表而解，邪有出路；百部、姜半夏、紫苏子温肺以化痰，再予党参、白术、茯苓健脾益气，使生痰、贮痰之器都得到治疗；二诊时咳嗽、咳痰明显好转，且夜间咳嗽改善更加明显，如此则效不更方，继续乘胜追击。由于脾土得以健运，大便溏改善，故党参、半夏加量，再加白芥子温肺豁痰，药后咳痰明显改善，病情继续向好，最后以健脾固本为主、宣肺化痰为辅而收功。此案并不复杂，关键在于应用中医的理论正确指导临床，正确辨证施治。如何运用中医理论正确指导临床？这是一个既简单又复杂的问题，简单在于学好理论，运用于临床；复杂在于如何运用？理论如何联系实际？这是每一位中医人都需要思考的问题。

第四节 小儿脾胃系疾病案

例1：何某，女，4岁。初诊：1999年5月7日。

母代述患儿腹泻2月余。便溏稀，每日4～5次，纳食正常，精神尚可，曾经中西医治疗，初始有效，继之无效，一般在治疗4～5天后又重回复原状，经人介绍来我处就诊。刻下患者仍有腹泻，每日4～5次，便黄色，无异味，解大便时无哭闹，肠鸣甚，小便清，纳食正常，无口渴、多饮水，按之腹部无哭闹、无腹胀，大便常规检查无异常。舌质淡红、苔薄白，指纹淡紫于风关。查看前医处方，有散寒解表之藿香正气散类，有健脾祛风疏肝之痛泻要方类，有清解湿热之葛根芩连汤类，有认为属寒热错杂而用半夏泻心汤，也有认为是食物积滞肠胃而用保和丸等，为何无效？遂治拟健脾温中扶肾。

处方 ▶ 党参10g，炒白术10g，干姜5g，茯苓10g，紫苏梗5g，骨碎补5g，炒薏苡仁10g，炒淮山10g，煨诃子5g，泽泻10g，六曲10g，伏龙肝10g（煎水后取水煮药）。5剂，煎服，少量多次频服。

复诊 ▶ 药后第3天大便即已减少至每日2次，肠鸣音基本消失。舌质淡红、苔薄白，指纹淡紫于风关。守原方去诃子，加焦山楂10g。5剂，煎服。

随访2周患儿无不适，一切正常。

按语 小儿泄泻，一般以肠道功能紊乱为多，责之于脾，治疗上需辨寒热虚实。本案患儿经中西医治疗2个月无效，说明辨证不准确，其治疗的方剂、方法也多达4、5种，可谓穷极治疗泄泻之方法。细分析，患儿泄泻长达2个月，仍无口渴喜饮，说明未伤及阴津，故无舌苔光剥之证；解大便时无哭闹，则无腹痛；无湿热内停，摸触腹部不胀则无积滞；大便无异味，则无热证；饮食正常，说明胃气未伤及，胃强脾弱也；触摸腹部无哭闹，说明喜温喜按；如此一来只能说明患儿病机属于中焦脾部虚寒、肾气不足；小儿为"纯阳之体"，久泻伤及阳气，故治疗上顺理成章地运用温补脾肾之法则，以理中九为基本方，加温肾且有止泻作用的骨碎补一味。伏龙肝，辛、微温，归脾、胃经，具有温中止泻的作用，此处用之唯有妙处。《素问·阴阳应象大论》云："湿胜则濡泻"。《医学心悟·泄泻》云："湿多成五泻，泻之属湿也"；据此则加利湿不伤阴之泽泻，使湿从小便出，继而坚大便，共同达到治疗目的。另外，再强调一点，对于泄泻经中西医治疗后无效者,还要注意是否存在因过度使用抗生素造成的肠道菌群紊乱。如是,则需要用恰当的对症处理结合中药治疗才能取效,此属经验之谈,供参考。

例2:李某,男,7岁。初诊:2003年6月4日。

母代述患儿儿童节游玩后自行购买冰饮料,且所进食物较杂乱,于当日半夜出现腹痛、腹泻,并在某三级医院儿科就诊,诊断为急性肠炎,予以治疗,次日缓解,无腹痛,但仍有大便溏稀,再次儿科就诊,但效果不显,大便溏稀,每日4~5次,并伴有恶心,腹胀,不思饮食,于今日来我处求治,希望中药治疗。刻下患儿腹胀、恶心、嗳气,患儿自述脐周不适,仍有大便感,无食欲。舌质淡红、苔白腻厚,脉沉细略弦。

处方 ▶ 藿香10g,紫苏叶10g,川芎5g,白芷10g,厚朴5g,茯苓10g,炒白术10g,姜半夏5g,六曲10g,大腹皮10g,焦山楂10g,防风5g,陈皮10g,白茅根12g,荆芥10g,小茴香3g。3剂,煎服。

复诊 ▶ 服药后大便基本正常,每日1次,略成形,脐周不适感已消,目前仅纳食欠佳,余症均已消。舌质淡红、苔薄白(腻苔已无),脉沉细缓。上方去川芎、厚朴、大腹皮、白茅根、小茴香,加鸡内金10g、砂仁3g(后下)、木香5g。3剂,煎服。

后在就诊其他病时到我处告知一切已恢复正常,无不适。

按语 小儿大便溏泻多因饮食寒凉食物或感受风寒所致。本案即是气温热时恣意饮食寒凉之物,加之饮食杂乱,故叠加伤害肠胃,寒凉之邪内侵肠腑,气机紊乱,升降失常,浊气上逆,故嗳气、恶心、腹胀,寒邪困于中焦,则纳食欠佳、无食欲、大便溏稀,苔白腻。因无热及积滞,则无口苦、便臭。予藿香正气散施治,此处加用荆芥、防风,乃取喻嘉言先生之"逆流挽舟"之意。而小茴香、乌药则加强正气散之温散下焦寒邪之功力,如此则寒湿得以散除,泄泻得以痊愈。

第五节　小儿肾系疾病案

李某,男,10岁。初诊:1999年11月2日。

母亲代述患儿近 1 周晨起眼睑浮肿,纳食欠佳,伴肉眼血尿 1 次。曾在某二甲医院儿科诊断为急性肾炎。刻下患儿仍有晨起眼睑浮肿,面色无华,纳食欠佳,大便略干,每日 1 次,小便短少,踝关节部位轻度浮肿,咽充血,扁桃体正常。舌质淡红、苔薄白,脉细缓。尿常规检查:蛋白＋＋,红细胞 0～3/HP,白细胞 0～2/HP。24 h 尿蛋白定量 1 g。超声检查提示:双肾大小正常,结构正常,集合系统无分离,输尿管及膀胱正常。

处方 ▶ 荆芥 10 g,防风 10 g,藿香 10 g,紫苏叶 10 g,白芷 10 g,牛蒡子 10 g,桑叶 10 g,白茅根 15 g,芦根 10 g,侧柏叶 10 g,茜草 10 g,生侧柏叶 10 g,茯苓 10 g,生薏苡仁 15 g,淮山药 10 g,木香 10 g,六曲 10 g,生山楂 10 g。5 剂,煎服。

二诊 ▶ 晨起眼睑浮肿消失,纳食改善,大便干结改善,踝关节浮肿已消,咽部不充血。舌质淡红、苔薄白,脉细缓。尿常规检查:蛋白＋＋,红细胞 0～2/HP,白细胞 0～1/HP。守原方去牛蒡子、桑叶,加川牛膝 10 g。7 剂,煎服。

三诊 ▶ 目前无不适,症状已全部消失。舌质淡红、苔薄白,脉细缓。仅尿常规检查异常,守二诊方加玉米须 30 g、续断 10 g。7 剂,煎服。

随后以此方药为基础,加活血之药赤芍、川芎,凉血通淋之药小蓟草等,治疗半个月。复查尿常规:蛋白－,红细胞 0～1/HP。其后以参苓白术散加减巩固治疗 1 个月,复查 2 次尿常规均提示正常,24 h 尿蛋白定量在正常范围,临床提示治愈。

随访 3 个月尿常规等均正常,无复发情况。

> **按语** 本案急性肾炎患儿,先予以疏风解表、利尿止血为大法治疗,后期其风邪已除,则重点在凉血活血上加减用药,最后痊愈。关于急性肾小球肾炎的治疗心得,已发表在《江西中医药》杂志,详见后文。虽然只是笔者的临床经验总结,相信其他医师依照治疗也应有效。

附：临证相关文章

对吴塘调整气机以治疗温病思想的窥探

吴塘(字鞠通)首倡三焦学说,将其用于温病的辨证施治,为中医温病理论与临床做出了重大贡献。但其在治疗温病时,重视调整气机以达到邪除病愈的施治特点,并未引起诸医家的重视。本文试从《温病条辨》一书探讨吴塘在治疗温病过程中注意调整气机的学术特点。

1. 湿温为患，调整三焦

吴氏注重调整三焦气机以驱邪外出、邪除病愈的思想,在《温病条辨》一书中随处可见,而以文学论述最精辟却是湿温病。湿温病特点之一即为重浊腻滞,蕴蒸不化、缠绵难愈;故易致三焦气机的升降出入功能受到损害,从而出现气机失调现象。故吴氏谓:"病难速已"。在治疗、用药方面兼顾调整全身气机之品,如:上焦大都选用杏仁、桔梗等宣肺之物;中焦多用厚朴、半夏、苡仁等升降中枢之味;下焦大都选用通草、滑石之类。至于具体的药物选择、药量使用上,对于三焦气机的调整又各有所侧重。如:三仁汤中杏仁用至五钱,重在"升上焦肺气";三石汤抓住中焦,选用石膏量至五钱;宣清导浊汤则注重下焦,寒水石用量至六钱,以大便通畅为度。如是则三焦气机得以通畅,湿温之邪从上得解、从下而清,各随其道。

2. 气所终始，扼重上焦

人体气机畅通,升降出入无所障碍,则三焦功能正常运转,诸气有所主,水液有所司。《难经·三十一难》云:"三焦者,水谷之道路,气之所终始也。"基于此,清代医家吴鞠通对温病病理认识方面提出"始上焦、终下焦"的论点,从而在病邪侵及上焦、功能失常的情况下,不但从全局着眼,调整三焦气机,使之通畅,而且每必重视宣导上焦气机,启用肺之功能入手,达到祛除三焦之邪目的。如《温病条辨》中焦篇 41 条:暑温蔓延三焦,气机失调、热邪内盛用三石汤,杏仁、银花、竹茹清宣上焦,石膏、寒水石理中焦,通草、滑石分利下焦为重点通宣肺气,直达下焦。该方杏仁重用至三钱,而吴氏桑菊饮所用杏仁仅为二钱,彼为轻宣之剂,符合吴氏自己"治上焦如羽"的治疗观点。吴氏采用杏仁石膏汤治疗黄疸有痞满、恶心、便结溺赤之三焦里证时,则重用杏仁达五钱之多,并直言相告:"凡通宣三焦之方,皆扼重上焦,以上焦为病之始入,且为气化之先。"正如其言,吴氏对温病小便不利的病机提出的观点是"肺气不化"或"上游热结",责之于上焦,治疗时认为"肺痹开则膀胱亦开",故每于方中配伍开肺痹、调气机之品,如银花(露)、杏仁等,代表方如冬地三黄汤、三石汤等。纵观吴氏在《温病条辨》一书治疗温病之方药,如三仁汤、加减正气散、加减参苓白术散等,每每配伍升发肺气、升提上焦、宣畅气机之品,确是吴氏"扼重上焦",开达气机思想的真谛所在。

3. 注意事项及结语

调整气机,就是重新恢复人体原有的正常生理功能,使清气得升,浊气得降,出入正常,各司其所。倘若不根据气机升降出入的特点进行辨治,而在疾病过程中盲目用药,则会导致气机紊乱,病邪内陷,病势恶化。所以吴氏在运用普济消毒饮治疗大头瘟时,大胆对名医之方提出质疑,减去升提之品柴胡、升麻,谓大头瘟"以升腾飞越,太过之病,不当再用升也。"充分体现了吴氏在重视调整气机的同时,也顾及气机自然升降出入生理特点之思想,其他如斑疹的治疗忌用升提、壅补,均是此主导思想所在。因此,笔者认为学习吴氏重视调整气机、治疗温病的思想时,也应看到吴氏重视顺气机自然升降出入的学术特点,这样才能全面掌握吴氏思想的精髓。

[引自:黑龙江中医药,1990,(6):11.]

浅析专病专方之组方思路若干问题

专病专方是近几十年来随着中西医结合理论与临床研究的不断深入而产生

的,虽然其未被正式纳入中医院校《方剂学》这门教材内容,不被中医理论所接受为一个组成部分,也尚未有完整的定义、组方理论等,但它以自己所固有的疗效或多或少地冲击、影响着中医传统方剂学理论。本文就专病专方(以下简称专方)的组方思路若干问题作一探讨,以期对专方之组方理论的建立、体系的完善做些有益的补充。

1. 定义范畴不确切

专方的研究、应用方兴未艾,但目前对其尚未有确切定义。它不同于单、验、秘方,不是中药的堆砌,也不是前人使用创制的方剂。它的定义应是:今人针对现代医学诊断的某种疾病,根据中医治则"法"的概念,以中药或按中药的药理实验依据自拟的方剂。笔者认为凡符合上述内容而组成的方剂都属于专方的范畴。

2. 尚未建立组方理论体系

从近几年期刊所报道的专方来看,大都按照中医理论的治方原则组方,并依据汗、吐、下、和等八大法则指导之。例如某病的清热解毒法治之,那么根据"方从法立""方从法出"的组方理论来看,专方是符合中医方剂学理论的,也是其理论的延伸。虽然有理论渊源,但它又吸收了辨证与辨病相结合学说的精华,它是针对现代医学的"病",面对"病"进行辨证与辨病,再按照上述理论和学说组方。中医方剂学理论和辨证与辨病相结合的学说,是两种既不相同,又相同的理论,对这两种学说的取舍及掌握程度,决定了专方运用的效果。目前全国中医界对此无统一的方案、学说。故建立、完善专方的组方理论,提出科学的组方学说体系是中西医结合基础理论迫在眉前的研究课题。

3. 专方配伍无规律可循

由中药组成的专方,不管是按中医方剂学理论组方还是按辨证与辨病相结合的学说组方,多少都受中药固有特性的影响。掌握这一固有特性决定组方疗效的高低。固有特性是指其两面性,即中医方剂学理论认为一个完整的方剂内容必须有君、臣、佐、使之分,君药的确定就是同时是法的具体表现,其余内容均围绕着君药添加、补充,或有相辅、牵制,或有升降浮沉,配伍精炼、严谨、有章可循;其二就是现代药理实验所得的结果如抗病毒机制、抗肿瘤效应、抑制菌群等。

有时并不能很完美地统一在中药上，如肾病后期之氮质血症，轻微水肿面肢虚浮者，用附子、猪苓苓、泽泻利水后，尿量稍增加后血氮却上升了。

受到两种学说的影响，使方剂配伍上无规律可循，全凭组方者的经验，或从药理实验结果为主选药，或偏重中药方剂特性来组方，甚至出现单纯以化学成分或作用、病因进行药物堆砌。这就限制了专方效果的发挥及专方自身的发展、推广。这也是到目前为止尚未有很确切疗效的专方出现的原因所在。

4. 专方数量多目质量不高

笔者粗略统计《中医杂志》1988—1989 年的临床报道，在 1988 年的 294 篇临床报道中，专方 94 篇，占 31.9%；古方 64 篇，占 21.7%。在 1989 年的 255 篇临床报道中，专方增加至 111 篇，占 43.5%；古方 60 篇，占 23.5%。统计《中西医结合杂志》1989 年的 302 篇临床报道，专方 128 篇，占 42.3%；古方 49 篇，占 16.2%。说明专方的应用数量多于古方，且呈增多趋势。笔者同时在《中医杂志》1989 年的 111 篇专方报道中发现，其遵循方剂学理论进行配伍组方的为 59篇，占 53.2%；依据方剂学理论的同时参照现代药理实验结果进行组方的为 20篇，占 18%。说明其量虽多但质量不高，组成一个完整的专方在理论、配伍尚未成体系的情况下是不易的。虽是未成熟，但从上述数字表明其生命力之强大、发展前景之广阔是任何事物不能相比的。

5. 专方与辨证论治缺乏有机统一性

受现代医学的影响，专方对于疾病的定位更明确，疗效具有单一性。其疗效的评判除了按传统医学判定外，还应依据现代检验医学予以衡量，这无疑对临床研究的规范化、总结及推广具有积极的作用，但其面对临床上错综复杂的病情、病机的侧重不同，以一方概之就显得苍白无力了。顾伟明认为，临床上常见到有些基本方对某一证型效果好，对其他证型则相对较差（上海中医药杂志，1988，3：28）。如此机械性、单一性的专方，使其在某些方面丧失了中医方剂的长处，失去中医辨证论治的某些优势，造成头痛医头、脚痛医脚的结果，从而不能与辨证论治有机统一起来。

6. 结 语

《伤寒论》《温病条辨》等书中的古方之所以经久不衰，其道理之一就是中医有一套完整的组方理论体系,使得其在组方、配伍上有章可循。虽然专方与之相比在组方体系上,存在尚未建立自己的理论体系、配伍规律尚未成熟等不足,但它却日益为广大医务工作者所重视、接纳。一些中医、西医无法解决的临床上各种急、重、危疾病(如晚期肿瘤等),也越来越依赖于专方。因此,有效运用中西医结合手段,探寻、建立专方的组方理论、配伍体系,使之与辨证论治有机地统一起来,是今后一段时期内中西医结合基础研究的重大课题,是将中西医结合引向高层次的有效途径。

[引自:中医药学报,1990,(6):10.]

黄精治遗精有殊功

黄精性平味甘,有养阴润肺、滋补阴血及补脾的作用,在治疗阴血不足、肺燥脾虚所引起的疾病方面有较好的疗效,已为广大临床工作者所习用。笔者在临床实践中发现其尚有很好的治疗遗精功效。其缘于10余年前诊治一脾胃阴津不足的胃脘疼痛中年患者,在运用健脾益胃、养阴止痛方药的同时,加用黄精至20g,患者经治疗后病情基本痊愈,并告之其多年来经治不愈的遗精症也随之消失。后又在治疗其他遗精患者中试用,也同样收到很好的疗效。无论复方或单味使用,在治疗遗精症方面,都能收到同样的效果。举验案如下。

某男,42岁,已婚,工人。1995年4月初诊。自述遗精2年余,夫妻和睦,已生育子女。近2年来无明显诱因下每月遗精3~4次,甚为苦恼,并伴腰酸,时有失眠,纳可,口略干苦,大小便尚可,身体略消瘦,经中医药治疗年余无效。舌红,苔薄白,脉缓略弦。

处方 ▶ 炒柴胡10g,赤芍、白芍、菟丝子、覆盆子、续断、狗脊各2g,制黄精20g,枸杞子15g,五味子6g,陈皮4g,丹参20g,冰糖10g(烊服)。10剂。复诊时述腰酸减轻,守原方续进10剂。三诊时告之服药期间仅遗精1次,守原方加夜交藤30g。10剂。经2个月的治疗,2年余之顽症遗精终告痊愈。

黄精煎煮时间宜长不宜短,量不宜太小,以15~25g为佳,量小则治疗遗精的功效不显著。该药属于滋腻之品,对于脾胃虚弱或兼夹湿邪者可加入白术等健脾之品以助脾祛湿。

[引自:中医杂志,2000,41(9):522.]

急性肾小球肾炎证治五法

急性肾小球肾炎（以下简称急性肾炎）属于中医学"水肿"或"虚损"的范畴。对其辨证治疗及时是否得当,直接影响该病的预后及转归。笔者在多年的临床实践中摸索总结出 5 种治法,疗效较满意,现归纳如下。

1. 祛风清热

急性肾炎初期表现的诸如鼻塞、流涕、发热、扁桃体红肿,多辨证为风热、风寒。风热者,可用银翘散加桑叶、泽泻、茯苓等;风寒者,可选羌活、荆芥、防风、苍术、川芎、葛根、白芷、射干等。这类患者往往表证一解,其肾炎的临床表现及尿常规也随之改善,否则反复感受风寒(风热)易造成疾病缠绵迁延,转为慢性病。故此法应用及时、得当,对于该病的转归有着重要的意义。

2. 宣肺利水

颜面及全身浮肿、少尿是急性肾炎最初的临床表现,中医理论谓"肺为水之上源",有"通调水道"之功效,采用本法治疗后,患者浮肿消退较快。此可采用古方越婢汤加术汤利水之品,也可选用杏仁、桔梗、苏叶、桑白皮、大腹皮、茯苓皮、白茅根、猪苓、茯苓等,待肺气宣降,则水湿自出,可收到较满意的疗效。

3. 芳香化湿

南方为多雨多湿的水泽之乡,极易感受湿浊之邪,这种湿浊之邪在肾炎患者的临床表现上即是病情缠绵不愈,病程长,尿常规改善不明显,治疗甚为棘手。若抓住此特点,运用芳香化湿法进行治疗,可使疾病出现转机。常用的药物有藿香、佩兰、苍术、杏仁、砂仁、白豆蔻、薏苡仁、厚朴、石菖蒲、通草、白茅根等。

4. 健脾益气

该法适用于平素体质较弱的肾炎患者,其临床表现不甚明显,既无外感风热、风寒证(尤其是扁桃体摘除后的患者),又无湿浊及水肿症,而只见肢软乏力,易感冒,纳食差,大便溏薄等一派脾气(阳)不足的表现,若从扶助脾土后天之本入手,选用生黄芪、党参、猪苓、茯苓、炒白术、炒柴胡、淮山、薏苡仁等,往往可使疾病有所起色,达到治愈的目的。

5. 治肝解毒

该法适用于乙肝病毒相关性肾炎治疗。笔者在临床上常常遇到一些患者,经多种方法治疗后病情毫无起色,有时甚至加重病情,尿常规出现较治疗前更差的现象。如果乙肝病毒(HBV)检查阳性者,此时需结合临床辨证,分别运用疏肝、理肝、柔肝及解毒药物,能收到意想不到的效果。

病案举例

程某,男,17岁,患急性肾炎3月余,经他医治疗效果不佳。现晨起眼睑浮肿,面色无华,纳食欠佳,偶有恶心,大便尚可,小便外观无异常,尿检查:蛋白＋～＋＋＋,红细胞0～1/HP,白细胞0～5/HP,偶见颗粒管型,尿24 h蛋白定量1.92 g,尿量836 ml。舌淡红、苔白腻略厚,脉滑略细。治拟芳香化湿、健脾和胃。

处方▶藿香、佩叶、猪苓、茯苓、炒白术(各)12 g,杏仁、苍术、半夏(各)10 g,砂仁、蔻仁、石菖蒲、厚朴、通草(各)6 g,太子参、薏苡仁(各)20 g,白茅根30 g,生谷麦芽(各)12 g。服10剂后去苍术,加淮山15 g,守方月余。尿常规检查正常,尿24 h蛋白定量324 mg,改服丸药月余后痊愈。

值得一提的是该病例自接诊治疗到尿检正常的舌象表现,始终是白厚腻苔,故也一直守芳香化浊法治疗之。

结语

以上5种治法并不能治疗所有急性肾炎,且此5种治法不是完全独立和固定不变的,临床有时往往需几种方法联合或随症转换使用,正如急性肾炎之病情不是简单的而是错综复杂、多变的一样,对于这5种方法宜灵活运用,此为笔者体会之一;目前尚没有一种中药具备消除尿中蛋白、红细胞及管型等特殊功效,因此,在临床中不应被所谓实验室证明有某种功效的中草药物所制约而堆砌成方,丢掉了辨证论治之根本,仍应依靠有是证用是药的中医辨证论治理论指导临床,此为笔者体会之二;活血化瘀法曾被广泛用于临床,取得了可喜的成绩,但笔者认为将该法施治于急性肾炎时疗效并不理想,有时甚至恰恰相反,出现尿蛋白、尿红细胞数量增加等肾小球损害加重的迹象,故治疗急性肾炎不宜滥用活血化瘀法，此为笔者体会之三；最后笔者认为对于顽固的肾小球肾炎宜及早做肾穿刺，以确定肾病类型，有利于对该病的治疗提出指导意见，并对预后做出判断。

[引自：江西中医药，2001，32(6)：28.]

徐长卿治疗糖尿病肾病及周围神经病变

中药徐长卿有解毒、祛风、消肿止痛等诸多功用，笔者在临床中发现其对糖尿病肾病及糖尿病神经病变有较好的治疗效果，现介绍如下。

1. 糖尿病肾病

笔者在治疗糖尿病肾病中常加一味徐长卿，每每获得较好疗效。例如：陈某，男，58岁。患糖尿病10年，近1年下肢浮肿，神倦乏力，夜尿多。尿常规检查发现尿蛋白＋～＋＋，尿24h蛋白定量620mg/L，血糖8.1mmol/L，经外医治疗无明显效果。患者刻下面色无华，少气懒言，神倦乏力，腰有沉重感，时觉腹胀、嗳气，大便正常。舌略暗红、苔薄白，脉沉缓。血压142/90mmHg。以徐长卿加补中益气汤加减：徐长卿30g，太子参50g，生黄芪30g，炒白术、当归、怀牛膝、续断、狗脊(各)12g，山药15g，白茅根20g，枳壳6g，乌药10g，法半夏3g，陈皮4g。服5剂后下肢浮肿明显减轻，神倦、乏力改善，已不嗳气。守原方治疗一个半月后尿常规检查示：蛋白±，尿24h蛋白定量200mg/L，后改用自制八珍丸(生地黄易熟地黄)嘱长期服用。

2. 糖尿病神经病变

笔者在治疗糖尿病神经病变时常加入一味徐长卿以增加疗效。例如：吴某，男，65岁。患糖尿病10余年，近1个月常双下肢疼痛，有针刺麻木感，影响休息，以入夜后为甚，日常活动无碍，大小便正常，血压128/82mmHg，平素血糖控制较满意。舌暗紫、苔薄白腻，脉弦略迟。治拟活血通络、益气祛湿加徐长卿。

处方▶ 徐长卿40g，独活、川芎、桑寄生、怀牛膝、当归、生地黄、藿香、佩兰(各)12g，薏苡仁40g，丹参30g，赤芍30g，生黄芪20g，地龙15g，苍术10g，陈皮4g。服7剂后针刺感明显减轻，续服上方10剂后下肢疼痛、麻木感基本消失，改用徐长卿、怀牛膝(各)50g煎水泡足，每日1次，共10次而获效。

徐长卿在治疗糖尿病肾病及糖尿病神经病变时用量宜大,一般为 40～60 g,对于血瘀偏阳气不足的糖尿病肾病疗效更好,而对于糖尿病神经病变,无论气虚阴阳之偏盛均可加入,并配合单用煎水泡洗,疗效更佳。另外,该药还有改善因急性和慢性肾盂肾炎、慢性前列腺炎而出现的尿频、尿急、尿痛及急性肾小球肾炎之浮肿等症状。

[引自:中医杂志,2001,42(10):584.]

慢性乙型肝炎治法失当浅析

慢性乙型肝炎(简称乙肝)是危害人民健康的常见病,根据 1992—1995 年全国病毒性肝炎流行病学调查显示,我国有近 3 000 万人患有慢性乙肝。慢性乙肝的中医治疗大体上也有一些常规方法可循,如疏肝利湿、清热解毒、柔肝养肝、活血化瘀等,但临床中远非如此简单。笔者就临床上常遇到的慢性乙肝治疗方法失当这一问题浅析如下。

⊱ 1. 苦寒利湿伤脾阳 ⊰

慢性乙肝发病初期,湿邪或湿热之邪弥留中焦为主要病因病机,其临床症状多见黄疸、发热、纳差、呕恶、厌食、便结或便溏、乏力等,故清热利湿、解毒为常用的辨证施治方法,治疗效果也甚佳,但这只是一般性治法。有些医者墨守成规,不顾患者的具体病情,只知一味苦寒清利,患者一服药即为二三个月,甚至长达半年以上。若是平素脾胃虚弱者,就更不能耐受长时间治疗,以免治疗失当。久久清热易伤阳,脾胃之阳遭到伤害,反生他变,使病情加重,出现一派脾胃阳气不足之受损症状,如腹胀甚、纳食差、大便溏而不臭等,这些在抗乙肝病毒治疗上尤为突出。著名中医学家岳美中治疗肝炎时云:"湿热已衰,不宜大剂苦寒利湿,否则徒伤胃气……以致又需用甘温香燥之剂扶胃健脾。"因此,在苦寒清热、利湿解毒的同时,要时刻注意维护脾胃之阳气(正气),适当加用一些(如党参、黄芪、白术、淮山等)益气健脾之品,有助于提高疗效和缩短病程。

2. 甘寒柔润损肝气（阳）

部分慢性乙肝患者在临床上常有肝阴不足的症状，取甘寒柔润法治之本无可非议。医者也多以一贯煎为主方进行加减化裁运用，对于部分辨证为肝阴不足者的稳定病情、改善症状及恢复肝功能有明显的疗效，此乃普遍规律。肝的生理功能除主藏血外，还有疏泄、条达的一面，如唐容川在《血证论》云："木之性主于疏泄，食气入胃，全赖肝木之气以疏泄之，而水谷乃化；设肝之清阳不升，则不能疏泄水谷，渗泄中满之证，在所难免"一言以蔽之，即"肝体阴而用阳"。就慢性乙肝来说，应属"久病多虚"，若不辨虚在何处，见之即投甘寒柔润之剂或久用于慢性乙肝的治疗，则此抑制之法易影响气血阴阳平衡，诸症他起，反见肝区不适加重、腹胀便溏等症出现。此于临床屡见不鲜，故在运用该法时要审时度势，依病情而定夺，在甘寒柔润法中略佐培土扶肾法为好。

3. 疏肝理气反伤气

肝区不适、胀闷或隐痛是慢性乙肝患者就诊时主诉症状。中医学理论认为此多属肝气不疏，失于条达，郁而致之。如此则疏肝理气、行气解郁成为临床医生常用的奏效治疗手段，代表方如四逆散、柴胡疏肝散、逍遥散之类。此治疗方法的不良反应就是易耗气、伤气，初用时患者感舒适，服药治疗稍久，可能出现气伤致虚之症，肝区不适、腹胀等反而较服药前更甚，那些医者见之，则盲目加大药量，结果症状愈加明显，出现恶性循环。笔者曾治一慢性乙肝患者，肝区不适、腹胀约1年，而服疏肝理气之方药长达半年之久，结果一服药则症状更甚，停药症状略减，更迭医生数人，疗效不显。患者心理负担较重，纳食稍多即腹胀，口略干，肝区闷胀不适，大便略成形。肝功能检查：谷丙转氨酶100～80 IU/L，血清总蛋白68 g/L，白蛋白40 g/L，球蛋白28 g/L。乙肝两对半检查：乙肝表面抗原（HBsAg）（＋）、乙肝 e 抗体（抗- HBe）（＋）、乙肝核心抗体（抗- HBc）（＋）。笔者一改前医治法，采取健脾、宣肺、助肾之法，在六君子汤的基础上佐桑白皮、桔梗、巴戟天、菟丝子，10剂后症状明显改善，守方一个半月后症状消失，肝功能正常，乙肝两对半检查无改变，以参苓白术散善后。可以说，在运用疏肝理气法治疗慢性乙肝时应时时顾护气机，适可而止，一旦有效则当从固本着眼，扶助脾土为要，所谓"土肥则木荣"也。

4. 活血不当耗气伤津

现代研究证实中医药之活血化瘀疗法能阻抗、延缓肝脏结构纤维化,即阻抗肝硬化。因此在治疗慢性乙肝和早期肝硬化时,都把目光集中在活血化瘀的方法上。处方多出之于仲景的鳖甲煎丸及王清任的数个活血逐瘀汤等,已广泛运用于临床。但由此出现的问题日益突显,方中活血化瘀药物的过多、过量及患者服用时间过久后,头晕、短气、乏力等耗气的症状随之出现,继之伤及阴血津液,其对正气的耗伤比理气药损伤正气更明显。再者是对胃肠道等脏腑的伤害,出现了胃痛、腹痛、肠鸣、腹泻等症状。临床实际使用中,应正确运用活血祛瘀法,充分考虑药物的剂量、药味数、功能、不良反应等,不宜人云亦云。

[引自:实用中西医结合临床,2003,3(6):103.]

试析化湿降浊活血法对慢性肾衰竭的影响

慢性肾衰竭是一部分原发性肾脏病及继发性肾脏病的最终发展结果,其病机甚为复杂。在临床实践中,笔者以化湿降浊活血法为主对该病进行治疗,能有效延缓慢性肾衰竭病程的进展,试分析之。

1. 病位在肾,湿浊瘀邪为首要

肾居下焦,藏真阴、寓元阳,为水火之宅,对体内水液的潴留、分布、排泄及脏腑的温煦、气化起着重要作用。在生理情况下,体内新陈代谢产物水湿、浊物等通过皮肤、尿道、肠道等排出体外,吐故以纳新,维持生命的旺盛。当肾气衰败时(慢性肾衰竭),水液、湿浊通过以上途经排出受到限制,潴留于体内,使清者不升,浊者不降,气血运行失常。而南方位于水湿之地,属多雨、潮湿的气候环境,故"湿"之于本病既有外界地理、气候的因素影响(外来湿邪),又有内在肾及多脏腑亏损、气化不利导致水湿内停,滞留于体内而形成病理产物(内生湿邪)。再者,慢性肾衰竭时,肾气不足,失于蒸腾气化,不能分清泌浊,致湿浊内聚不得下泄,而成"内生之毒",反过来又成为加重肾衰竭的因素,形成恶性循环;而"水病血亦病""久病多瘀"的病理机制又造成肾之脉络瘀阻。现代医学也证实慢性肾衰竭时残存的肾组织微循环障碍、肾脏供血减少、血液黏滞度高,使肾小球肥大继而硬化,如此则水湿、浊毒、瘀血共同导致肾损害,使肾阴阳俱虚且累及脾、心、肺等诸脏。

2. 三法同施，延缓肾衰竭

慢性肾衰竭之湿、浊、瘀邪夹杂在一起，且肾功能已衰败，临床治疗甚为棘手。笔者根据中医"天人相应"理论，结合南方地处潮湿、多雨的环境，以化湿为首要法则，运用于肾功能失代偿期及肾衰竭期患者。湿去则颜面、四肢浮肿可消，心悸、心慌、胸闷、呼吸不适之水气凌心等症可缓解，常用藿香、佩兰、石菖蒲、猪苓、车前子、白茅根等；若单纯利湿而不加用芳香化湿之品则疗效不佳。再者，浊毒之邪存在于慢性肾衰竭整个病程中，尤以失代偿期、肾衰竭期及尿毒症期为明显。因此，降泄浊毒法在治疗慢性肾衰竭时显得至关重要。只有使浊毒之邪排出体外，肌酐、尿素氮降低，才能有效减慢残存肾单位的肾小球硬化，延缓肾损害进展。即降泄浊毒法必须贯穿于慢性肾衰竭的治疗全过程，常用生大黄、白花蛇舌草、蒲公英、煅牡蛎等。虽然大黄具有通腑泻浊、增加慢性肾衰竭患者肠道对肌酐、尿素氮的清除，抑制肠道内尿素的合成，降低残余肾的代谢异常，降低血中肌酐、尿素氮的作用。但笔者认为，对尿毒症期的患者以不服用生大黄为宜，一者处于此期的患者正气已极度虚衰，不能再攻，以免犯虚虚实实之戒；二者，大黄对于终末期肾衰竭患者已不具有降低肌酐、尿素氮的作用，此时用之亦属无效。对于活血法（活血化瘀药物）的运用，笔者认为宜尽早用于慢性肾衰竭的治疗，在代偿期即可用之。有关研究表明，活血化瘀药物能疏通微循环，改善血液供应，抑制血小板聚集及释放反应，并调整血凝及纤溶系统，进而抑制肾小球硬化，有效保护残存的肾单位，减轻负荷。常用川芎、当归、赤芍、丹参、续断等较为平缓的活血化瘀药物，对有破血活血及过于寒凉或易于损伤脾胃功能的活血药物则在禁用之列。

上述化湿、降浊、活血3种治疗方法，应在具体的实施过程中针对病情需要及变化而有所侧重，因人制宜，圆机活法，有的放矢。如此，才能提高非透析疗法治疗慢性肾衰竭的疗效，从而延长患者生命，提高生存质量。

典型案例

余某，男，54岁，干部。初诊：2000年6月10日。患者自述患慢性肾炎数年，近半年经常恶心、呕吐，伴头昏，已被确诊为"慢性肾功能不全"。刻下患者头痛，头昏，恶心时欲呕，纳食欠佳，嗳气，腹胀，大便略软，每日1次，小便量中等，夜尿多,体软乏力,多梦,皮肤略觉瘙痒,面色无华,唇色淡,体形消瘦,下肢微肿。舌淡红、苔白腻略厚,脉沉细略滑。血压 150/85 mmHg。血常规检查:白细胞 $4.5 \times 10^9/L$,红细胞 $3.0 \times 10^{12}/L$,血小板 $120 \times 10^9/L$,血红蛋白 66.0 g/L,血肌酐 507 μmol/L,尿素氮 16.5 mmol/L。辨证属肾气不足、水湿内停、湿瘀互结、浊毒内聚,治拟化湿降浊、活血扶肾。

处方 ▶ 藿香、佩兰(各)12 g,石菖蒲 6 g,生黄芪 30 g,太子参 40 g,炒白术 12 g,白茅根 20 g,猪苓、茯苓、牛膝、续断、杜仲(各)12 g,生大黄 10 g(后下),砂仁 6 g(后下),赤芍 15 g,生麦芽 12 g。7 剂,嘱优质蛋白质饮食,并限量,同时加强控制血压。

二诊 ▶ 恶心欲呕减轻,纳食改善,大便溏,每日 2 次。舌、脉象同前。血压 135/85 mmHg。守原方 7 剂。

三诊 ▶ 诸症减轻,唯舌苔略厚腻,脉沉细。肾功能检查:血肌酐 409 μmol/L,尿素氮 10 mmol/L。原方去石菖蒲、猪苓,加白豆蔻(后下)4 g,7 剂。后守法在原方的基础上加减出入进行治疗,其血肌酐一直维持在 300 μmol/L 左右,尿素氮 10～14 mmol/L,血压正常,至今仍健在。

[引自:中国中医药信息杂志,2004,11(7):647.]

喻嘉言治疗关格病思想探析

喻嘉言(1585—1664 年),名昌,江西省新建县人。我国明末清初著名的医学家,并以研究《伤寒论》,创立"三纲鼎立"学说名震大江南北。喻氏生平著述不多,主要学术思想见于其所著的《尚论篇》《医门法律》等。现就《医门法律》之关格病治疗思想作一探讨。

1. 推经溯源,予关格以定义

喻氏在《关格论》篇首句即言:"关格之症,自《灵枢》《素问》以及《难经》,仲景脉法,皆深言之。"虽名相同,但内容不一致。如《素问·六节藏象论》谓:"人迎与寸口俱盛四倍以上为关格。"《灵枢》述:"阴气太盛则阳气不能相荣也,故曰关。阳气太盛,则阴气弗能相荣,故曰格。阴阳俱盛,不得相荣,故曰关格。"又有云岐子医者谓:"阴阳反背之状……其谓阴阳易位,病名关格。"等等。因此,喻氏仍然认为仲景之说较为准确,即"关则不得小便,格则吐逆",赞扬仲景对关格病的认识是:复开三大法门,金针暗度。对于关格病结合现代医学,大体与慢性肾衰竭相似,这普遍为中医界所认同。

2. 道《伤寒论》,予关格治疗方药

喻氏认为关格病,上自《灵枢》《素问》,下至仲景都只详细记述了症状,如"关则不得小便,格则吐逆,食不得入,名曰关格""男子少精""女子不月""寸口脉浮而大……在尺为关;在寸为格";其病见"精气竭绝,形体毁沮""离绝菀结"。在病机认识上其一为"中枢不运,下关上格,五藏空虚,气血离守";其二为"属火者多,属痰者少。"火者,即"五志厥阳之火"。但"诸大老前贤"在治疗上却"无成方依傍""空存其名"。在感慨关格病有证无方的同时,又告诫医者对于以"无师之智临证处方,传之于书者",虽然有"关格"之病名,但要善于识别它,因此在《关格门方》中引用云岐子治疗关格9个方剂,但在句首即告诫要"惩而改之"。在《关格论》中把云岐子所述"关格"病名到9个方剂逐一批驳,谓其对《内经》《金匮》等经典著作不认真学习体会,其方剂亦是"浑入后人恶劣窠臼""倒行逆施,草菅人命,为不学无术,徒读父书之流"。鉴于"有证无方""无师之智,临证处方"草菅人命的现象,喻氏对关格病的治疗从确立治则方药,到注意事项均作了具体阐述。其认为治疗"关格"病要辨脉之阳虚阳实、阴虚阴实,创立了"批郄导窾"原则,开通疏利,因势利导,使邪有出路。并注意不得逞己之能,辄操霸术,或只知止呕利溲之治标法,导致疾病加重,而促人之死。在临床实际中也确实如此,常遇有些医者治疗慢性肾衰竭时,不详细辨证、遵循"批郄导窾"原则,只知一味利尿、止呕,忘却了培补后天之脾及扶肾之阴阳的要旨,或者是只知用大黄降血肌酐、尿素氮,"辄操霸术",而不知已犯虚虚之戒,使肾功能损害加重,致病情恶化,促人之死。由此,喻氏自拟了进退黄连汤、资液救焚汤两方治疗关格病,前方为姜汁炒黄连、干姜、人参、桂枝、半夏、大枣,谓进法用,退法为不用桂枝,黄连减半或加肉桂五分,上下之邪得以开矣,加之崔氏八味丸服用,则肾关之门一开,小便亦随之而出也。实际上该方是《伤寒论》黄连汤法的变通,据《伤寒论》的理法,化裁衍化其方药而成。后方为治关格病属"五志厥阳之火"者而创立,方药组成为人参、炙甘草、阿胶、胡麻仁、柏子仁、五味子、紫石英、寒水石、滑石、生地汁、麦冬汁、生犀汁、生姜汁,并配服崔氏八味丸。不难看出此方也是由《伤寒论》炙甘草汤法衍化而来的。另外,对于关格病的治疗注意事项,其在《关格论》中也提出了"律四条",从这些可以知晓,喻氏活用《伤寒论》理法在救治该病的经验是相当丰富的。

～ 结 语 ～

综上所述,可以看出喻氏在治疗关格病的思想轨迹及对中医治疗该病作出了贡献,治疗原则上独辟蹊径,主张"批郤导窾",治疗方药上遵循仲景《伤寒论》理法变通化裁之。这些对后世治疗该病产生了巨大的影响,至今仍有现实临床指导意义,尤其是"批郤导窾"治疗原则,仍然是当今治疗慢性肾衰竭的重要治则之一,也一直被中医院校内科教材所引用。当然局限于当时的历史条件,喻氏在治疗关格病方面的方药还是较单一,不能适应关格病的临床变化,但这只是玉石中一小瑕疵罢了。

[引自:江西中医药,2005,36(5):14.]

运用五行学说治顽症心得

笔者在近 30 年的临床实际工作中,遇到一些按常规辨证治疗无效的顽症,转而灵活运用五行学说理论指导治疗,取得了较满意的疗效。现介绍如下。

～ 1. 顽 固 腹 胀 ～

周某,男,54 岁,干部。1997 年 4 月 23 日初诊。主诉腹胀半年余,自 1996 年冬季始无明显诱因出现腹胀满,纳食与否均满胀难忍,伴口干,饮食欠佳,嗳气及矢气则舒适,但极少有嗳气、矢气;无反酸、呕吐及胃脘部疼痛等症;夜尿多,每晚 2～3 次,偶感腰酸,大便正常,疲软乏力,尤以下肢重乏感明显。舌淡红、苔薄白,脉弦沉细缓。钡剂灌肠检查未见异常。影响工作与睡眠。患者曾有胃大部分切除、胆囊摘除、胰腺手术史。查看前医所治处方,多为健脾理气、和胃健脾、消食健脾、破气活血化瘀等方药治疗。患者又诉服药半年余,药进则腹胀减轻,药停则腹胀如故。按五行学说辨证为肾阳不足、肾水泛滥、反克脾土。立温补肾阳、制水扶土法。予巴戟天 15 g,淫羊藿 20 g,菟丝子 12 g,覆盆子 12 g,仙茅 12 g,枸杞子 12 g,苏叶 6 g,太子参 30 g,炒白术 12 g,茯苓 12 g,生黄芪 20 g,青陈皮各 6 g,益智仁 12 g,砂仁 4 g(后下)。7 剂后复诊,述腹胀大减,只在傍晚时仍感腹胀,半年来从未有如此舒适,药已见效。原方加续断 12 g,10 剂后痊愈。

> **按语**　腹胀一症属脾胃疾患,由于致病因素不同而选用化湿健脾、散寒温中、理气健脾、和胃健脾、疏肝理气、健脾消食及活血化瘀等法治疗,此为临床之一般常规治疗方法,但遇到一些病情复杂的顽固性腹胀时,使用上述方法治疗则往往没有什么效果。本案即是如此,治疗半年余,法非不善,但药后仍无效,细究之患者虽然表现为腹胀等一派脾胃疾病症状,但尚有腰酸、夜尿多的现象,此乃"独处藏奸也"。从五行生克理论角度来看,实际上肾之不足,命门火衰,肾水泛滥反克脾土是该病之根本,脾土失于运化而见腹胀则为标。由此立温补肾阳、制水扶土法予以治疗则取得了满意疗效。

2. 久咳

孙某,男,9岁。2006年4月初诊。母代诉:反复咳嗽2月余,仅晨起咳白色稀痰数口,其余时间均干咳无痰。血常规、结核菌素试验、胸部摄片等多次检查均正常,经中西医多种方法治疗无效转而就诊于我。刻下患者身体消瘦,面色㿠白,咳嗽频频,声音嘶哑不洪亮,纳食欠佳,大便略溏,每日1次,小便正常。无发热、呕吐及盗汗、潮热等症。舌淡红、苔薄白,脉缓略沉。他医处方大多为疏风宣肺、化痰之品,如苏叶、杏仁、白前、前胡、厚朴、紫苏子、旋覆花之类,服用2月余全然无效。遵五行学说辨为脾土不足、损及肺金,立培土生金法。

处方 ▶ 生黄芪15 g,党参12 g,土炒白术10 g,茯苓12 g,法半夏4 g,百部10 g,淮山10 g,枳壳6 g,薏苡仁15 g,陈皮4 g,桑叶12 g,砂仁4 g(后下),炙甘草3 g,7剂。复诊时其母代诉晨起咳痰明显减少,纳食、便溏已有改善,但咳嗽依旧,效不更方,守方加土炒白术至15 g,续进7剂。7剂后基本不咳嗽,仿薛氏法昼服香砂六君子汤,夜服六味地黄丸善后。

> **按语**　咳嗽2月余治疗已属棘手,况又有脾土虚损现象,若仍守治肺之法则显然无济于事,此患儿脾土虚弱症状已很明显,虚弱之脾土不能运化精微物质濡养百脉,又久用宣肺之品加重耗散肺气,使肺脏更虚,采取培土生金之法治疗,并重用土炒白术至15 g,意在着力培扶脾土以使气血生化之源充足,方能使"我"生之肺脏强盛,抵御病邪。

3. 胸痹（冠心病）

何某，男，68 岁，退休工人。1996 年 1 月初诊。主诉患冠心病已有 5 年余，曾数次因胸闷、气紧、心悸而在多家医院住院治疗，住院时心电图检查示 ST 段轻度压低，但平时心电图检查大多正常。患者现仍觉胸闷、心悸，尤以活动后感觉明显，并伴呼吸紧迫感，口苦，口干，不思饮，纳食尚可，左下肢时觉麻木，大便略干结，每日 2 次，小便费力。舌淡红、体胖大边有齿痕、苔薄白根略厚腻，脉沉细缓。有慢性前列腺肥大史。笔者予养心宽胸、活血化瘀立法处方治疗半月余，病情毫无起色，后改依五行乘侮规律处方立法，益气补土以制心火、疏肝养肝以济之，双管齐下以期获效。

处方 ▶ 生黄芪 40 g，党参 15 g，炒白术 12 g，茯苓 12 g，五味子 10 g，薏苡仁 20 g，全瓜蒌 20 g，醋炒柴胡 6 g，郁金 10 g，赤白芍各 12 g，怀牛膝 10 g，淮山 12 g，青陈皮各 4 g，当归 12 g，生地 12 g，薄荷 6 g（后下）。6 剂。复诊时症状大为改善，而最为明显的改善是胸闷、心悸、口苦、大便干结。此后守方略为增减治疗 2 月余，至今未再因胸闷、心悸、气紧之冠心病发作而住院。

> **按语** 本案患者初以养心宽胸、活血化瘀主法治疗，看似于中西医之医理均相符合，但实际上无任何疗效，原因就在于病程长，大多经历了中西医常规方法及药物治疗，对常规用药已不甚敏感，再者单纯治疗患病脏腑对久病顽症来说已属势单力薄，有"隔靴搔痒"之嫌。故应变换思路，按五行理论去认识、解除疾病，从心之母脏肝木、子脏脾土入手，益气补土以制火、疏肝养肝以济之，双管齐下方能克顽症。

4. 失眠

吕某，男，71 岁，退休干部。1986 年 11 月初诊。主诉无明显诱因失眠 2 月余，每晚仅睡 1～2 小时，有时彻夜不寐。他医用柏子养心丸、天王补心丹及口服地西泮（安定）治疗无效后，改服三唑仑片（每片 0.25 mg），直到每晚服 2 片（0.5 mg），方能维持 5 小时睡眠时间，患者自感恐惧而就诊于我。刻下患者仍每晚只睡 4 小时左右，入夜偶有烦躁不安，夜尿略多，每晚 3～4 次，纳食正常，口不干苦，大便正常，身体消瘦，每至冬季四肢畏寒，余无特殊情况。舌淡红、苔薄白，脉沉细缓略弦。取泻南补北法，温补肾之时兼以引心火下行。

处方 ▶ 生黄芪 40 g,巴戟天 15 g,淫羊藿 15 g,肉苁蓉 12 g,酸枣仁 12 g,肉桂 3 g(后下),怀牛膝 6 g,浮小麦 30 g,生焦山楂(各)12 g,炙甘草 3 g。7 剂后复诊,睡眠改善,已能睡 5 小时左右,嘱三唑仑片减量,守原方加鸡血藤 30 g,7 剂。三诊时述已自停三唑仑片 3 天,并能睡 5 小时以上。继守原方半月余,失眠症瘥。

> **按语**　失眠属难治病症,加之老年人失眠尤为棘手,故失眠 2 月余历经中西药治疗始终不见效。该病例属肾之不足,心火亢于上,水火不相济,且又有肾(阳)气不足的表现。因此,单独用养心安神的方法是行不通的,宜采用五行学说之泻南补北法,补肾泻心。在此运用肉桂有两方面的含义,一者引龙雷之火归元,二者也是遵近代名医章次公先生之说,对失眠者适当加入桂、附一类兴奋药,可获佳效。

ᴄᴏ 结　语 ᴏᴄ

　　五行学说是中医学理论体系中的一个重要组成部分,有很高的临床价值。笔者在长期临床工作中遇到一些较为棘手的顽症,常常变换治疗方法,另寻思路,注重运用五行学说全面考虑疾病的生我脏、我生脏、克我脏、我克脏的生理病理情况,以此指导临床,或予补或予泻,或双管齐下,区别对待,有所侧重地用药,每每获得很好的疗效。体会到在临床实践中对于一些疾病按一般的诊疗程序辨证论治是属常法,然也时有不效的情况发生,这时宜另辟蹊径,采用不同的方法予以治疗,此则为变法,而以五行学说指导临床实践,实际上就属于辨证治疗方法上的一种变法,探求法外之法,知常达变,才有所启迪,拓宽我们的辨证思路及提高临床诊治水平。需指出的是对于五行学说的学习运用,宜灵活不宜机械地套用。尤其是临床工作时间较短者更须注意,以免误治而生他变。

[引自:江西中医药,2008,39(7):27 - 28.]

喻嘉言诊疗误诊误治疾病学术思想探析

　　喻嘉言,名昌,江西新建县人,明末清初著名的医学家,清初三大名医之一,生于公元 1585 年(明代万历十三年),卒于公元 1664 年(清康熙三年)。著有《医门法律》《尚论篇》《寓意草》等书,对中医学术发展产生了重大影响。今就其临床著作《寓意草》一书所记载的他医误诊误治病案以探讨其学术思想。

1. 劝病家，阻庸医，不惜结怨

本书 90 余例疑难病案中,误诊误治的病案达 36 例,喻氏针对不同对象、不同情况,采取各种方式予以对待处理。

用语言劝阻病家。如"论吴吉长乃室及王氏妇误药之治验"案,得知他医已为吴吉长患咳而不思饮食,泻痢不止危证,予以人参、附子、姜、桂、白术等方药治疗时,谓"是病总由误药所致",做通患者思想工作辞去前医而改服喻氏方药病转痊愈。更有甚者,为了阻拦患者服用庸医之药,以至"自忘其耻辱""以图心安",苦口婆心往返六里路亲自上门劝阻并配方药,或通过患者亲戚或托人捎信多达6 次,就为了顾某患"痘",虑他医"若用痘门通套药"必有危险,可谓用心良苦(《直叙顾提明二郎三郎布痘为宵小所误案》)。而对于某些病者略知医学和中药常识,定要知晓用何药治何病时,喻氏则采用研药为末使之不能辨,"归而煎服"病告愈(《论吴吉长乃室及王氏妇误药之治验案》)。

劝说患者不被他医误治,并取得患者信任的同时,喻氏还和那些自命不凡的庸医进行了坚决的说理与斗争,制止庸医继续误人生命。《倪庆云危症再生治验案》最为典型,倪某已患病 14 日,从吐清水至吐臭水,就诊多次,"医已歇手"不予治疗了,请喻氏诊治,喻氏处理中汤 2 日服 6 剂,遭家属质疑,喻氏耐心解释取得信任后,患者即 1 日服完 3 剂并取得初步疗效,但第 2 日患者家人又复请前医参酌,"众医交口极沮",而患者后 3 剂亦不肯服用,喻氏最终许诺"即于众医前立地转方顷刻见效,再有何说",予旋覆花汤治疗而见效。又如《辨徐国桢伤寒疑难急症治验案》,与庸医对曰:"如有差误,吾任其咎",《辨黄长人伤寒疑难危证治验并祥诲门人案》,与庸医"各立担承……责有所归"。订立责任协议书,可谓对庸医斗争不惜结怨,剑拔弩张,直至从患者手中夺取所处药剂掷于沟中(《力争截疟成胀临危救安奇验案》)! 一切为了患者而于己不顾的精神令人敬佩。

2. 查病因，究体质，重视辨证

喻氏在诊治被他医误诊误治的患者时,非常重视疾病的病因,探寻致病的根源,如《辨袁仲卿小男死证再生奇验并祥诲门人案》,患儿落水被救后大热呻吟,诸小儿医按"惊风"以镇惊清热治疗,2 日后昏迷不醒,"气已垂绝",喻氏谓"如此症,因惊而得,其实跌仆水中,感冷湿之气,为外感发热之病……当比夹食伤寒例……医者不明,以金石冷药镇坠,外邪深入脏腑,神识因而不清。"小儿落水受凉发热，按"惊风"治还是按"夹食伤寒"治天壤之别，结果不一样。喻氏抓住落水寒冷湿之病因，分析透彻，切中病机，治之告愈。笔者曾会诊1例剖宫产术后发热不退的病例，前医有从瘀血发热论治，有从产后气血亏虚发热论治，但均无效，经详细询问探明病因，乃手术时空调温度过低受寒邪之发热，即予疏风散寒、佐益气养血之剂而热退身凉。

治疗前充分了解患者的体质，区别对待治疗，这是喻氏诊治误诊误治疾病的又一思路。每每在医案中可见诸如"平素嗜酒""平素多火少痰""平素体虚气怯"等对身体素质的描述。如《论钱太封翁足患不宜用热药再误案》，患者体质即是"平素多火少痰""忽患右足麻木，冷如冰石"，他医认为"下元虚惫"予桂、附、河车之属补之、温之，以火济火，结果至"足背指肿，废而不用"，喻氏认为应遵循多火少痰之体质改用甘寒之药，清热润燥补虚豁痰，"乃为合法""辛热之药断断不可再误矣！"

看重患者平素体质，但又不为其所束缚，灵活应对，这是喻氏的又一思路，如《陆平叔伤寒危证治验并释门人之疑案》，开篇即明示患者"平素体虚气怯，药宜温补，不宜寒凉"，患者秋患三疟，孟冬又复受外寒，致发热，有医者以疟后虚邪投参、术补剂，致患者奄奄一息，又有医者从外感入手用人参白虎汤，致"昏昏嘿嘿，漫无主持"，前后治疗时间20余日，乃延请喻氏是"决行期"而非治疗也。喻氏主动治诊，据其"脉未大坏，腹未大满，小水尚利"，认为可救治，仿大柴胡汤予变用防风通圣散方减白术，夜服2剂，初见大便通，津津有汗，次日再诊，随证据脉洪大改用白虎汤加柴胡、花粉、黄芩、黄柏、连翘、栀子一派苦寒，连进10余剂。"神识始得渐清"，半月始起坐于床；究其原因在于前众医者受缚于"平素体虚"，畏用寒凉而盲目用温补，误治患者致奄奄一息，而喻氏则既看重体质，又不拘泥于体质虚忌用寒凉法之常规，认为20余日发热不解，是外邪不在太阳而在阳明，仿仲景大柴胡汤法而应用防风通圣散去白术是"既前用之贻误，不可再误耳"，变通对待，据病用药，辨证治疗，连用苦寒大剂10余天终使病愈。

中医的精髓在辨证施治，而辨证的准确与否直接关系施治的效果，故喻氏在治疗此类被他医误诊误治的患者时极其重视辨证，常叹曰"不辨证而用方者，几何而不误耶！"如《袁聚东痞块危证治验案》，袁某20岁，生痞块卧床数月，"无医不投"，服用化痞、消痞药，又误用破血、破气之药，最后致"枯瘁肉脱，面黧发脱"，请喻氏"决死远近耳"，喻氏诊后谓"是病由见块医块，不究其源而误治也"，此是气聚生痞，医者不详辨证，疗效从何而来？喻氏1剂理中汤加附子5分，补中以通中下之气,再用桂附药一大剂内收肾气,外散膀胱之气,药后腹中气响甚喧,再服 1 剂病告痊愈。神乎!奇乎!细细读案其实不神也不奇。喻氏抓住痞块触之"痛不可忍""脉两尺洪盛",详细辨之,才下此药。在"辨痢种种受证不同随证治验"7 则误治案例中,对于"痢疾"或是"痢"或不是"痢"发出感慨:"若不辨证用药,痢疾门中,几曾有此等治法乎!""小儿之痢……尤不宜轻用痢疾门中通套治法也"。而最能反映喻氏重视辨证且分析有理有据,治疗有胆有识是《辨黄长人伤寒疑难危证治验并详诲门人》。此案患者"忽然昏沉,浑身战栗,手足如冰"之厥证,有一治伤寒 30 余载的医者诊后谓此证属阴厥,并已处方药姜、附之类,意在回阳治厥,而喻氏则谓阳厥,予调胃承气汤,一阴一阳,天地之别,生命攸关!喻氏从阴厥所发之机制,所主之症,阳厥所发之机制,所主之症及与该患者症状的对比、分析,阐明所用调胃承气汤之正确所在,最终疗效证明喻氏辨证无误,案后喻氏希望自己的心得"为子辈详辨,并以告后之业医者"。

喻氏通过查求病因,考究体质等手段,重视辨证且辨之准确,屡起沉疴。我们要从《寓意草》中吸取喻氏的学术思想,领悟其真谛,运用于临床,方能为医者之"上工"。

[引自:江西中医药,2009,40(12):12 - 13.]

喻嘉言挽治误诊方法之运用体会

喻嘉言,名昌,清初三大名医之一。《寓意草》是其一生临床经验之总结,其书中所载挽治误诊误治的病案较多,方法多样。笔者现结合临床浅谈个人学习之体会。

1. 辨证细微,善抓主证

喻氏在挽治误诊误治的病例时,善抓主证,常叹医者"不辨证而用方者,几何而不误耶!"如《袁聚东痞块危证治验案》,喻氏接诊后谓:"是病由见块医块,不究其源而误治也。"抓住痞块触之"痛不可忍""脉两尺洪盛",视为主证,详细辨之而取效。又《辨黄长人伤寒疑难危证治验并详诲门人案》,他医诊为阴厥而用姜、附,与喻氏诊为阳厥而用调胃承气汤,一阴一阳,生命攸关!喻氏坚持用之,药后而疾去病愈,可谓有胆有识,善抓主证,认证准确,挽狂澜于既倒,笔者在治疗乙肝肝硬化时遵循喻氏这一方法取得疗效。

案例1：患者，男，58岁。2008年8月26日初诊。有数年慢性乙肝病史，HBsAg、HBeAg、抗-HBc均为阳性，谷丙转氨酶60～110 U/L，白/球比倒置，B超检查提示有少量腹水，经他医中药治疗月余无效而来诊。刻下患者面色较晦暗，说话嗓音中等，纳食一般，时有胃胀、腹胀，尤以服中药后腹胀明显，停药则略减轻，肝区隐痛不适，每于安静时较甚，大便溏，每日1～2次，多梦，时有乏力。舌淡红、苔薄白，脉沉细弦缓。查看前医处方，多为活血化瘀、软坚散结、利水滋肝、清热降酶之品。详细辨之，胃腹胀、便溏、乏力、舌淡红、脉沉细，此即为主证，属脾土虚损、肝气郁结、水气泛滥，故用活血化瘀、软坚散结、利水滋肝、降酶解毒等俗套常法无效，反因攻伐太过耗伤气血致正气受损。

处方 ▶ 党参20 g，黄芪30 g，薏苡仁30 g，山药20 g，白扁豆20 g，茯苓20 g，白术20 g，砂仁3 g(后下)，炒山楂10 g，炒柴胡5 g，牛膝10 g，陈皮5 g，六神曲20 g，佛手10 g，鸡血藤30 g，炮穿山甲(先煎)10 g。水煎服，每日1剂。7剂后复诊，患者诉胃胀、腹胀明显减轻，守方略做增减，继服1个月，复查B超示腹水已消，后改资生丸做散剂，缓缓图之，肝功能及白/球比均转正常，至今未再发腹水。

案例2：患者，男，72岁。2008年11月20日初诊。自述夜寐时汗出约2年，经查无器质性疾病，多方求治中医无效。刻下患者每晚睡眠时汗出，伴口干，但不思饮，舌体涩，进食无味，但纳食量正常，二便正常，舌红嫩、有多处裂纹且较深，舌苔薄白、微腻，脉沉细弦缓。他医均诊为阴虚盗汗，而用麦冬、生地黄等养阴止汗之品。笔者认为，口干、舌苔面有多处裂纹、夜盗汗等，看似阴虚，但其舌质嫩红、脉沉细缓，此即"独处藏奸"，是气虚，非阴虚也；加之患者年事已高，虽无大病，但终究属"天癸竭，筋骨解堕"，元气不足，故服滋阴生津止汗之药无效。当予方补益中气、固护肌表。

处方 ▶ 黄芪30 g，党参20 g，炒柴胡5 g，升麻5 g，山药10 g，炒白扁豆20 g，牛膝5 g，防风5 g，炒白术10 g，巴戟天10 g，淮小麦30 g，煅龙骨(先煎)30 g，煅牡蛎(先煎)30 g，石斛20 g，乌梅10 g。水煎服，每日1剂。服14剂后，患者顽疾终告痊愈。

2. 因人而异，重视体质

考究患者的禀赋体质，因人而异施治，是喻氏挽治误诊患者的方法之一，在其书中常有"平素嗜酒""平素多火少痰""平素体虚气怯"等描述。如《论钱太封翁足患不宜用热药再误案》《陆平叔伤寒危证治验并释门人之疑案》等。

案例3：患者，女，42岁。2009年10月初诊。主诉胃痛半年余，胃镜检查示浅表性胃炎。西医治疗3个月无效，转中医治疗2个月仍疾病如初。刻下患者平素喜夏季而畏冬季，每至冬季则四肢凉冷，胃脘部疼痛、能忍受、但无休止，进食与否无明显缓解，食量正常，无反酸、吸气、胃胀等，喜进热食，大便正常。舌质淡红、苔薄白，脉沉细缓略弦。细究患者"平素即喜夏季而畏冬季，每至冬季则四肢凉冷"，此属阳气不足体质，宜辨为中焦阳虚寒、邪凝滞致痛。反观前医所处方药，多以和胃健脾、行气止痛、活血止痛等，似无不妥之处，但每方必有蒲公英、白花蛇舌草等寒凉之品，且多数为蒲公英，此乃败笔。推测其恐受缚于现代药理云蒲公英对胃部有显著消炎作用之说，所谓"辨证加辨病"施治。笔者予小建中汤原方7剂，胃痛衰其大半，继服7剂而痛止；嘱其注意保暖，忌生冷食物，随访至今未复发。

❧ 3. 细究病因，抓病本质 ❧

外邪、七情六欲、饮食劳逸等均可为病。喻氏强调宜细究病因，抓住本质，方能有的放矢，在挽治误诊误治上取得疗效。如《辨袁仲卿小男死症再生奇验并详诲门人案》，小儿高热，他医按"惊风"病以镇惊清热治之生他变，使病情逆转出现昏迷。喻氏接诊后详问细究，乃知病因是落水受凉，"感冷湿之气"发热，据此治疗乃热退神清。余曾会诊1例剖宫产术后发热不退产妇，因用西药无效转寻中医会诊，他医先从瘀血发热论治不应，再转产后气血亏虚发热治疗无效。刻下患者微恶寒，无汗，头痛，口淡无味、不干，术后大便一直未解。舌淡红、苔薄白，脉浮略数紧。笔者细询之下，乃知该患者手术时因手术室空调温度设置过低，待手术结束返回病房后不久即恶寒。此实为感受寒邪、郁困肌表也，遂予疏风散寒、佐以益气养血之剂。

处方 ▶ 紫苏叶10 g，荆芥10 g，防风10 g，羌活5 g，柴胡5 g，通草6 g，党参15 g，茯苓15 g，当归10 g，炒白术10 g，山楂10 g。水煎服，每日1剂。服3剂后热退身凉。

❧ 结 语 ❧

在学习运用喻氏挽治误诊误治疾病方法时，首先要灵活对待，互相参合，融会贯通，不可偏执于一端，或拘于俗套，守于定法。要充分运用四诊方法获取信息，在诸多症状中抓住主证，围绕主证进行辨证治疗。再者，笔者体会，接诊此类患者时应不厌其烦地追询病因,不为假象所迷惑,分析前医所用的诊治方法,找出纰漏。最后,在经常温习中医经典理论的同时,要学习研究喻氏的《医门法律》《尚论篇》等书,以更深刻地领悟和掌握喻氏的学术思想,并娴熟运用于临床。

〔引自:中国中医药信息杂志,2010,17(11):82.〕

喻嘉言祛邪反应学术思想探析

明末清初著名的三大医家之一喻嘉言先生,江西新建县人,崇尚《内经》《伤寒杂病论》,著有《尚论》《寓意草》《医门法律》等。这些著作集中体现了他的学术思想,对中医学术发展产生了特有的影响。《寓意草》是反映喻氏一生临床诊疗活动的医案医话,其中有部分医案记载了喻氏治病祛邪后出现的反应及其相应的处理方法,今就此内容对其祛邪反应学术思想做一探讨。

1. 依证候确定祛邪反应顺逆

喻氏在治疗疾病的过程中,非常重视祛邪反应的出现,认为这是对疾病正确治疗与否的体现,对进一步治疗有很大的影响,具有对疾病顺逆判断的指南作用。因此,他多从治疗后出现的症状去分析判定疾病经祛邪后反应是逆证还是顺证。如《论内伤转疟宜防虚脱并治验案》中,袁氏素有房劳内伤,因小感转自成疟,寒热往来,气急神扬、精神恍惚。服喻氏处方独参汤后,出现"大汗不止,昏不知人,口流白沫,灌药难入"的反应,直到傍晚"白沫转从大孔遗出"。喻氏喜曰:"沫下行可无恐矣",以附子理中汤连进4小剂而病好转。大汗淋漓、精神恍惚、口流白沫、药食不入,这些都是治病祛邪后的反应,危急、凶险,但"白沫转从大孔遗出",即是喻氏判定病无险情、病势转佳的标识。又如《辨痢疾种种受证不同随证治验案》,其中的浦君艺病痢疾案,"下利昼夜百余行,不但粥饮直出,即人参浓膏,才吞入喉,已汩汩从汤奔下",喻氏以大剂四君子汤加赤石脂、禹余粮治之,"其下奔之势少衰",但"腹中痛不可忍"。喻曰:"此正所谓通则不痛,痛则不通之说,不痛则危,痛则安",以腹中痛证的出现判断为病势转佳。而在《辨黄起潜、黄曙修时气伤寒治各不同案》中,黄起潜氏春月病温,年纪偏大而病势轻,稍与解表药后出现"头面甚红"的祛邪反应。喻氏认为这是"下元虚惫,阳浮于上"的戴阳证,以人参附子收拾阳气,加葱白透表以散外邪,否则"孤阳飞越,危殆立至",望八老人患春温,虽病轻,但稍解表祛邪后即出现"头面甚红",喻氏据此即判为病情转逆。

2. 喻氏对祛邪反应的处置方法

(1) 有胆有识之守方

对于祛邪反应的处理,早在《伤寒论》中就有多处论及,如治少阳病兼水饮内结之柴胡桂枝干姜汤证,方后即云:初服微烦,复服汗出即愈。此"微烦"便是祛邪后的反应,"复服"即是处置手段。因此处置上是守方还是更方治疗,取决于医者的临床学识。如《辨徐国祯伤寒疑难急证治验案》,徐氏真寒假热,身热目赤,异常大燥。喻氏给予人参四逆汤后出现"寒战,嘎齿有声,以重棉和头覆之,缩手不肯与诊"等祛邪反应,喻氏据此谓之"微阳之状也,续守原方微汗热退而安"。祛邪反应后症状不加重,病情不变化,守方与否易于掌握;若病情症状加重,是否继续守方,不但是考验医者胆量,更是医者学识水平的体现。如《辨痢疾种种受证不同随证治验案》中的叶氏幼男病痢案,给予理中汤 2 剂,出现"不一时痢下十余行,遍地俱污"的祛邪反应,家属恐药不对症要求更方,喻氏谓"吾意在救胃气之绝"。守方连服 3 天,人事大转,痢势亦减,后病愈。又浦君艺病痢疾案,祛邪后出现"腹中痛不可忍"的祛邪反应,患者提出"未可再服矣"!而喻氏不为所动,谓其"通则不痛,痛则不通之说是也,不痛则危,痛则安"。守方再进,病势大减而愈。

(2) 胸有成竹之更方

根据祛邪反应制订进一步的治疗措施转换方药时更需胸有定见,因为一者可能是病情稳定,易造成顺势守方治疗还是顺势据证更方治疗的困惑;二者若病情突变加重,凶险至极,更方则要胸有成竹、有谋有略。如《论内伤转疟宜防虚脱并治验案》中袁氏案,患疟疾寒热往来,神已恍惚,发生"大汗不止,昏不知人,口流白沫"的祛邪反应,症状虽凶险,但喻氏一见"白沫转从大孔遗出"即转方为附子理中汤连进 4 小剂,"人事方苏能言",继续治疗而愈。又如《论黄湛侯吐血暴症治验案》中,黄氏吐血盆余,喉间气涌、壮热,喻氏给予人参汤加黑锡丹治疗后出现"舌柔能言,但声不出"的祛邪反应,其不为所惧,镇定自若,与阿胶及补肾药连服 5 天,"声出喉清,人事向安"。对于此等凶险至极的祛邪反应,若是胸无定见、无勇无谋,没有丰富的临床经验,断断是不能应对的。

（3）言语治疗不处方

对于一些祛邪反应看似严重，但喻氏凭经验却不予治疗，仅以言语安慰之待其自愈。如《吴添官乃母厥巅疾及自病真火脱出治验案》，吴添官氏患肌肉瘦削，壮热，目红腮肿，给予知柏地黄丸治疗后出现"全身疮痍黄肿，腹中饥饿，整日哭烦"的祛邪反应，喻氏勉慰："旬日后腹稍充，气不稍固，即不哭烦，后果然如此。"

3. 辨祛邪反应与误治现象

喻氏在"与门人定议病式"中谈及"初服何药？次后再服何药？"即是对治病祛邪反应与误治的辨识。祛邪反应是对疾病施治后机体的外在反映，这些症状表现基本与原有的疾病相关，或有表现轻微，或有表现急重。但不论是病情转佳还是恶化，其总是按照原有疾病发展轨迹变化的，并能被原有疾病的病机所解释。若是误诊误治则病情表现或有未见好转但也不加重，或病情加重出现与原有疾病无关联的证候，且原有疾病的病机所不能解释，变证百出直至不治。如《陆平叔伤寒危证治验并释门人之疑案》，患者秋患三疟复受寒致发热，经他医误投参术补剂，又更医再误投人参白虎汤，致患者奄奄一息、"昏昏嘿嘿"。又如《伤寒论》曰："太阳病，发汗，遂漏不止，其人恶风，小便难，四肢微急，难以屈伸者，桂枝加附子汤主之。"其中"汗"遂漏不止、恶风、小便难、四肢微急等均是误治后出现的坏证变证。

结 语

祛邪反应是在治疗过程中必然出现的情况，有轻、重、缓、急，以及顺、逆之区分，正确判断祛邪反应并采取相应的处置方法，是一个医者必须学会且应具备的，当然它需要医者有丰富的中医临床经验和扎实的理论，其丰富的临床经验一部分来自自身的从医历程，另一部分来自前人的宝贵经验。《寓意草》中喻氏有关祛邪反应的认识及处理方法是我们需要学习和借鉴的。不仅如此，在阅读其他前人名医著作中，应同样注意学习和继承，因为这些也是中医学中宝贵的财富之一。

［引自：中国中医基础医学杂志，2013，19（8）：863.］

胆囊切除术后综合征症状治疗举隅

1. 疼痛

患者,女,65 岁。2012 年 10 月 26 日初诊。患者自述于 2008 年行腹腔镜胆囊切除术,术后不久即出现剑突下及肝区疼痛剧烈,每次需西药静脉给药方能缓解,疼痛发作无规律、无诱因,发作前无发热、恶寒等感染症状。在本市多家医院做各种检查,包括内镜逆行胰胆管造影术(ERCP)均未发现异常,中西药治疗多年无效。刻下患者肝区及剑突下疼痛不适,呈胀、顶感,但能忍受,口苦、饮食尚可,经常腹泻,大便溏,每日 3~4 次,睡眠尚可。舌质暗红、苔白腻厚微黄,脉细沉弦缓。治拟参苓白术散合失笑散加味。

处方 ▶ 党参 18 g,茯苓 12 g,炒白术 9 g,山药 12 g,陈皮 12 g,乌药 9 g,黄芪 15 g,香橼皮 12 g,莱菔子 9 g,五灵脂(包煎)9 g,生蒲黄(包煎)6 g,芦根 9 g,藿香、佩兰、谷芽(各)10 g,生薏苡仁 15 g,砂仁 3 g(后下),炒柴胡 5 g。7 剂。水煎服,每日 1 次。

二诊 ▶ 服药后疼痛明显改善,大便仍溏但次数已减少,每日 2 次。舌苔腻厚已减轻,且无黄苔。守原方加干姜 5 g。7 剂。

三诊 ▶ 仅有脐周不适,一切如常。舌质已转暗淡,苔已变薄白腻,可见苔底之舌象,脉象同前。效不更方,续守原方 7 剂善后,随访 1 年疼痛未再发作。

按语 参苓白术散出自《太平惠民和剂局方》,由党参、白术、茯苓、甘草、山药、白扁豆、莲子肉、薏苡仁、砂仁、桔梗组成,具有健脾益气、和胃渗湿功效,常用于治疗脾虚挟湿之乏力,饮食不化,胸腔痞塞,或吐或泻症。方中党参补中益气健脾,《本草从新》指出:"主补中益气,和脾胃,除烦渴,中气微弱,用以调补,甚为平妥。"配以山药则有和胃止泻功能;在白术、茯苓、薏苡仁的辅助下,具有渗湿健脾的作用,其中又寓有四君子汤之意,加之辛温、行气止痛的乌药,则直接主治腹病。《本草拾遗》云:乌药"主中恶心腹痛"。现代药理研究表明该药内含有多种倍半萜成分,可促进肠管蠕动,同时由五灵脂、生蒲黄组成,具有活血化瘀止痛功效的失笑散,符合"久病多瘀"的病理机制,更是增强了缓解疼痛疗效。柴胡引药入经,使中枢正常运转则清气升,浊气降。加黄芪、香橼、陈皮以益气健脾行气,藿香、佩兰、芦根以化湿且使湿从小便排出;加砂仁、莱菔子、谷芽以开胃醒胃,增进食欲。故二诊时疼痛明显缓解,腻苔减轻,复加干姜增强中州散寒,温中之力,大(阳)气一转,湿可除瘀可祛,则多年顽疾向愈也。

2. 便溏

患者,女,52岁。2013年5月初就诊。患者因2010年初行腹腔镜胆囊摘除术2个月后,出现腹胀、肠鸣、便溏,每日4～5次,经中西医治疗2年多无效。既往体形较胖,有高血压病史。刻下患者腹胀肠鸣,偶有肝区不适,每日第1次大便均在起床时,无论是早上6点,还是上午8点,起床即需解大便,均为溏便,便后痛减,有腹部空感,午后肠鸣甚,饮食正常。问诊时与患者面对面坐即可闻及患者肠鸣音,睡眠尚可。舌淡红、苔薄白略腻,脉沉细缓略弦。予附子理中汤合四神丸加减。

处方▶ 制附子5g(先煎),吴茱萸、五味子、炒柴胡、郁金、玫瑰花、炙甘草(各)5g,党参、骨碎补(各)15g,干姜、炒白术、补骨脂、覆盆子、香附(各)10g,炒薏苡仁20g。7剂,水煎服,每日1次。

二诊▶ 患者述诸症明显改善,尤其是早晨起床后不需急着上厕所。守原方7剂。

三诊▶ 患者仅有大便每日1～2次,腹胀,午后肠鸣偶有出现。原方改参苓白术散加补骨脂、骨碎补善后,随访半年一切正常。

按语 附子理中汤出自《太平惠民和剂局方》,是在《伤寒论》理中丸基础上加附子而成。主治脉微、吐利腹痛之脾肾阳虚阴寒重证,方中党参补中益气,干姜温中州而扶阳气,白术燥湿以健脾,三药一补一温一燥,配伍周密贴切,而具有大辛大热功能的附子是一味补肾阳以益火温里之要药。《本草纲目》谓其能"治三阴伤寒,暴泻脱阳,久痢脾泄"。中医学家秦伯未在《谦斋医学讲稿》中谓理中汤加入附子有益火生土之作用,配以温肾暖脾之四神丸,增强了补命门之火的效果。《医方集解》称"大补下焦之阳,使土旺火强,则能制水而不复妄行矣。"另外,大温之药补骨脂,长于温肾阳补命门之火,治泻泄。《本草纲目》云:"治肾泄,通命门,暖丹田。"现代研究其含有花椒毒素、补骨脂素、异补骨脂素、异补骨脂定、补骨脂甲素、补骨脂乙素等,可升高下降之白细胞,提高机体免疫力,具有解痉等作用。又骨碎补、覆盆子止泻补肾,柴胡、郁金、玫瑰花、香附疏肝解郁,防止肝克脾土;郁金、玫瑰花尚有活血功能,其中郁金、炒薏苡仁之凉性又可缓和本方诸多温热药性。另外,炒薏苡仁尚有渗湿利水功能,寓水湿从小便走而实大便之意,在上述诸多协同作用下,故治疗三诊后效果显著,使长达3年之便溏症愈。

ﻌ 3. 胆怯失眠 ﻌ

患者,女,52岁。2014年4月1日初诊。患者述2014年春节前行腹腔镜胆囊摘除术后不久即出现胆怯、失眠,整目惊恐,害怕将要发生大事件,每晚仅睡1~3小时,伴口干不欲饮,肝区隐痛不适,饮食正常,大小便正常,平素乏力,曾多处就诊,中西药治疗效不佳。既往无其他疾病。刻下患者面色㿠白,语言低微,少气懒言。舌淡红、苔薄白略干,脉沉细缓。予六君子汤合失笑散加紫云英、北沙参。

处方 ▶ 党参15g,炒白术10g,茯苓20g,炙甘草6g,北沙参10g,紫云英20g(先煎),生黄芪30g,陈皮10g,姜半夏10g,五灵脂10g(包煎),生蒲黄10g(包煎),郁金5g,炒谷芽10g。7剂,水煎服,每日1次。

二诊 ▶ 上方治疗后胆怯惊恐略有改善,但仍睡眠欠佳。上方去北沙参,加淮小麦30g、大枣10g、炙甘草加至10g。7剂。

三诊 ▶ 胆怯惊恐已无,睡眠及肝区不适明显改善,偶有腰酸不适。守原方加杜仲10g、牛膝10g。7剂。随访至今胆怯惊恐及失眠症均无。

按语 六君子汤出自《医学正传》,是在四君子汤基础上加陈皮、半夏、生姜、大枣组成,主治脾肾虚弱兼痰湿之倦怠无力,少气懒言,痞满吞酸证。方解:党参甘温补中,白术运脾以燥湿,合茯苓甘淡健脾,宁心安神且重用之。现代药理研究含β-茯苓聚糖、茯苓酸、乙酰茯苓酸等。水浸剂能对抗咖啡因所致小鼠过度兴奋作用,紫石英、半夏、陈皮以降逆下气治疗嗳气。另外,紫云英甘温,归心、肝经,有镇心安神之功,黄芪、北沙参以益气、生津,助党参健脾共同调理气机,失笑散以行气祛瘀止痛,而郁金疏肝利胆、清心开窍,少量用之引药入肝胆经,故服药后胆怯惊恐改善。

[引自:山东中医杂志,2015,34(8):627-628.]

健脾温肾法治疗胆囊切除术后综合征

胆囊切除术后综合征为胆囊切除术后原有的症状没有消失，或在此基础上又有新的症状发生且病程较长，症状反复发作，包括非特异性消化道症状和特异性胆道症状，表现为上腹疼痛、腹胀、肠鸣、肝区不适、嗳气、口苦、胃灼热感，大便溏泻或干结、失眠、胆怯等繁杂症状，临床治疗较棘手。笔者从健脾补肾阳的方法入手治疗该类患者取得较好的疗效，现做一探讨。

1. 病因病机

《素问·至真要大论》云："谨守病机，各司其属，有者求之，无者求之"。由于现代生活方式、饮食习惯的改变，加之腹腔镜手术的普遍开展，致胆囊切除术后综合征患者呈上升趋势。总体上临床以实证多见，以肝郁气滞、肝胆湿热、气滞血瘀为主；虚证多为脾胃虚弱、肝阴不足。部分医者认为是胆腑失利、少阳气逆发病，胆病及心，久痛化火，而从清心利胆、胆心同治入手治疗。笔者认为上述治法较片面，与临床不符。因为此类患者在手术前都不同程度地接受了西医和中医药治疗，如西医的抗生素抗感染、中医药的疏肝利胆、清热解毒等，这些苦寒药物长期作用于机体，损伤脾肾之阳，导致患者出现脾肾阳气不足的症状，此即《素问·生气通天论》谓："味过于苦，脾气不濡，胃气乃厚。"手术（金刃所伤）对机体的损伤导致气血亏虚可波及脾肾，并出现气虚血瘀；术后症状无改善或较术前加重，使患者又多方求医治疗；而目前有些中医不遵循辨证思维模式进行治疗，仅只看到"炎"症、就认为是肝郁胆热等，一味地疏肝利胆、解毒利湿，且喜欢用大剂量的苦寒清热药味，使患者脾肾之阳再次受到损害，致诸症加重。到了这一阶段，脾肾阳气虚已成为患者此时的病机。

2. 治疗方法

《素问·生气通天论》曰："阳气者，若天与日，失其所，则折寿而不彰"。阳在身体的重要性不言而喻。而本病由于病机已转变为脾肾阳虚，因此在立法处方上也要随之变化，即以健脾补肾阳方法治疗，方药上根据脾肾阳虚的不同程度选用大小建中汤、理中汤、参苓白术散、六君子汤等合用四神丸、乌梅丸、附子汤、金匮肾气丸、真人养脏汤等，同时也要考虑久病多瘀的特点，针对有否瘀血的具体情况加用失笑散、当归芍药散、血府逐瘀汤等。笔者在接诊时遇到此类情况，改用补脾温肾方法后收到明显效果。如：邵某，女，52岁，工人。2013年5月初诊。患者因2010年初行腹腔镜胆囊摘除术2个月后，出现腹胀、肠鸣、便溏，每日4~5次，经中西医治疗2年多无效。既往身体较胖，有高血压病史。刻下患者腹胀肠鸣，偶有肝区不适，每日第1次大便均在起床时，无论是早上6点，还是上午8点，起床即需解大便，均为溏便，便后痛减，有腹部空感，午后肠鸣甚，饮食正常，问诊时与患者面对面坐即可闻及患者肠鸣音，睡眠尚可。舌淡红、苔薄白略腻，脉沉细缓略弦。辨证属脾肾阳虚、肝气郁结，立健脾温肾、佐以疏肝法。予附子理中汤合四神丸加减。

　　处方　制附子（先煎）5 g，吴茱萸、五味子、炒柴胡、郁金、玫瑰花、炙甘草（各）5 g，党参、骨碎补（各）15 g，干姜、炒白术、补骨脂、覆盆子、香附、六曲（各）10 g，炒薏苡仁20 g。7剂。

　　二诊▶　患者述诸症明显改善，尤其是早晨起床后不需急着上厕所。效不更方，守原方7剂。

　　三诊▶　患者仅有大便每日1~2次，腹胀，午后肠鸣偶有出现。原方改参苓白术散加补骨脂、骨碎补善后。随访半年一切正常。

> **按语**　本案患者手术前后曾进行较长时间中西医治疗，具体药名不详，但患者述每服中药后即有肠鸣、腹隐痛、大便次数增多、便溏等现象，由此推测是过服苦寒药败伤脾肾之阳所致，再者患者平素身体较肥胖，属痰湿内蕴体质，加之手术对身体的损害等诸多因素，故出现便溏、肠鸣、便后腹空感，肝区不适，尤其是午后属阳气渐衰消、阴气渐生长之时，阳中之阴也。患者原本就阳气不足，阴气来复显得相对强盛，故出现午后肠鸣甚，便后腹空感，《黄帝内经》云："诸厥固泄皆属于下"，乃肾阳式微也。清代著名医学家黄元御谓："泄利之原，率因脾肾寒湿，法宜温燥。"立法温补脾肾、佐以疏肝。方中温补脾肾之阳选附子、干姜、补骨脂、骨碎补、吴茱萸、覆盆子，且补骨脂、骨碎补、覆盆子还有较好的止泻作用，柴胡、郁金、玫瑰花、香附有疏肝解郁作用，防止肝克脾土；郁金、玫瑰花尚有活血功能，其中郁金、炒薏苡仁之凉性又可缓和本方诸多温热药性。另外，炒薏苡仁尚有渗湿利水功能，寓水湿从小便走而实大便之意，故治疗三诊后效果显著，使长达3年之顽疾痊愈。

☙ 结 语 ❧

中医对本病无具体对应名称,但可归为"胁痛""痞满""腹胀""泄泻"等范畴。胆囊切除术后综合征的发生机制较复杂,所表现的症状也不尽相同,加之患者手术前后的治疗时间长,难免出现病机的变化。纵观目前中医治疗该病的病机认识上多是从肝胆湿热、肝郁气滞、气滞血瘀、脾胃虚弱、肝阴不足等角度辨证分型,病位也就相应确立在肝胆脾胃心上,分别予以疏肝利胆、宁心安神、清热利湿、健脾和胃、行气活血祛瘀、清心利胆、辛开苦降等方法治疗,这样无论是从临床实际出发还是从中医脏腑相关生理病理理论上看,还是有些偏颇的。正如前面所述病机认识之理由,治疗时间长、误治、手术所损伤等造成"久病多虚""久病及肾"的病机转变,而损伤到肾中阳气致阳气亏损,不能温煦脾阳,脾虚则不能生四旁,水谷精微不能被充分吸收,加重机体各功能减退,出现不良循环。要充分认识到阳气始终"满而不实",要顾护之。因此再囿于疏肝利胆等观念治疗而出现疗效不佳则是必然的结果。《伤寒论》曰:"观其脉证,知犯何逆,随证治之"。遵循中医理论,按中医理论思维去辨识病体,有是证用是药,而脾肾阳虚即是从另一个方面反映了该病病机的变化。因此,随证治之,根据病情变化把病位定在脾肾,从健脾温肾角度去治疗才能收到较好的疗效。

[引自:河南中医,2016,36(2):255-256.]

陆以湉《冷庐医话》学术思想研究

陆以湉(1809—1865年),字敬安,号定辅,浙江桐乡人,清代医家。广闻博记,医术精湛,著有《冷庐医话》《冷庐杂识》《再续名医类案》等,其中《冷庐医话》影响甚广,最能反映陆氏学术思想及诊治经验,本文试从《冷庐医话》,探究陆氏的学术思想。

☙ 1. 医者,首要有德,次之探究医理 ❧

陆氏在《冷庐医话》书中首篇"医范""医鉴"章节中即谈及医者要有德。不唯官吏是马首,不嫌贫爱富,不以药获利,"常见官医迎送长吏,马前唱喏,真可羞也""就医者不论贫富,详审精密……此皆可谓医者法也。医非博物,不能治疑难之症""凡诊富人疾,必入贵重之品,俾药肆获利,此尤可鄙"又举2例名医者诊病,因医德不佳的结果"二人医术皆良,乃一则以傲败名;一则以贪伤身,皆可为戒";特别是有名望的医者更应"自揣每日可诊几人,限以定数,苟逾此数,令就他医,庶几可从容诊疾,尽心用药,不致误人性命。"联想当今之"名医"每日诊病七、八十甚至百余号人,是否不误人性命? 是否从容诊病? 是否相对须臾便处方药?

为医者,德之外便是要精研业务,心无旁骛。陆以湉认为要做到以下几点:①精研业务。②多拜能人。③博闻强记。④认真谨慎。"盖既精医学,必能探性命之旨""转益多师是我师,艺之精不亦宜""医非博物,不能治疑难之症""作事宜从容祥慎,为医尤甚""所可恨者,为医而不深究医理……以致误事而不自知也。"

2. 汲取前人经验阐发运用

（1）博闻强记,专心致志

陆氏鉴于自己亲弟弟及一儿子被"名医"误治而卒的惨痛教训,认为医生要认真读书,专心致志。"医贵博览也""医贵专门""习医术者,诚不可不博识多闻也",多吸取前人经验为己所用。因此,《冷庐医话》各章节中大量引用前人医话、医案的有关内容。从全书所引用的各类书籍名称粗略统计来看,有247种之多。这些引用的医案、医话大多是陆氏亲自购买后阅读并有很多是自己摘抄下来或是借阅后摘录下来的。如《史载之方》是从罗镜泉氏借;《医碥》是从严兼三氏借,《齐氏医案》是从吴晓钲氏借。

（2）评价医案,验证运用

陆氏在书中大量引用他人的医案、医话,并对其进行评价,借以阐发自己的观点,意旨思想,这在各个章节中均有体现。如在"吐血"一章节引用《医彀》书中一案,程氏治"李氏子吐血喘促、咳嗽浮肿、脚软不能行,诊脉浮涩微疾,此房劳所致也。用茯苓、白芍、薏苡仁、木瓜、丹皮、芡实、牛膝、贝母、百合、甘草,服10余剂,喘促稍定,浮退血止,前方加术服20余剂而愈"。陆氏点评"夫此病以凉止血,则浮喘必剧;以温止浮喘,则吐血必甚,总归不起,第于平淡中寓巧法,故能生耳。治吐血者知此,庶不为药所误"。试想如不是临床经验丰富,何来此真知灼见! 因此,在论及此病的治疗时,陆氏引用顾晓澜治吐血案后点评说"观此知实火吐血,原当用苦寒,然除实火之外,则概不宜用苦寒矣。令人吐血挟虚者多,而医者动手辄用苦寒,宜乎得愈者少也"。

不但对医案进行评价,陆氏还对一些引用的医案治疗方法及秘方进行临床验证,以判断其真实可靠性。如对《古今医案按》卷三痢门记载叶天士以苍术、生厚朴、炒陈皮、炙甘草、鸡内金、砂仁壳、丁香柄丸治疗一妇人因便血，里急后重，多方治疗无效，而服上方愈。又有一童子久痢，叶氏亦用此方痊愈。"余尝以此方加车前子、泽泻治食伤水泻，也多获效"；又治"目中起星"《石宝秘录》方最妙：白蒺藜三钱，水煎洗，日四、五次，余二次皆用此方获效""《本草纲目》苍耳虫治疗方，余治多人无不获效"；而对《三因极——病证方论》记载"治一切疔肿神方苍耳草烧为灰醋泔淀和如泥涂上"及《本草述》载治一切疔肿危困者，用苍耳根叶捣和小儿尿绞汁冷服'谓'此二方余未经亲试，不知有效"；有效且经过自己亲身临床验证了，就可以让他人相信并能广泛应用临床以治病救人，体现了陆氏实事求是的思想。

3. 警句彰显，有益后人

陆氏除博览医史书籍、临床经验极为丰富外，其临床经验要旨，做医之德行等警句也在书中尽显光彩，对于当今之医者具有非常现实的指导意义，不可不铭记。

1）医德警句

医者不可趋炎附势，"医官迎送长吏，马前唱喏，真可羞也""就医者不论贫富，详审精密"；而一旦成大名医了，诊务繁忙时，"自揣每日可诊几人，限以定数，苟逾此数，令就他医，庶几可从容诊疾，尽心用药，不致误人性命"；陆氏的亲弟弟及一儿子就是被"名医"误治而亡，有感于此，陆氏写下了"唯求迅速了事，漫不经心……匆匆诊视，不暇细审病情"谴责之语，告诫"医之切脉，以审慎为之，捷于案脉，乃市医苟且之为"切中时弊。如今一些"名医"，日诊人数百余号人，引以为荣，以其年龄、精力、体力上来看，很难保证诊疗质量，岂不误人。故时有患者叹曰：我病情还没说完，医生处方已写好，这是在处方看病还是开付款凭证啊！

2）学医警句

必须懂得不是人人都能做医生的。"医任死生之重，而通性命之微。故无人不当学也，持非尽人所能学耳"，要多读书钻研业务，取百家之长。"医之贵博览也""习医术者，诚不可不博识多闻也""欲求心得，正非多读古书不可，盖不博亦断不能约也""为医而不深究医理，强作解人，以致误事而不自知"是最可恨的。"有志于学者，诵习古书，而又潜研诸家，弃驳取纯，融合而贯通之，何患道之不明不行乎？""习医者，当博览群书，不得拘守一家之言，谓已尽能事也！"习医者不读经典，古已有之"近世医者，能读《内经》鲜矣"，如今呢？除了多读书，还应跟师学习,"转益多师是我师,艺之精不亦宜乎?"多读书,多做临床,多拜名师,古时名医是如此培养,对现代名医的教育培养是否有启迪作用?

3）临床警句

（1）四诊方面:"病有因偏嗜食物而成者,非详问得之,奚由奏效?""临症视舌,最为可凭,然亦未可执一""阴证亦有黑苔、焦黄苔,然其苔必浮胖,或滑润而不枯。此等处非细心体察,鲜不致误""临症者,岂可专凭脉乎?""治病者必察理精而运机敏,始能奏捷功也"。

（2）临床各科:"治肝病若专用疏泄,则肝阴愈耗,病安得瘥""调经以理气为先""产科百病,三者最危,呕吐、盗汗、泄泻是也""三者并见,其命必危""产后阴血虚耗,故多发热""产后腹满而不痛,断非恶血也,莫误""治妇人肝症,每以疏泄攻伐之药,而不知阴受其伤,治小儿惊风,每用香窜镇重之剂,而不知隐胎之害""小儿啼哭,苟有异于寻常即当细心审察,固不必一概投药,亦不得任其自啼自止也""外科之症,有与内科相似者,最宜详审"。最后在治疗用药上指出"凡用药,先宜审明阴阳虚实""用药最忌夹杂"。

❧ 结 语 ❧

《冷庐医话》是陆氏毕生读书与临证经验之总结,全书内容丰富,涉及面广,非常切合临床实际,加之有许多方药方法是陆氏亲眼所见或亲自验之于临床,所以可信度极高,不失为一部实用的医学经典之作。因此,全国著名中医学家岳美中认为此书是极佳医话读本,并把其列为全国中医研究生班"当读的古医书"。本文仅仅是从为医者必重视医德,习医者要博览群书精研业务;治疗疾病注意汲取前人经验,重视临床验证疗效;临床经验总结之警句等若干方面探讨了陆氏的学术思想,尚不足以全面、完整地反映陆氏的学术观点,如对医家最赞赏的是叶天士、王孟英,对半夏配夏枯草治疗失眠的论述等药物运用的体会,对养生之道的评判,等等。这都有待于今后深入研究之学习之。总之,这部书无论是从医德教育还是临床实用的角度来看,对当今中医的发展传承都是具有现实意义的。

主要参考文献

［1］陆以湉.冷庐医话［M］.宝珊,广辉点校.太原:山西科学技术出版社,1993.

［2］陈可冀,江幼李,李春生,等.岳美中老大夫医话二则［J］.中医杂志,1981,173(3):12－13.

跋

　　古城嘉定,物华天宝,人杰地灵,昔有张山雷先生常漏夜孤灯写作著书立说,发扬国医学术,其学术思想通过这些著述影响了一代又一代中医人。我院谭永东主任中医师效法山雷先生,历时三载余完成本书的写作。本书中的案例都是其亲手治疗、亲自记录、亲笔书写按语的,也是其近 40 年从事中医临床辛勤耕耘,继承、弘扬中医的真实写照。本书从"纯中医"的视角向人们展示了中医的博大精深,中医疗效的神奇,证实中医最接地气,中医是中国传统文化中最接地气的一个分支。本书按中医病名分门别类排列,阐述中医如何辨证施治,如何取得疗效,中医"自信"如何来自临床疗效,而按语部分更能体现出著者的治疗思路、临证特点、学术观点和见解。

　　中医的传承与发展,离不开对案例的留心与思考,更离不开进一步的领悟与总结。如果一个中医能把自己的临床经验总结出来,并且从中找出一套新学说,并把这学说发扬光大,成家成派,俾使后学者从中领悟到中医临床之妙,实乃功德无量。"百尺竿头须进步",希望德艺双馨的谭永东医师朝此方向努力,是为跋。

2021 年 10 月写于槎溪